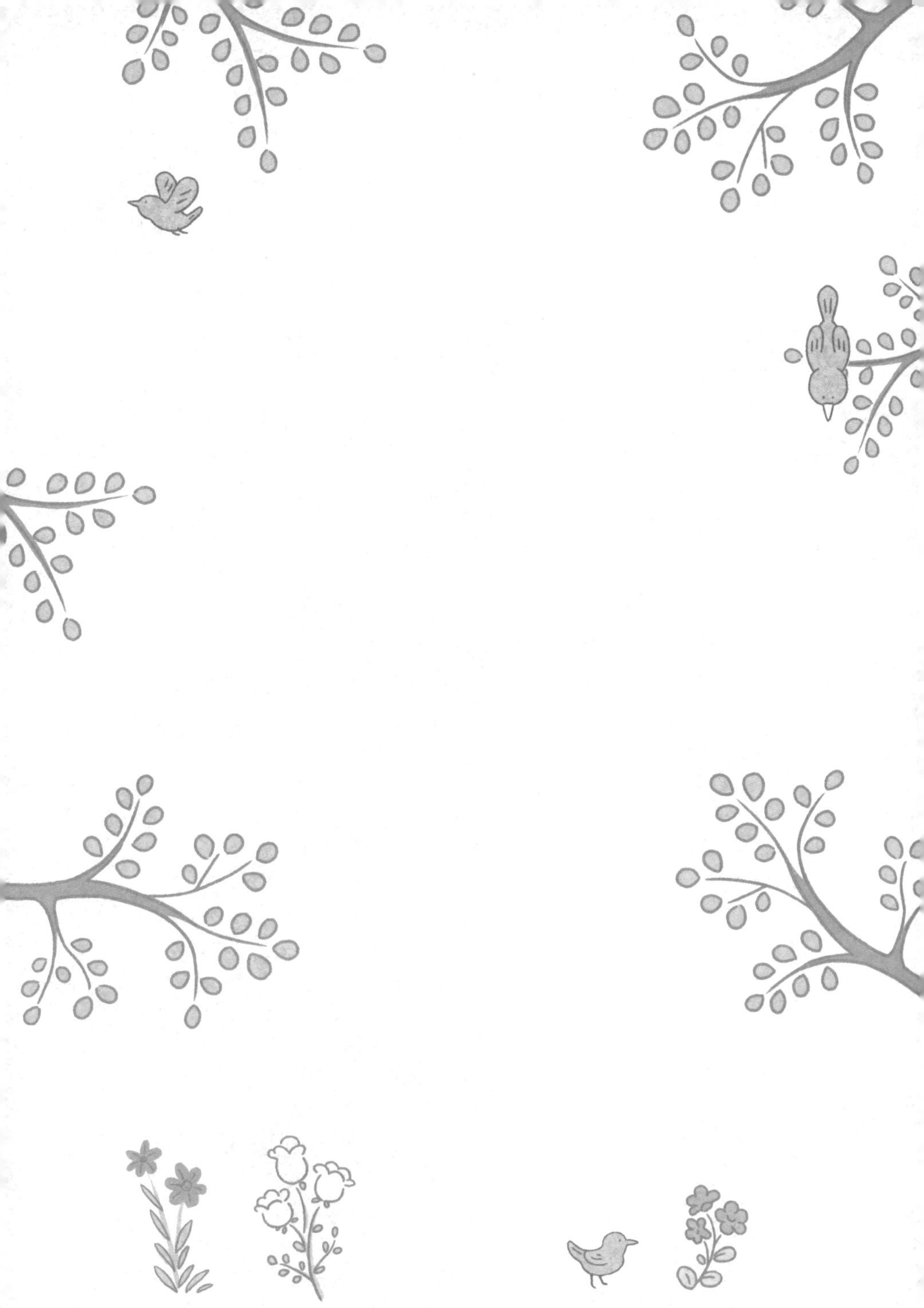

生理CAMP

みんなで聞く・知る・語る！

監修：工藤里紗（テレビ東京プロデューサー）
漫画：上田惣子

集英社

はじめに

ブランコから飛び降りて、目の前にある手すりに股間をぶつけた8歳のある日、学年の誰より早く「生理」になった。母からは、日本で出版された本と、外国で出版され和訳された本など3冊ほど「性教育」の本をどん！と渡され、生理＆性教育人生が始まった。何だか小難しく、しかし、絵がえらく生々しい海外バージョンの本が衝撃的だった。

胸が膨《ふく》らまないように包帯でぐるぐる巻きにしたり、とにかく「女性」になっていく気配を消そうと必死な日々。しかし、ある日、「〇〇さん（同級生）も、なったんだよ」と先生が教えてくれ仲間ができた。プールの見学も、それまでは皆と違う孤独が辛かったのに、「うちらのヒミツ」みたいな感じで、妙な連帯感ができた。もう、「生理」も「成長」もコワくなくなっていた。

大人になり、テレビ局に入社しても、その「生理連帯感」は続いた。うっかり生理になった時には、先輩・後輩・派遣社員、立場は関係なく、デスクを通り過ぎる際に、そっと手から手へ生理用品を握らせてくれた。炎天下の隅田川花火大会中継で生理になった際も、戦時中のバケツリレーかのごとく、場所が散っている後輩たちが、ひそかにナプキンをパスして、中継場所でこっそりポケットにねじ込んでくれた。

そして、十数年前のとある日、初めての企画が通ることになる。

「仕事帰りの女性が、人を気にせずに、自分の好奇心や欲求の赴くままに語り、知りたい情報を手に入れられる」番組、『極嬢ヂカラ』だ。その中で話題になった企画の一つが「生理特集」。もちろん、社内の男性陣からは眉をひそめられ、「生理の企画なんて誰も見たくない」と言われた。しかし、女性社員からは共感の声をもらい、視聴者からも沢山の反響があった。東日本大震災後、被災している方から「生理について」お手紙を頂いたりした。『あさイチ』で「生理」の文字を見た時は、テレビに仲間ができた！　と歓喜した。

別企画で海外ロケがあった際にも現地の「生理文化」も取材するように。いつしか、宗教も文化も、言葉も超え、「生理トーク」で世界中の女性と分かり合えるようになっていた。悩みの大小はある。生理痛が皆無な人も、ＰＭＳなんすかそれ？みたいな人もいるし、神秘的で大切なものとしてる人もいる。しかし、いまだかつて、「いやー、３６５日経血出てたらいいのにー！生理、ひゃっほい！」という人には出会った事がない。

そんな『極嬢ヂカラ』の時代を終え、子育てと仕事に明け暮れていた、数年前のある日。後輩から「フェムテック知ってますか？　フェムテックですよ！　工藤さん！」とＬＩＮＥがきた。それの文字を見て震えた。ずっと、女性たちが抱えていた「不」。「不便」「不満」「不足」など、「不」の解消にテクノロジーで取り組むだなんて！　最高じゃないか！　と。

再び〝あえて〟生理を語ったり、アンテナをビンビンに立て、しばらくたった頃、映画『パッドマン』が公開され、いったん秘めていた「女性特有の〝不〟」を解消したい！　向き合いたい！という熱が最高潮に高まった。

会議で企画提案をするも、「生理についてテレビで見たい人はいない」と同じセリフを言われ、玉砕の日々が続く中、ひょんな縁とタイミングで『生理ＣＡＭＰ２０２０』が実現することに。

放送枠は深夜2時。ＣＭを抜かすと二十数分しかない。深い、専門的な話というよりも、まずは誰でも見られて、生理について知るきっかけ、話せるきっかけとなる番組作りを目指した。

「生理」「性教育」というと、密室で行われるイメージがある。先生が無意識に出すいつもと違う空気が、「いつでも相談してね」と言いながらも、オープンには語れない、隠すべきものというふうになっているのではと思い、その真逆をいく世界観を考えた。それが「キャンプ（ＣＡＭＰ）」だ。放送前も「生理を青で表現しないのはどういうことか」「不満をぶつけ合う男女バトル！　みたいな方が数字が取れる」「見たい視聴者はいないと思う」と多くの意見を受けた。もちろん、なぜ青ではなくピンクで経血を表現したのか、なぜバトルトーク形式は嫌なのか……一つ一つ理由がある。一つ一つ意図を伝えながら、どうにか放送にこぎつけた。

そして、深夜の2時。ここまでこぎつけたが、遅いし誰も気づかないよな……と思いながらの放送。すると、突然、知り合いから「Ｔｗｉｔｔｅｒのトレンド入りしているよ！」と連絡が。

「誰も見たくない」と言われた『生理ＣＡＭＰ』には、見たい人がいたのだ。それも、思ったよりも沢山！

男女共に多くの感想をもらい、丁寧に目を通した。そして、感想と共に、多かったのが、「もっとこれが知りたい」「この話題をしてほしかった」という「不足の声」。ＰＭＳについて知りたい、出産経験者の話も聞きたい、娘や息子と見るのに生理の仕組みも入れてほしい……。

深夜の2時の、二十数分の番組では全然足りない。配信イベントやＹｏｕＴｕｂｅの期間限定配信も行ったが、やはり全然足りない。第二弾をテレビで放送するのに時間もかかりそう、と思っていた矢先、出版のお話があり、ついに『生理ＣＡＭＰ』の本を作ることに！

「生理」とは、体の仕組みの話だけではない。人生、つまり生活と共にあるもの。だから、単純に頭痛や薬を飲んでいいのか等の問題だけではなく、１００人いれば１００通りの生理があり、１００通りのストーリーがある。本を作るなら、テレビでは描き切れなかった、そんな多様な生理を表現したい。男性の声も聞きたい。でも生理当事者（例えば妻や彼女などのパートナー）がいない状態で、プライベートについてあれこれ言うのは避けたい、二人一緒なら話しやすい？　医療従事者は長いオペの時、大変？　スポーツ選手の生理コントロールどうなっているの？　と。そして、沢山の疑問と打ち合わせと取材を経て生まれたのが、今、手に取っていただいている『生理ＣＡＭＰ　みんなで聞く・知る・語る！』。

見どころ、読みどころは盛り沢山。森三中・黒沢さん、バービーさん、ＳＨＥＬＬＹさん、ぺこ＆りゅうちぇる夫妻、厚切りジェイソンさんなど『生理ＣＡＭＰ』メンバーの他に、フェムテックを扱った番組に出演してくれた和田彩花さんなどが、他では聞けない「生理ストーリーや思い」を共有。人生初の企画をご一緒し、沢山の勇気とアドバイスをくれたＹＯＵさんが特別に書きおろしてくれたエッセイも必読だ。

ほかにも、フィギュアスケーターの鈴木明子さん、サッカーの川澄奈穂美選手等のアスリートの方、医療従事者の皆様、常に社会課題と向き合うクリエイターの辻愛沙子さん、ＦｔＭトランスジェンダー、シングルファザー、外国の方、外国在住の日本人、まんが家、そして、何よりも様々な意見や疑問を送ってくれた視聴者の、多様な生理が大集合！

一人の著書ではなく、みんなで作った事への思いが溢れる『生理ＣＡＭＰ』の本。まるでキャンプファイヤーを囲みながら普段話さないことを話せるような、特別なＣＡＭＰの始まりです！

CONTENTS

1章 教えて！ みんなの生理あるある

会社員A子さん（30代）の場合 10

生理についてのアンケート 女性編 18

みんなの生理あるある体験談 20

医療従事者の座談会 27

インタビュー

黒沢かずこさん 31

バービーさん 35

SHELLYさん 39

ぺこ&りゅうちぇるご夫妻 43

厚切りジェイソンさん 47

LGBTQ+と生理 49

生理についてのアンケート 男性編 55

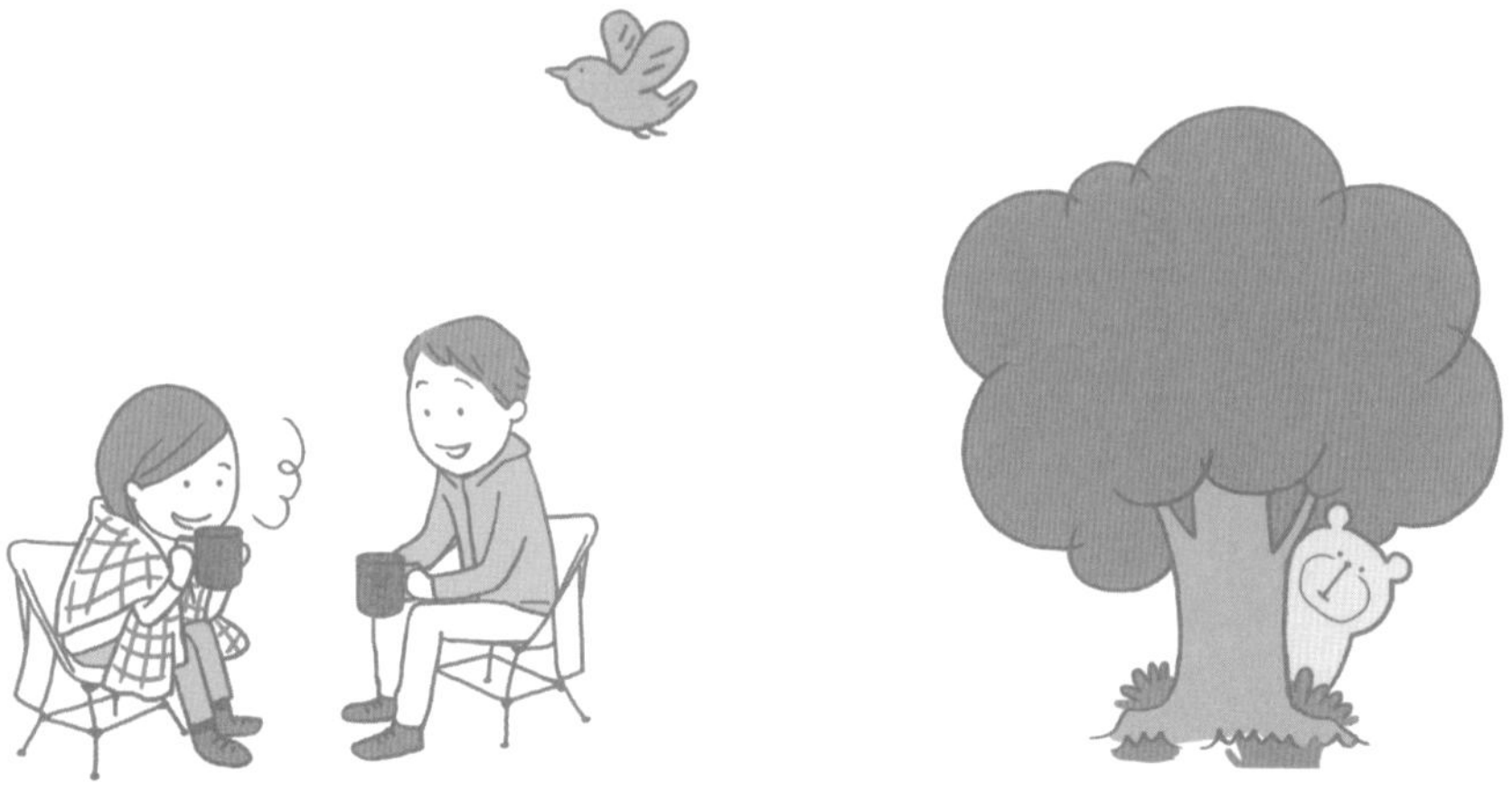

父ちゃんと娘の生理事情　58
子どもはなるほど！　大人もおさらい！　生理のき・ほ・ん　62

2章　のぞいてみよう！　世界の生理事情

台湾・ベトナム在住ＹＯＫＯさんの場合　66
英国在住ノリコさんの場合　72
コラム　SEIRI CAMP　Coffee break　～国別生理事情～　77
インタビュー　オーサ・イェークストロムさん　80

3章　アスリートは生理とどうつきあっているの？

インタビュー　鈴木明子さん　84
川澄奈穂美さん　88
アスリートと生理あるある（日本体育大学・須永美歌子教授）　92

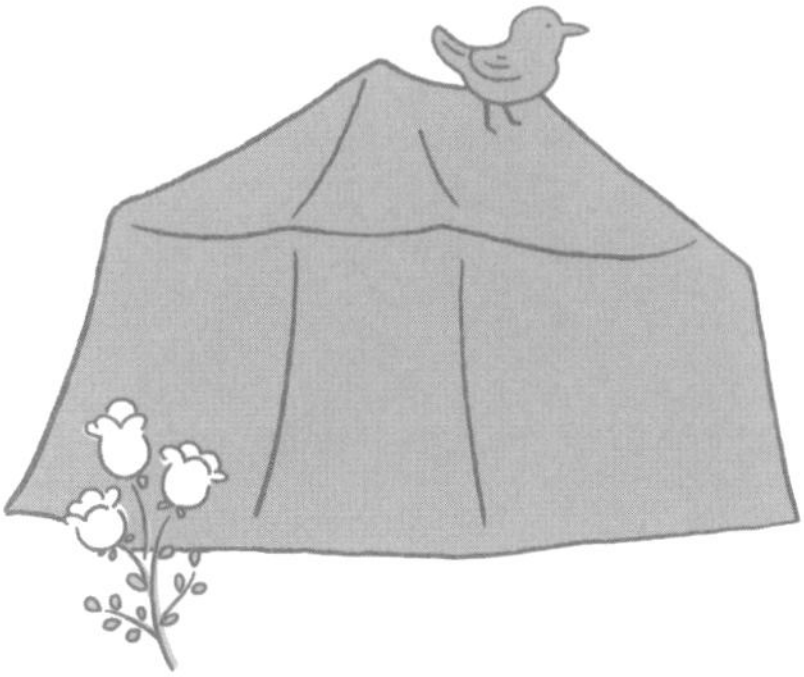

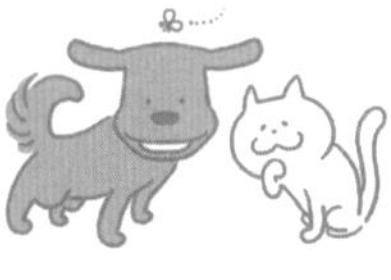

4章 教えてドクター！ 生理のソボクな疑問

回答者

稲葉可奈子先生（産婦人科医） 102

5章 始まりから卒業まで 生理あれこれ

私（上田惣子）の場合 112

生理用品のれ・き・し 118

コラム

SEIRI CAMP Coffee break ～女子大生がサニタリーショーツを開発～ 122

ナプキン以外の頼れる生理用品 123

インタビュー エッセイ

辻 愛沙子さん 127

YOUさん 131

和田彩花さん 134

たかはしみきさん 137

おわりに 140

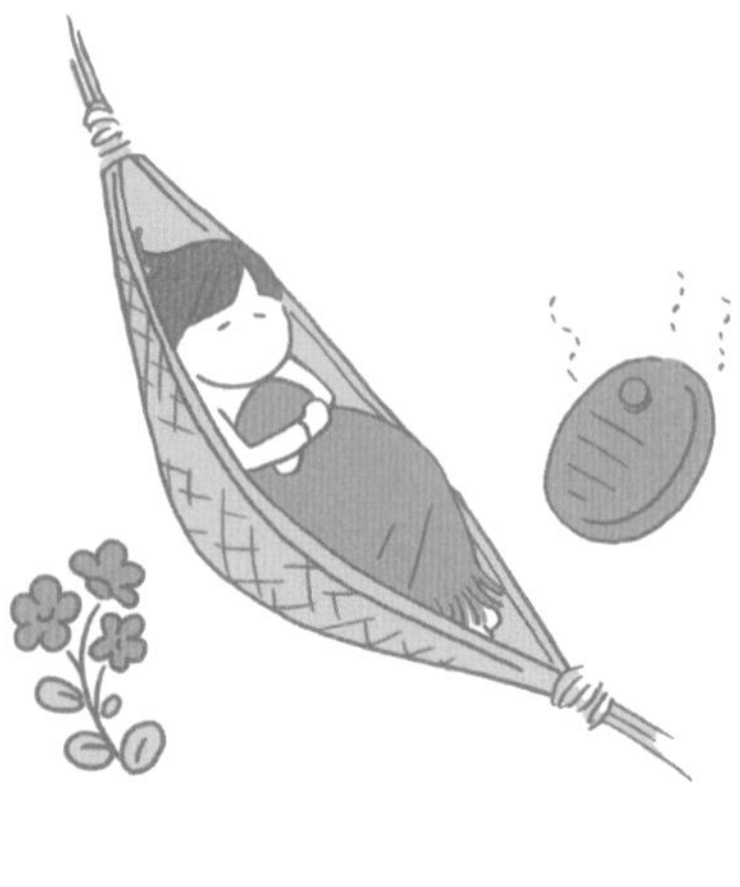

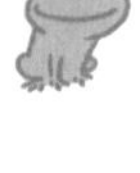

1章

教えて！
みんなの生理あるある

『生理 CAMP』出演タレントのみなさんをはじめ、
会社員、医療従事者、LGBTQ+、シングルファザーなど
いろんな立場から生理について語ってもらいます。

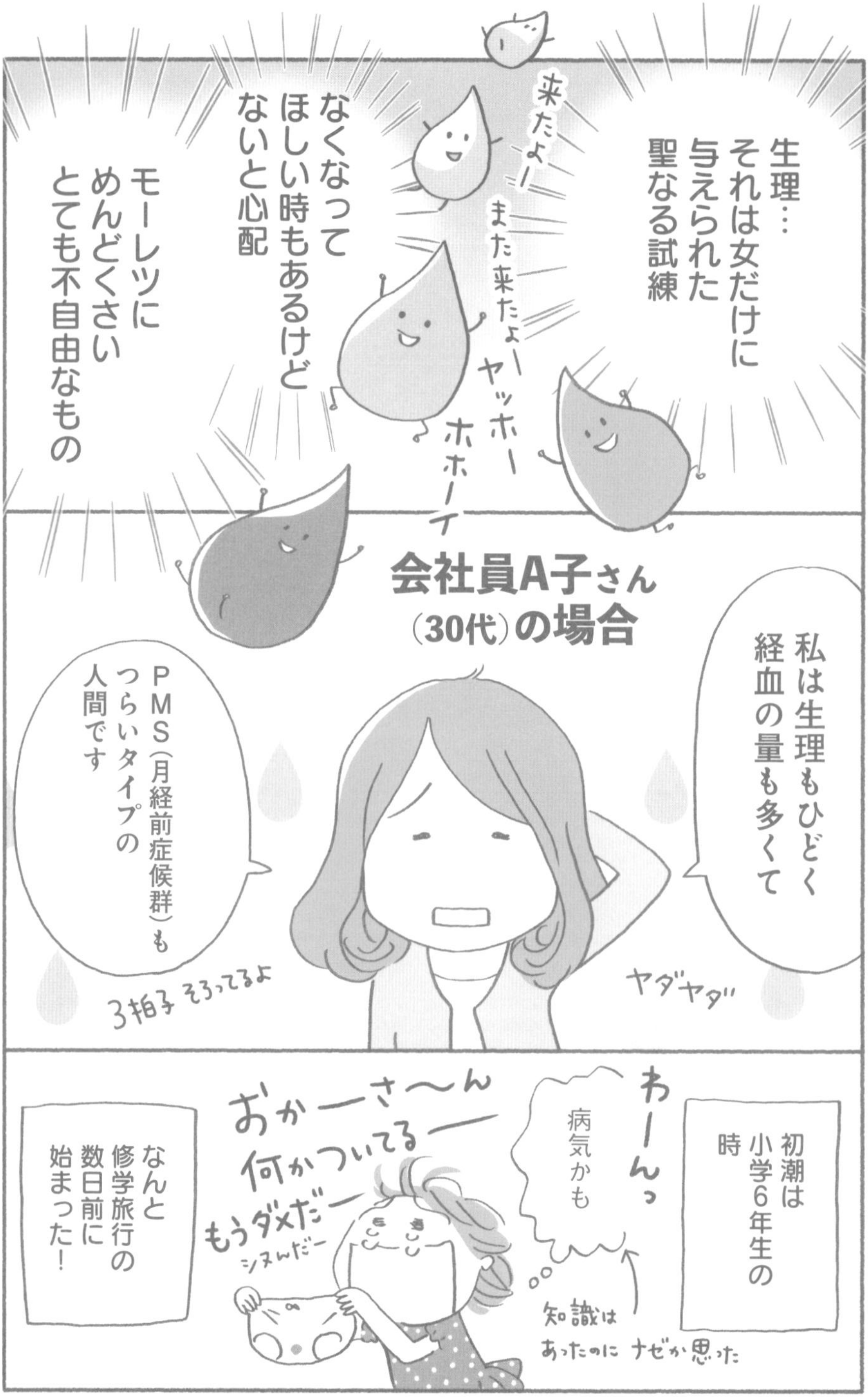
生理…
それは女だけに
与えられた
聖なる試練
来たよー
また来たよー
ヤッホー
ホホーイ
なくなって
ほしい時もあるけど
ないと心配
モーレツに
めんどくさい
とても不自由なもの
会社員A子さん
（30代）の場合
私は生理もひどく
経血の量も多くて
ヤダヤダ
PMS（月経前症候群）も
つらいタイプの
人間です
3拍子 そろってるよ
初潮は
小学6年生の
時
わーんっ
病気かも
知識は
あったのに ナゼか思った
おかーさ〜ん
何かついてるーー
もうダメだーー
シヌんだー
なんと
修学旅行の
数日前に
始まった！

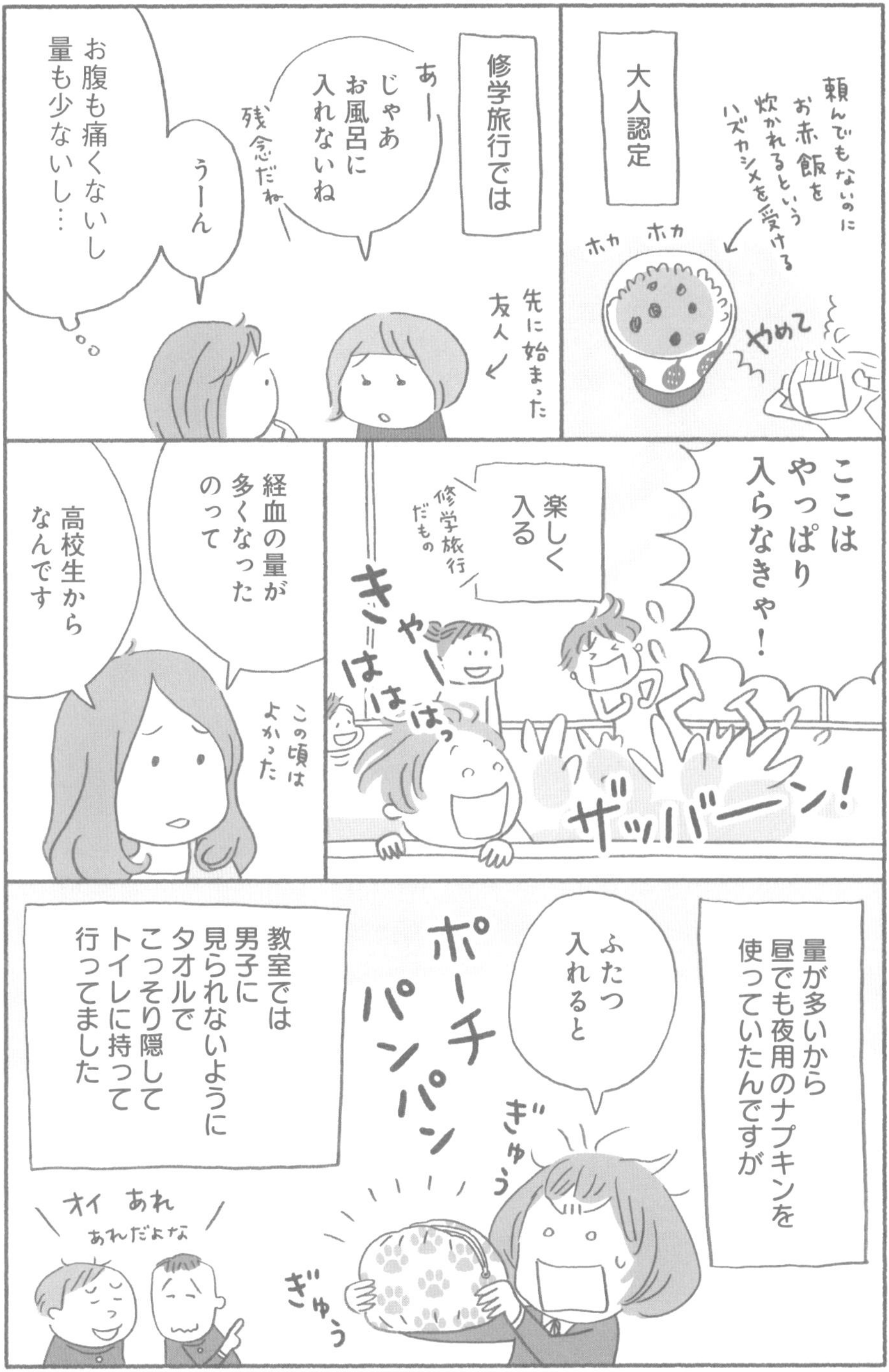
頼んでもないのにお赤飯を炊かれるというハズカシメを受ける
大人認定
ホカ　ホカ
やめて
修学旅行では
あー
じゃあお風呂に入れないね
残念だね
先に始まった友人
うーん
お腹も痛くないし量も少ないし…
ここはやっぱり入らなきゃ！
楽しく入る
修学旅行だもの
きゃー
ははは
はっ
ザッバーン！
高校生からなんです
経血の量が多くなったのって
この頃はよかった
量が多いから昼でも夜用のナプキンを使っていたんですが
ふたつ入れると
ポーチパンパン
ぎゅう
ぎゅう
教室では男子に見られないようにタオルでこっそり隠してトイレに持って行ってました
オイ　あれ
あれだよな

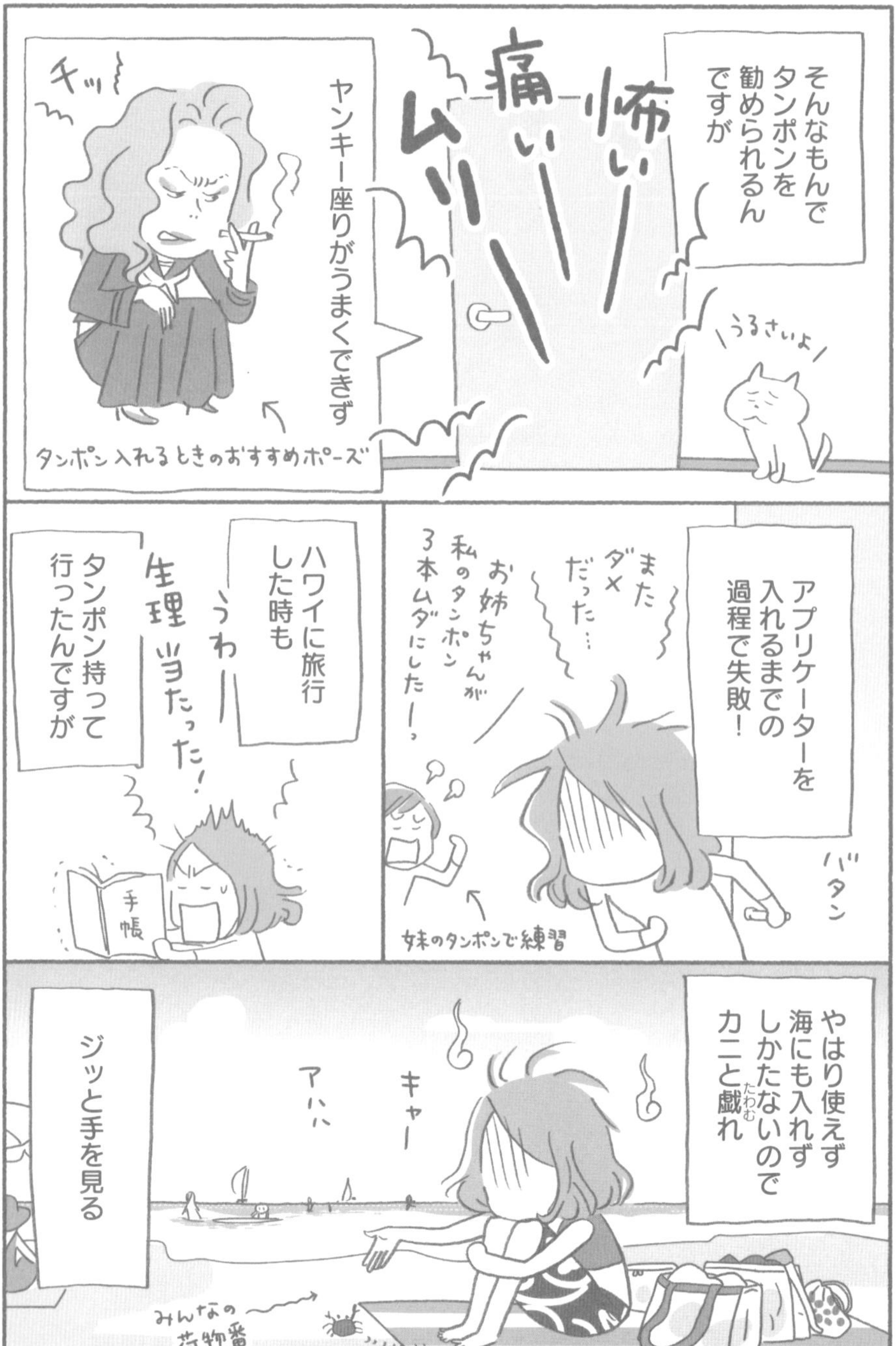
そんなもんで
タンポンを
勧められるん
ですが
怖い—
痛い—
ムリ—
うるさいよ
ヤンキー座りがうまくできず
チッ
タンポン入れるときのおすすめポーズ
アプリケーターを
入れるまでの
過程で失敗!
バタン
また
ダメ
だった…
お姉ちゃんが
私のタンポン
3本ムダにした—!
妹のタンポンで練習
ハワイに旅行
した時も
タンポン持って
行ったんですが
うわ—
生理当たった!
手帳
やはり使えず
海にも入れず
しかたないので
カニと戯《たわむ》れ
キャー
アハハ
ジッと手を見る
みんなの
荷物番

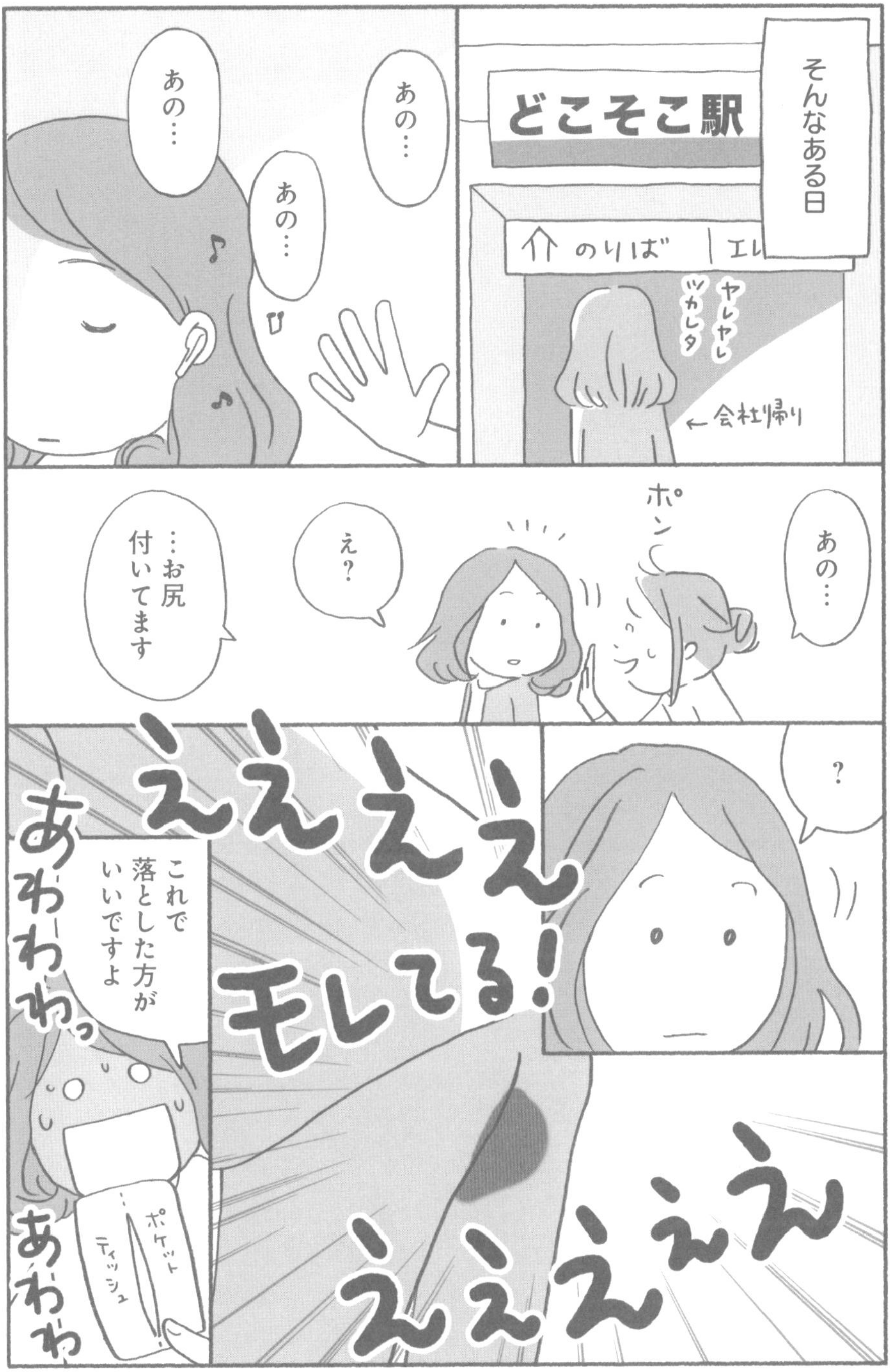
そんなある日
どこそこ駅
のりば
エレ
ヤレヤレツカレタ
←会社帰り
あの…
あの…
あの…
ポン
あの…
え？
…お尻付いてます
？
ええええモレてる！
ええええん
これで落とした方がいいですよ
あわーわわっ
あわわ
ポケットティッシュ

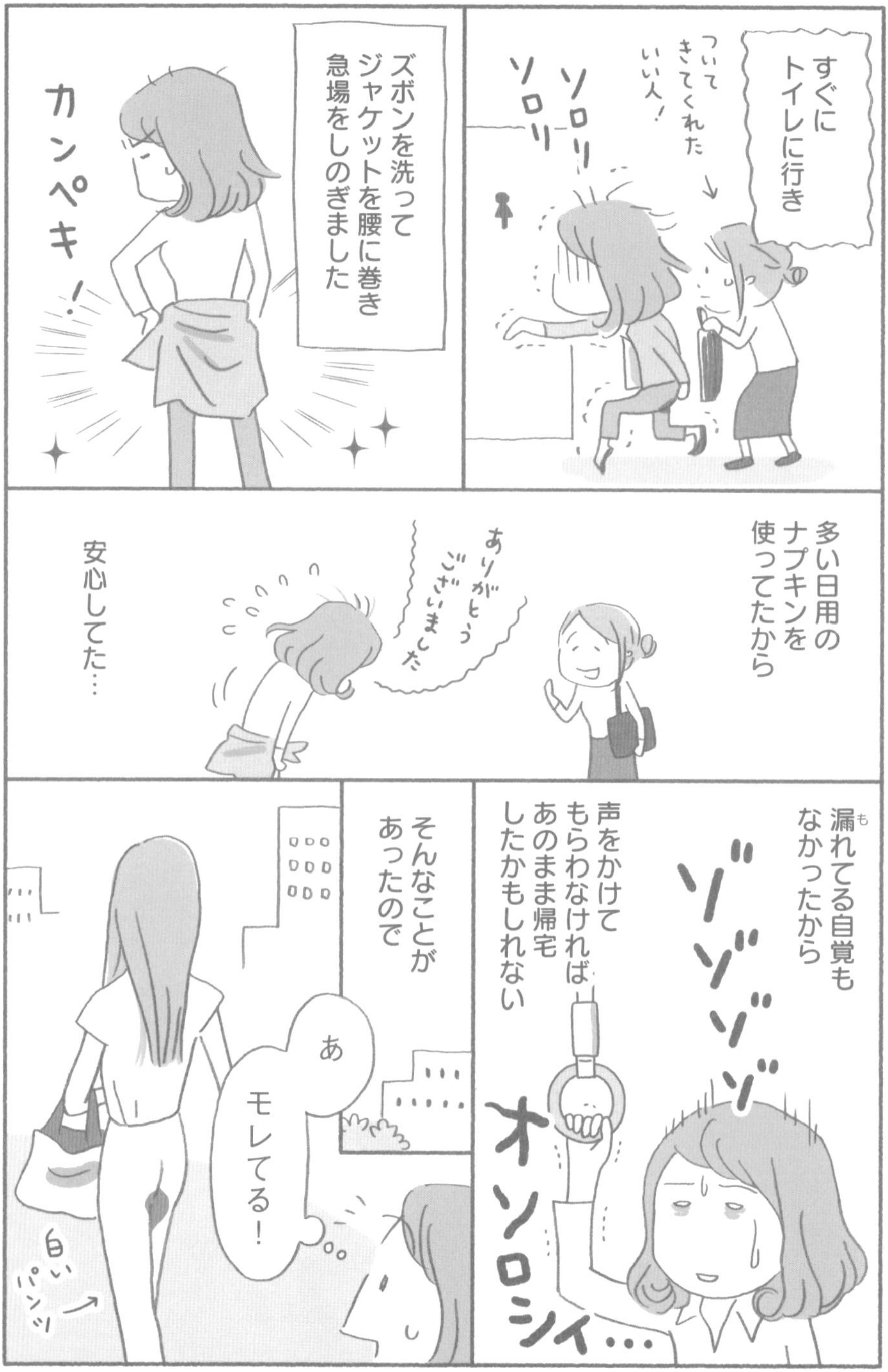
すぐにトイレに行き
ついてきてくれたいい人!
ソロリソロリ
ズボンを洗ってジャケットを腰に巻き急場をしのぎました
カンペキ!
多い日用のナプキンを使ってたから
ありがとうございました
安心してた…
漏《も》れてる自覚もなかったから
ゾゾゾゾ
声をかけてもらわなければあのまま帰宅したかもしれない
オソロシイ…
そんなことがあったので
あ
モレてる!
白いパンツ

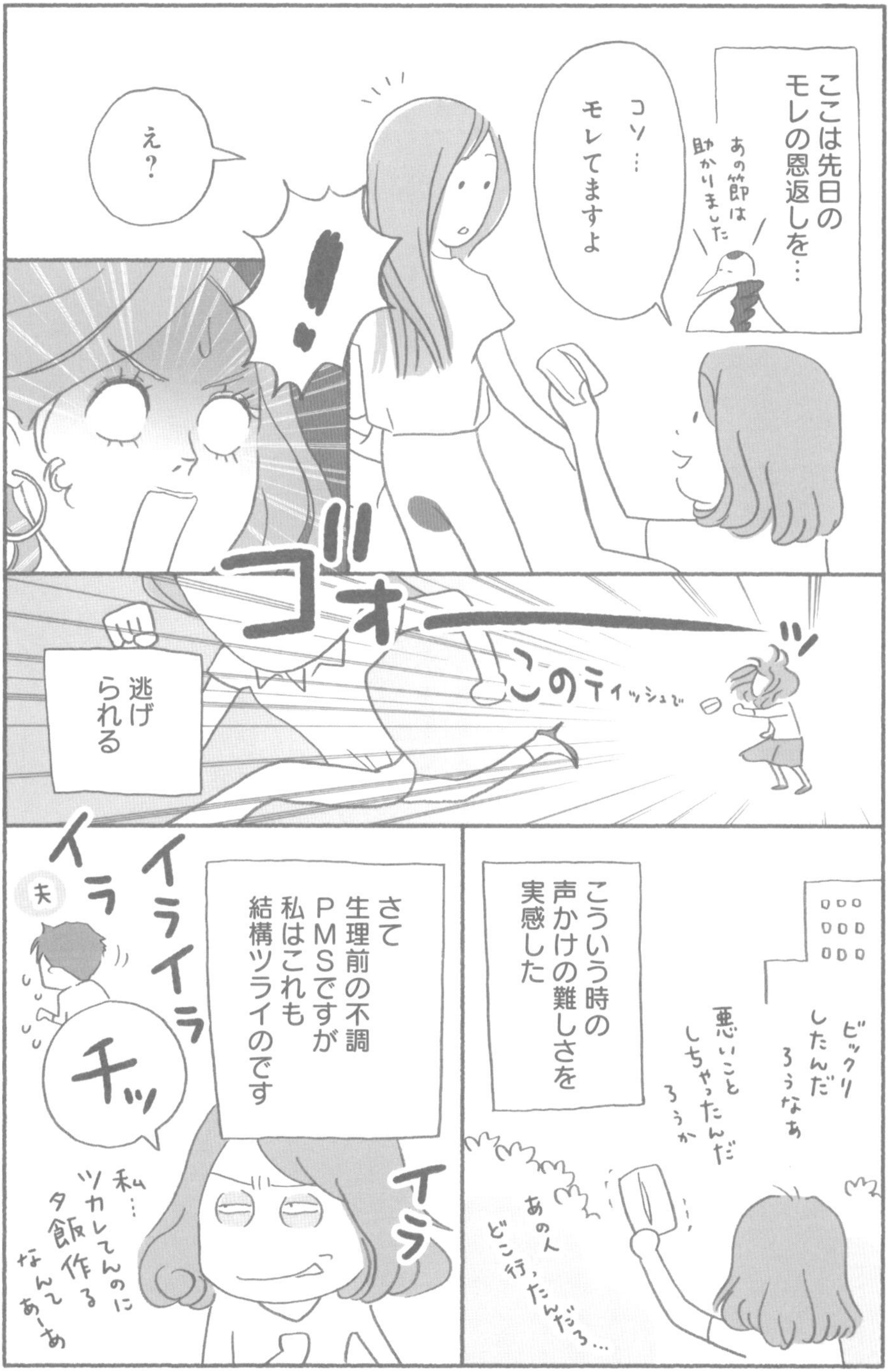
ここは先日のモレの恩返しを…
あの節は助かりました
コソ… モレてますよ
え？
！
ゴォーーーッ
このティッシュで
逃げられる
こういう時の声かけの難しさを実感した
ビックリしたんだろうなあ
悪いことしちゃったんだろうか
あの人どこ行ったんだろ…
さて生理前の不調PMSですが私はこれも結構ツライのです
イライラ
イライラ
夫
チッ
イラ
私…ツカレてんのに夕飯作るなんてあーあ

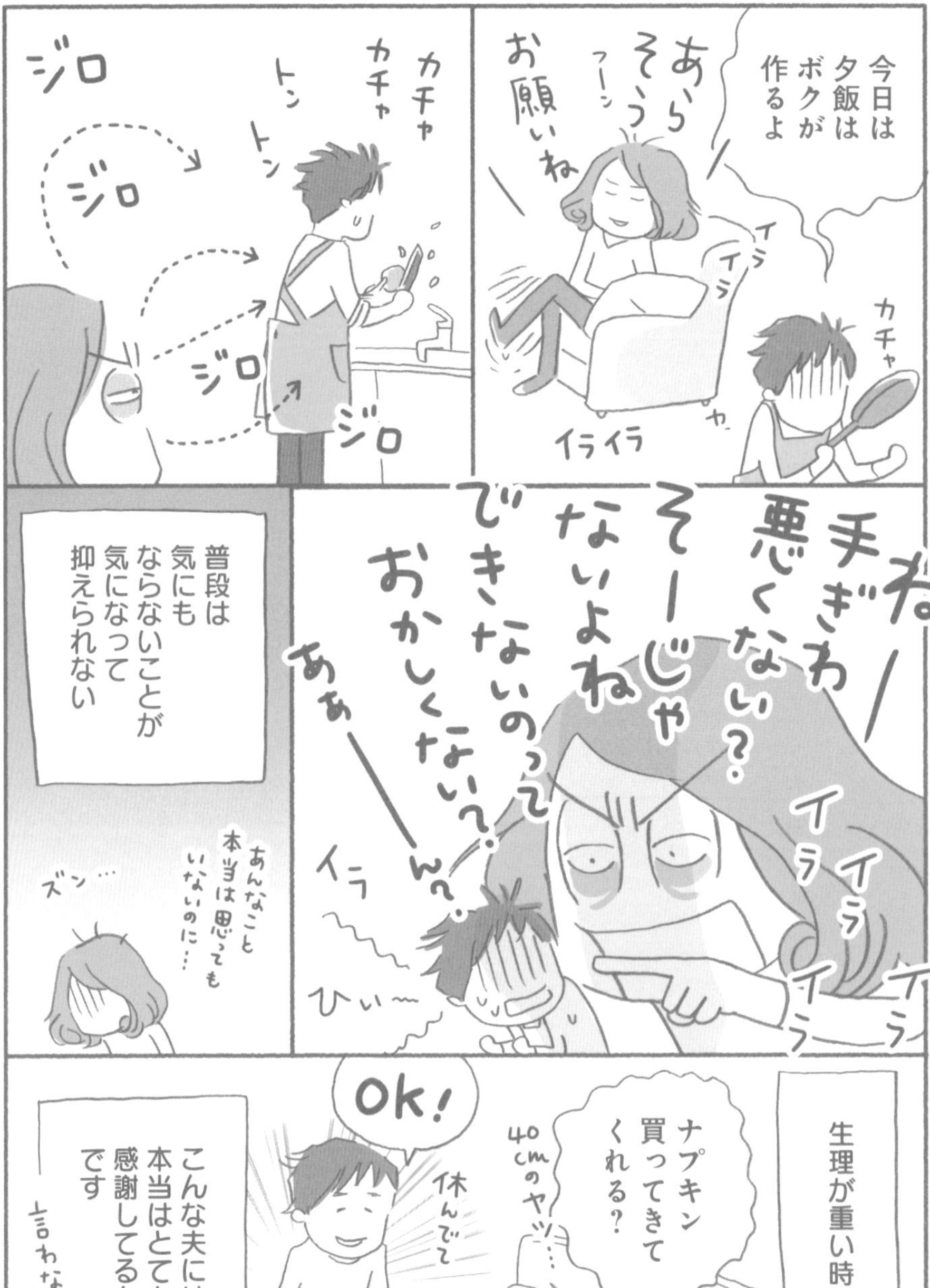
今日は夕飯はボクが作るよ
あらそう
フーン
お願いね
イライラ
カチャ
イライラ
カチャカチャ
トントン
ジロ
ジロ
ジロ
ジロ
ねー
手ぎわ悪くない?
そーじゃないよね
できないのっておかしくない?
ああーん?
イライラ
イライラ
イラ
ひぃ〜
普段は気にもならないことが気になって抑えられない
ズン…
あんなこと本当は思ってもいないのに…
生理が重い時
ナプキン買ってきてくれる?
40cmのヤツ…
OK!
休んでて
こんな夫には本当はとても感謝してるんです
言わないだけで…
後光

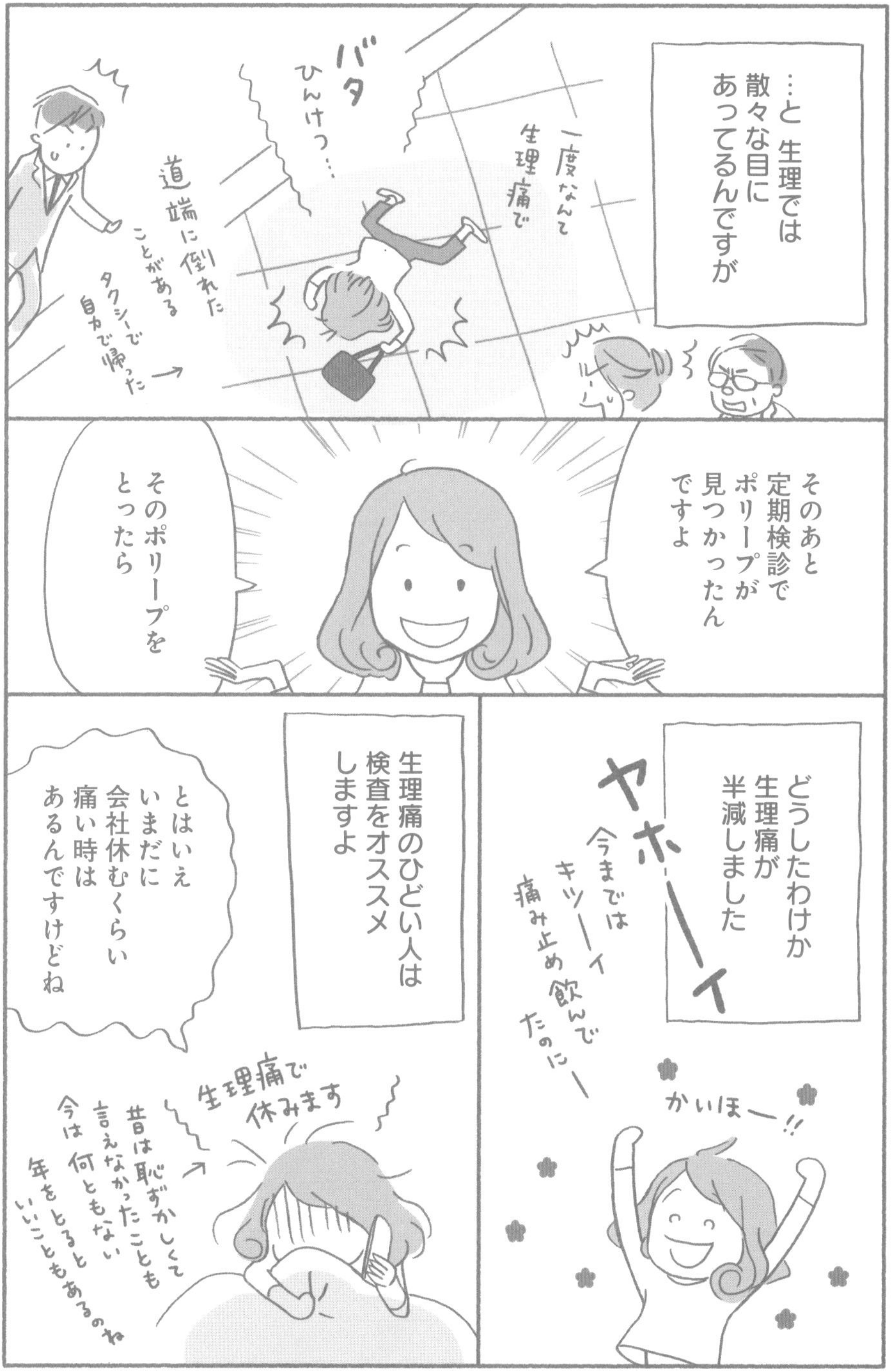
…と 生理では
散々な目に
あってるんですが
一度なんて
生理痛で
バタ
ひんけつ…
道端に倒れた
ことがある
タクシーで
自力で帰った
そのあと
定期検診で
ポリープが
見つかったん
ですよ
そのポリープを
とったら
どうしたわけか
生理痛が
半減しました
ヤホーーイ
今までは
キツーーイ
痛み止め飲んで
たのにー
かいほー!!
生理痛のひどい人は
検査をオススメ
しますよ
とはいえ
いまだに
会社休むくらい
痛い時は
あるんですけどね
生理痛で
休みます
昔は恥ずかしくて
言えなかったことも
今は 何ともない
年をとると
いいこともあるのね

生理についてのアンケート 女性編

※SPUR.JP「フェムテック調査団」で実施、2681名回答

1

生理の悩みはありますか？

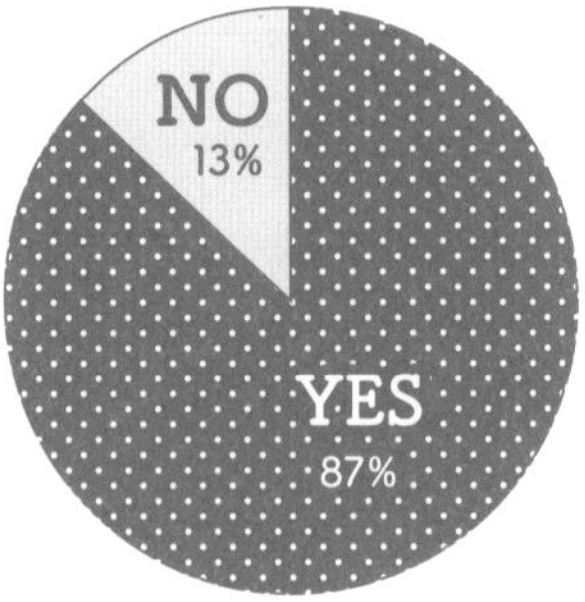

2

生理について、
どんなことで悩んでいますか？
（複数回答可）

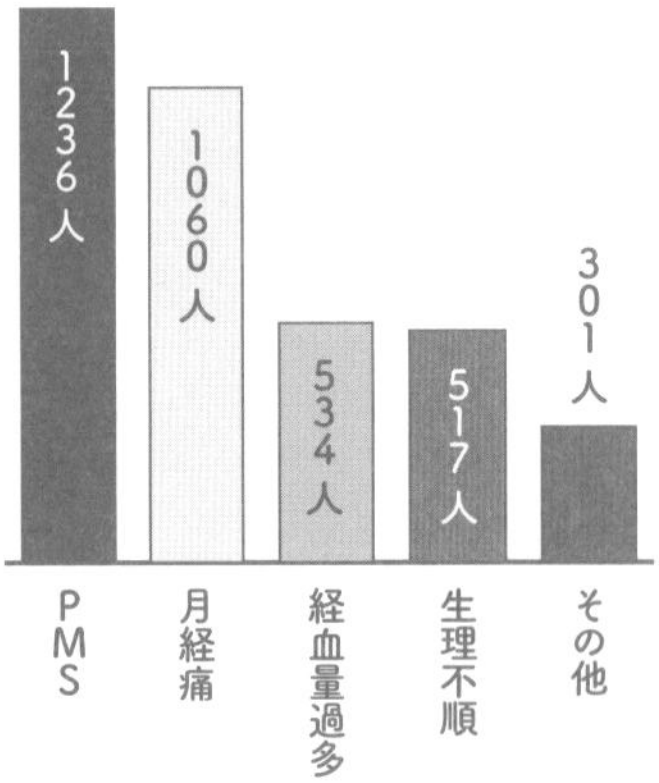

3

普段使っているのは？
（複数回答可）

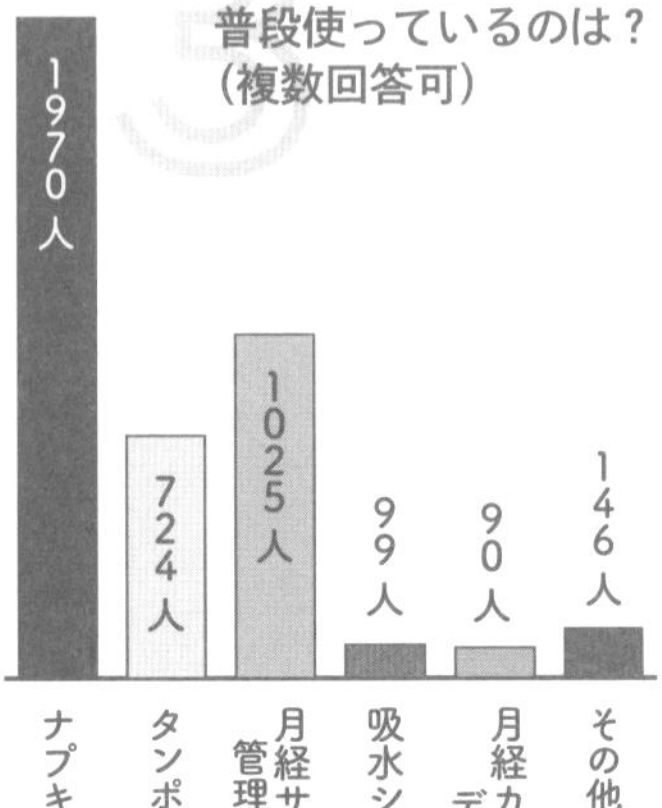

4

ピルを飲んでいますか？
または飲んでいたことがありますか？

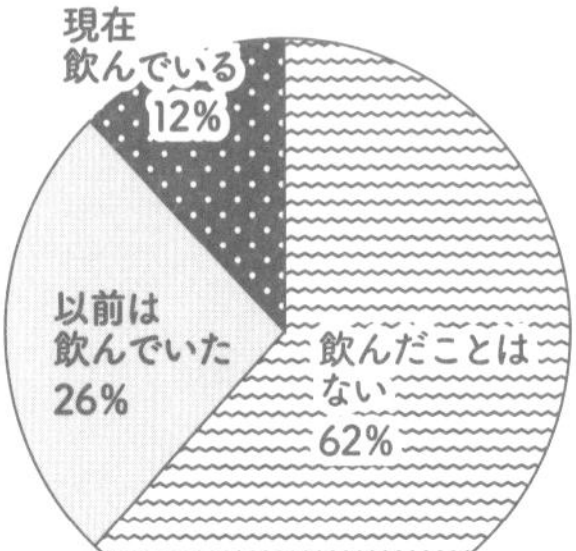

5

生理について周囲の人に相談したり、話題にしますか？

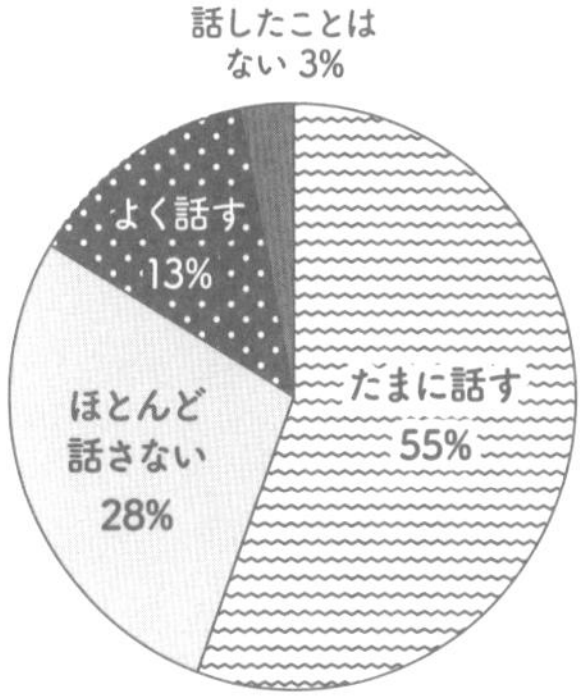

6

仕事やプライベートで、生理によるトラブルを経験したことはありますか？

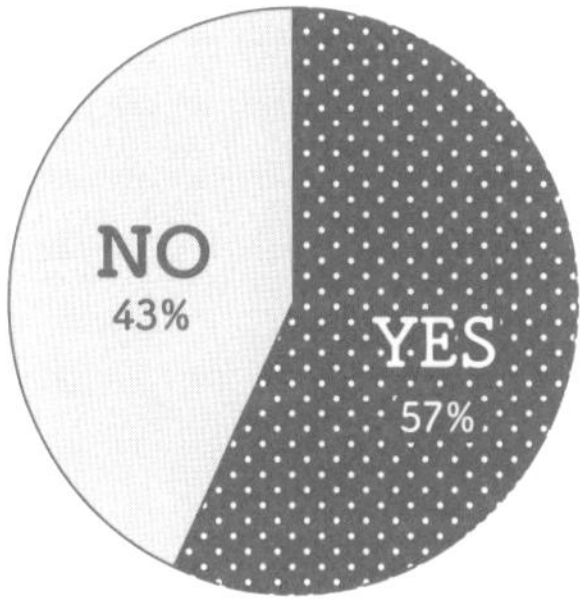

7

かかりつけ婦人科はありますか？

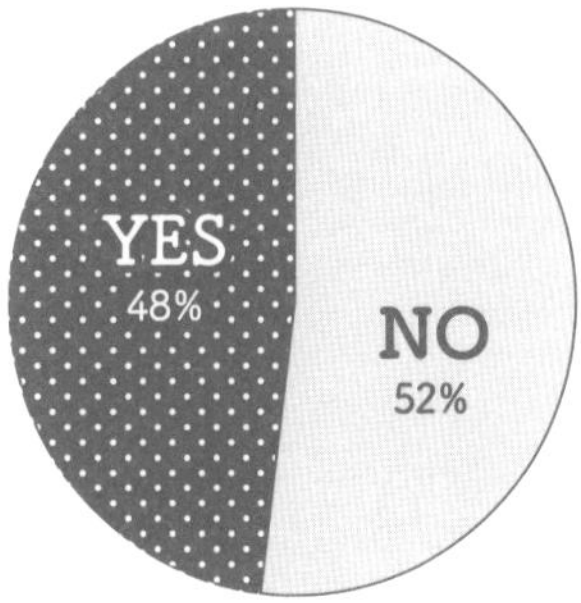

8

「フェムテック」という言葉の意味を詳しく知っていますか？

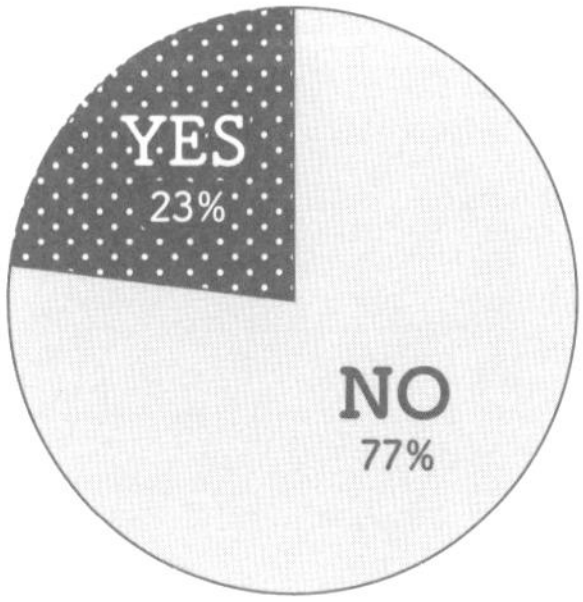

＊フェムテックとは女性（Female）と技術（Technology）を組み合わせた造語。ケア（Care）と組み合わせてフェムケアという場合も。女性の健康課題を解決するための技術・製品・サービスのことです。

みんなの生理あるある体験談

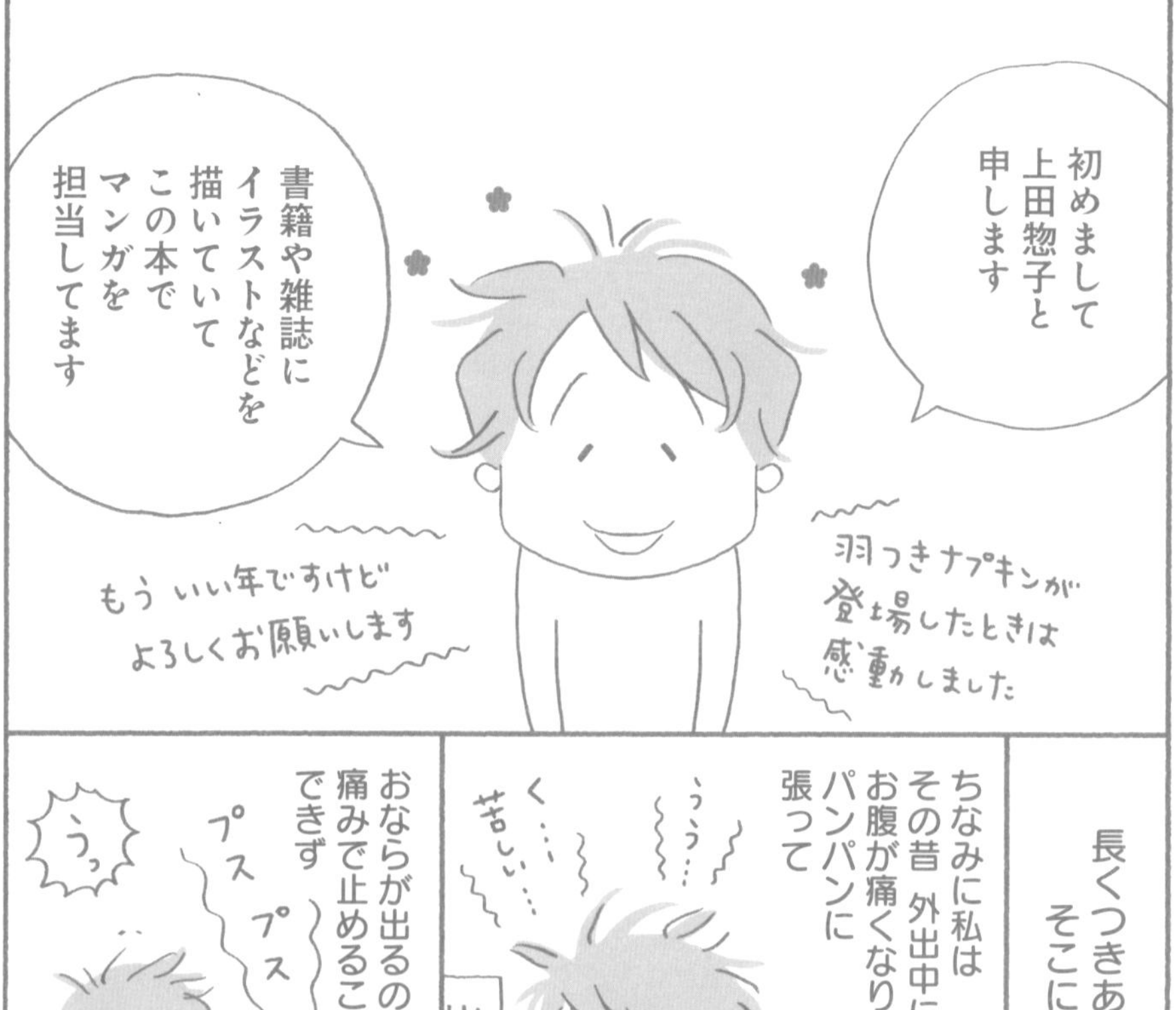

初めまして上田惣子と申します
書籍や雑誌にイラストなどを描いていてこの本でマンガを担当してます
羽つきナプキンが登場したときは感動しました
もう いい年ですけど よろしくお願いします
長くつきあっている生理 そこにはいろんな失敗もありますよね
ちなみに私は その昔 外出中に お腹が痛くなり パンパンに張って
うう…
く…苦しい…
おならが出るのに痛みで止めることができず
プス プス
うっ
出しながら歩いたことがあります
プス プス プス
す…すみません…
では いってみましょう!

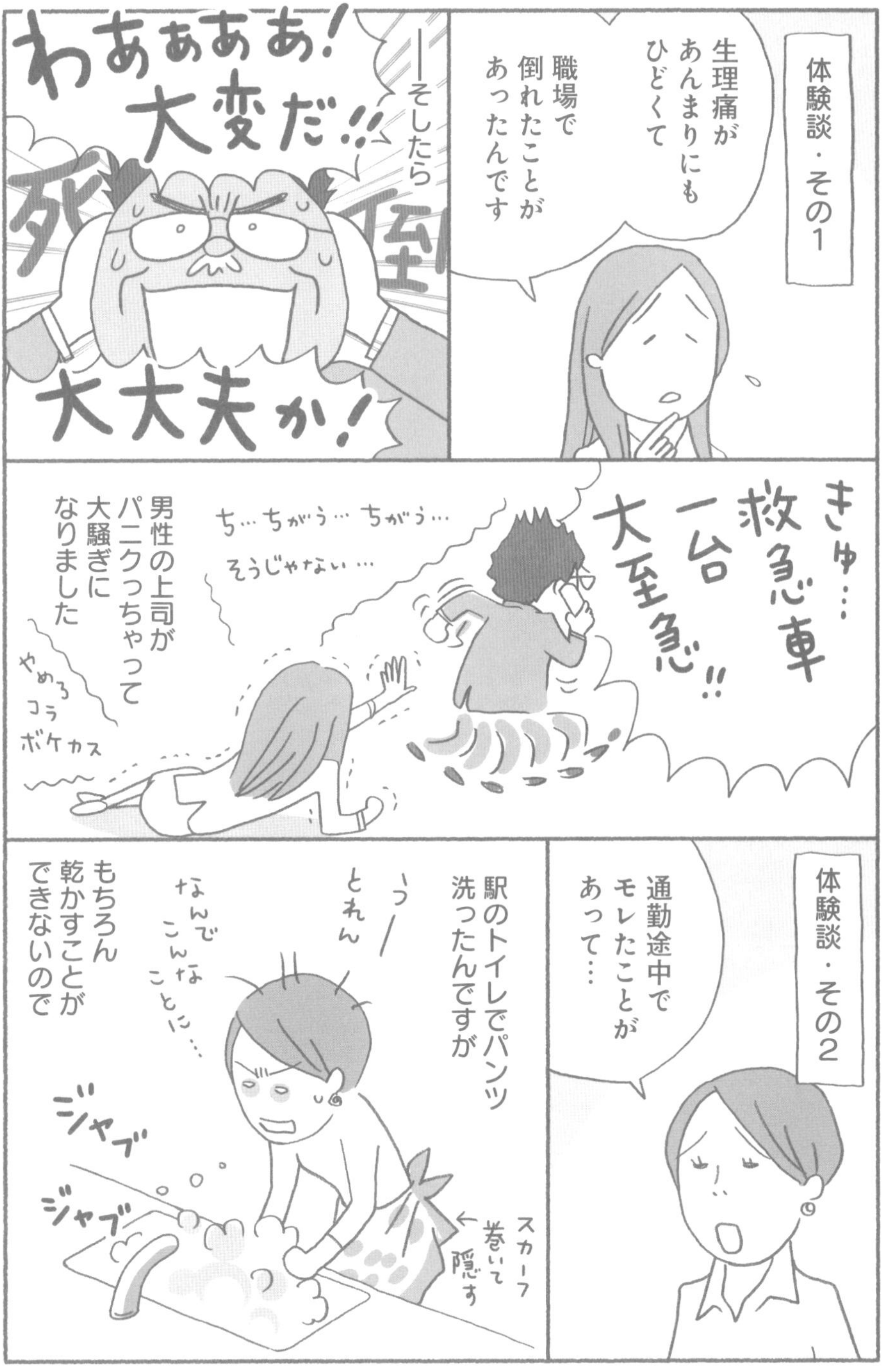

体験談・その1
生理痛があんまりにもひどくて職場で倒れたことがあったんです
――そしたら
わあぁぁああ！大変だ!!
大丈夫か！
きゅ…救急車一台大至急!!
ち…ちがう… ちがう…
そうじゃない…
男性の上司がパニクっちゃって大騒ぎになりました
やめろ コラ ボケカス
体験談・その2
通勤途中でモレたことがあって…
駅のトイレでパンツ洗ったんですが
うー とれん
なんでこんなことに…
もちろん乾かすことができないので
ジャブ
ジャブ
← スカーフ巻いて隠す

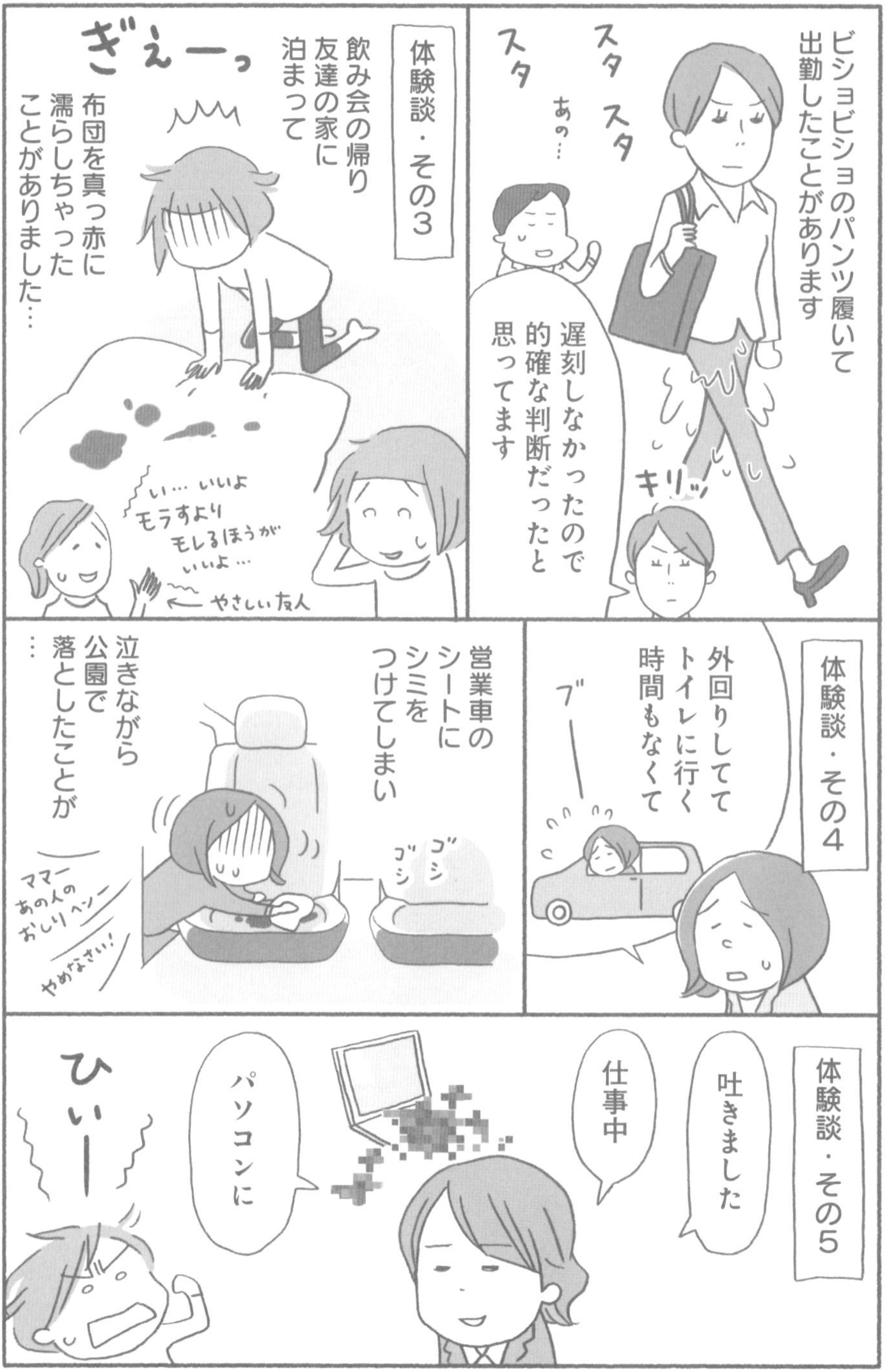
ビショビショのパンツ履いて出勤したことがあります
スタスタ
スタスタ
あの…
遅刻しなかったので的確な判断だったと思ってます
キリッ
体験談・その3
飲み会の帰り友達の家に泊まって
ぎぇーっ
布団を真っ赤に濡らしちゃったことがありました…
い… いいよ
モラすより
モレるほうが
いいよ…
やさしい友人
体験談・その4
外回りしてて
トイレに行く時間もなくて
ブー
営業車のシートにシミをつけてしまい
ゴシゴシ
泣きながら公園で落としたことが…
ママー
あの人の
おしりヘンー
やめなさい！
体験談・その5
吐きました
仕事中
パソコンに
ひぃー

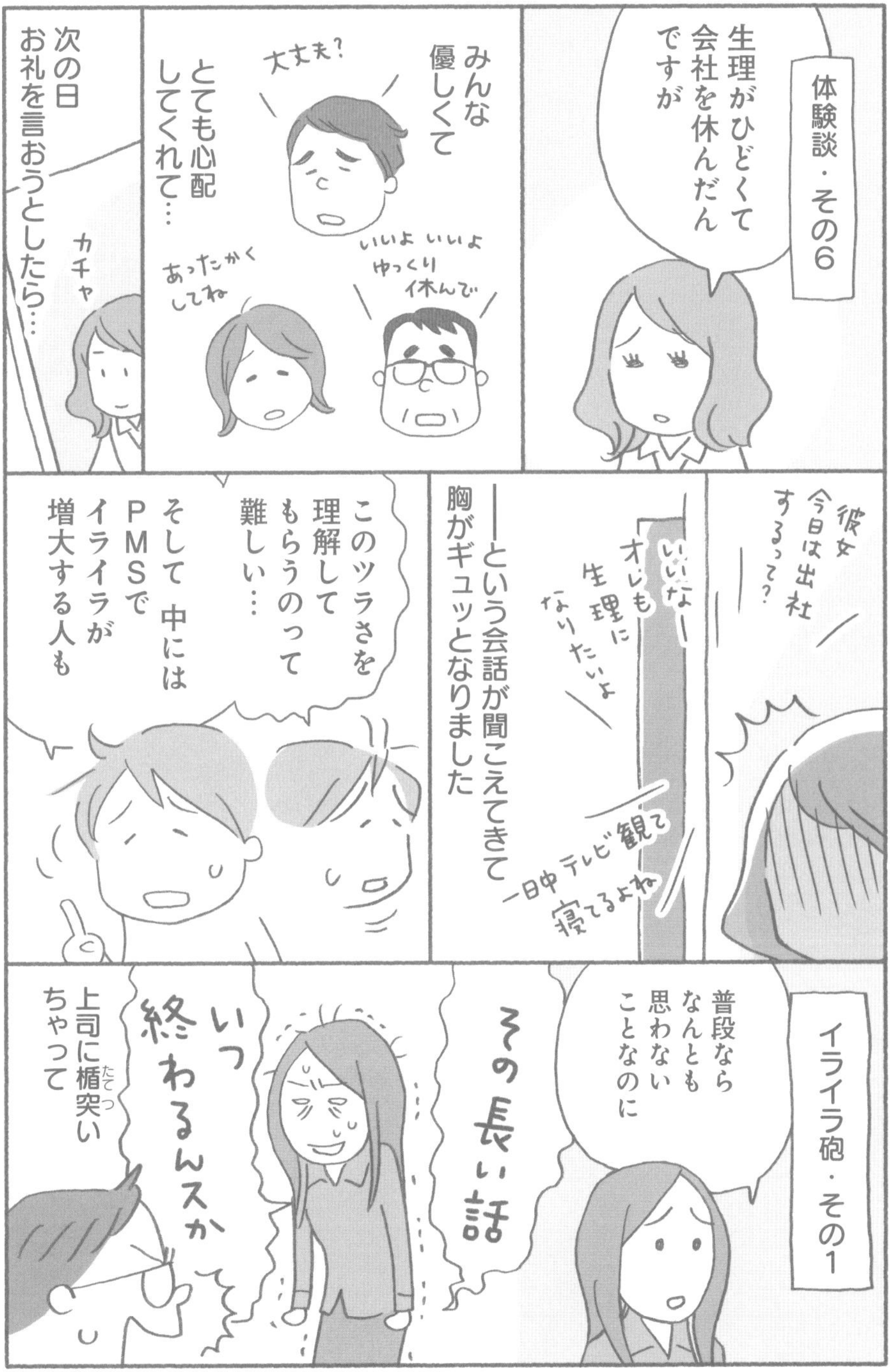
体験談・その6
生理がひどくて会社を休んだんですが
みんな優しくて
大丈夫？
とても心配してくれて…
いいよ いいよ ゆっくり休んで
あったかくしてね
次の日お礼を言おうとしたら…
カチャ
彼女今日は出社するって？
いいな〜 オレも生理になりたいよ
一日中テレビ観て寝てるよね
──という会話が聞こえてきて胸がギュッとなりました
このツラさを理解してもらうのって難しい…
そして 中にはPMSでイライラが増大する人も
イライラ砲・その1
普段ならなんとも思わないことなのに
その長い話
いつ終わるんスか
上司に楯突《たてつ》いちゃって

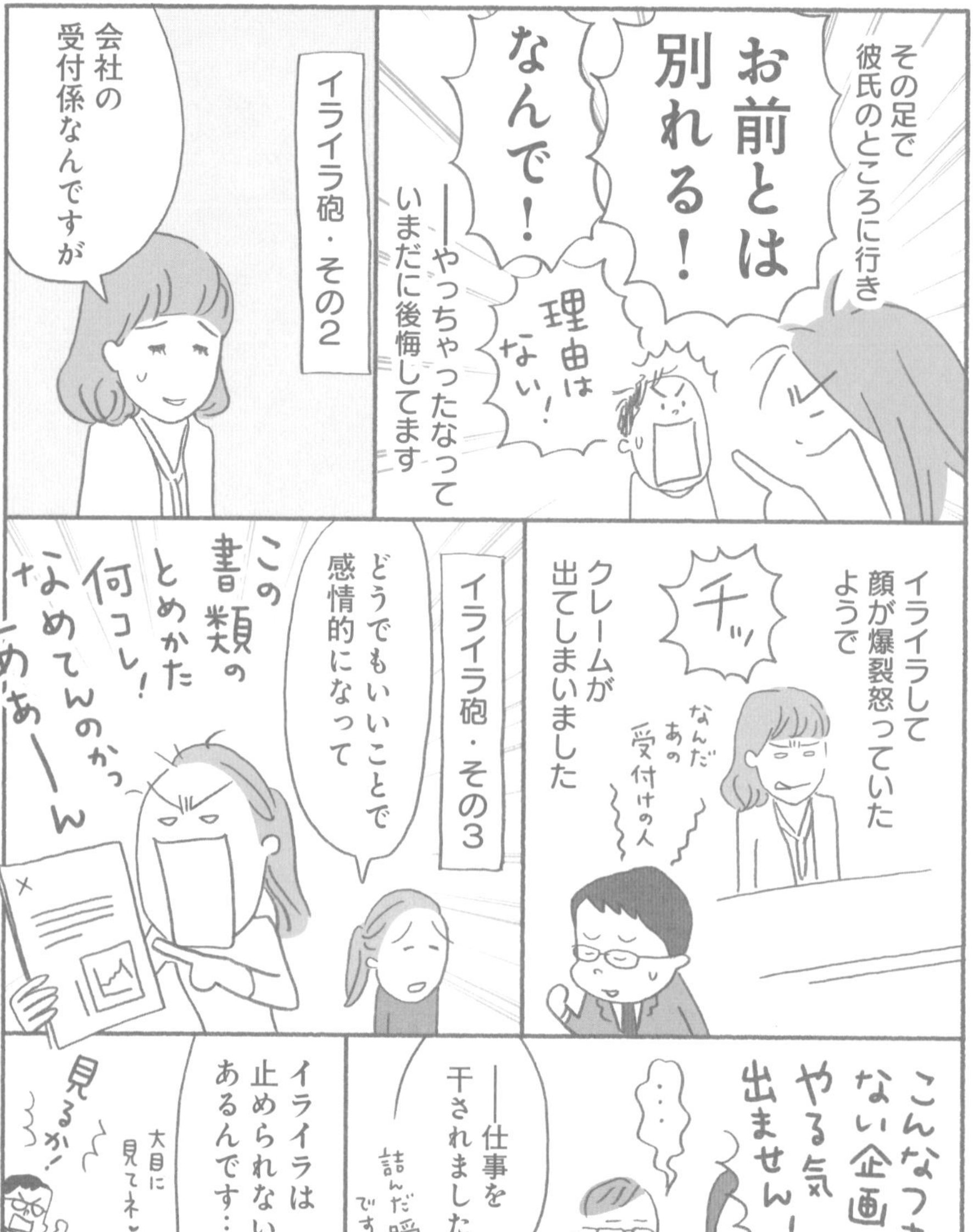
その足で彼氏のところに行き
お前とは別れる！
なんで！
理由はない！
——やっちゃったなっていまだに後悔してます
イライラ砲・その2
会社の受付係なんですが
イライラして顔が爆裂怒っていたようで
チッ
なんだあの受付けの人
クレームが出てしまいました
イライラ砲・その3
どうでもいいことで感情的になって
この書類のとめかた何コレ！なめてんのかっ
あぁーん
こんなつまんない企画やる気出ません！
…
——仕事を干されました
詰んだ瞬間です…
イライラは止められないときもあるんです…
大目に見てネ
見るか！

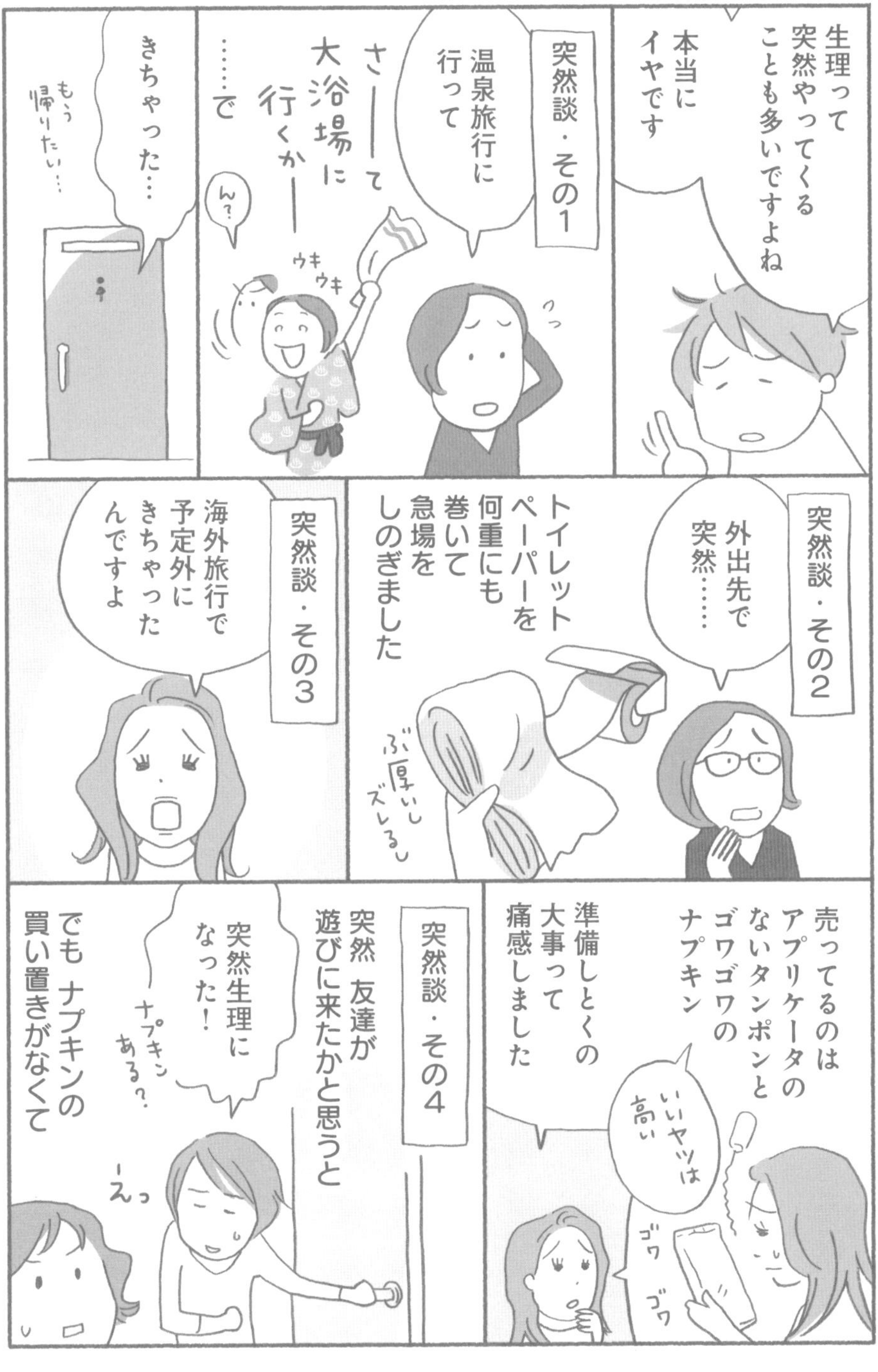

生理って突然やってくることも多いですよね
本当にイヤです
突然談・その1
温泉旅行に行って
さーーて大浴場に行くかーー
……で
ん？
ウキウキ
もう帰りたい…
きちゃった…
突然談・その2
外出先で突然……
トイレットペーパーを何重にも巻いて急場をしのぎました
ぶ厚いしズレるし
突然談・その3
海外旅行で予定外にきちゃったんですよ
売ってるのはアプリケータのないタンポンとゴワゴワのナプキン
いいヤツは高い
ゴワ
ゴワ
準備しとくの大事って痛感しました
突然談・その4
突然 友達が遊びに来たかと思うと
突然生理になった！
ナプキンある？
えっ
でも ナプキンの買い置きがなくて

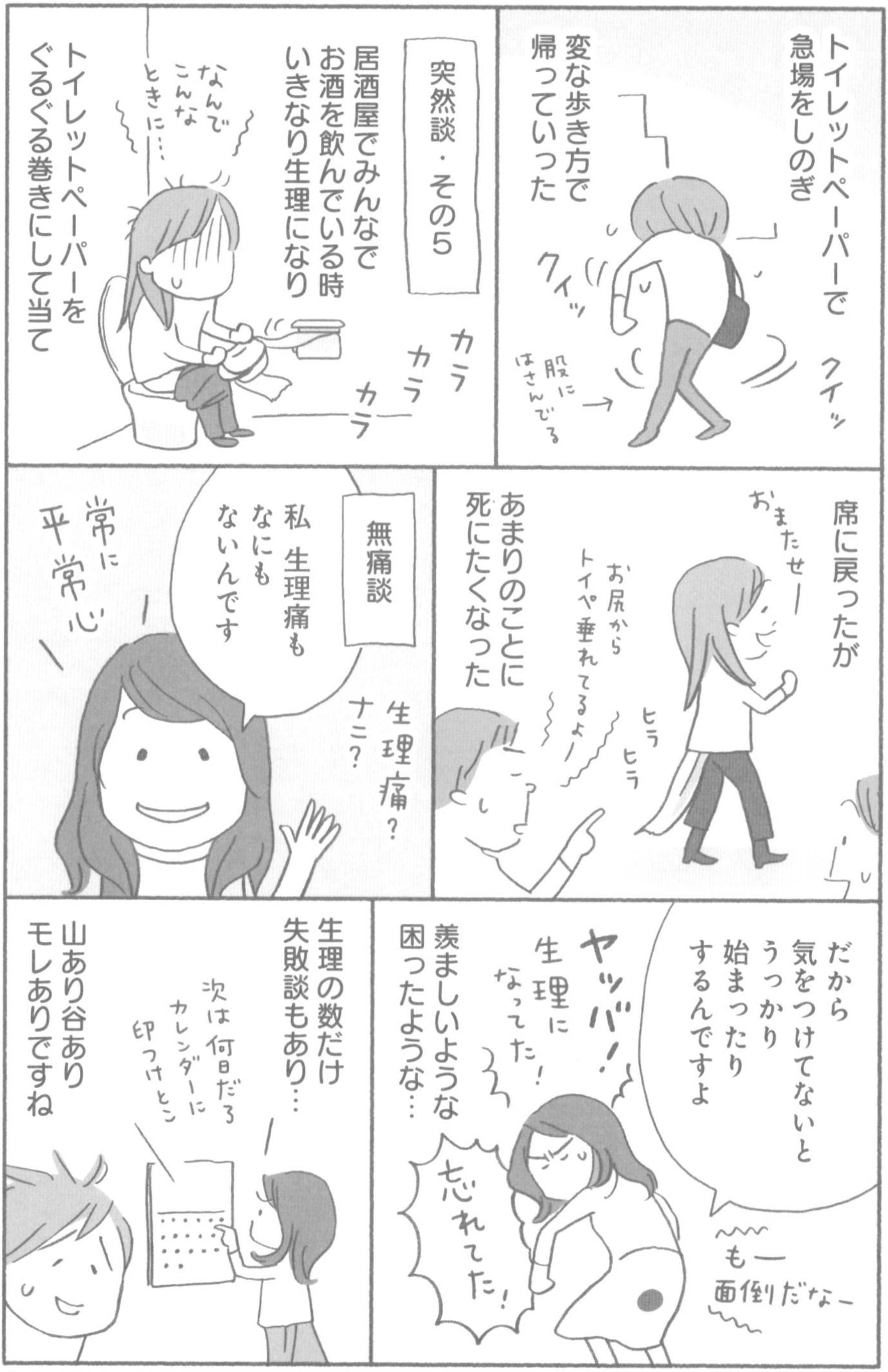
トイレットペーパーで
急場をしのぎ
変な歩き方で
帰っていった
クイッ
クイッ
股に
はさんでる
突然談・その5
居酒屋でみんなで
お酒を飲んでいる時
いきなり生理になり
なんで
こんな
ときに…
カラ
カラ
カラ
トイレットペーパーを
ぐるぐる巻きにして当て
席に戻ったが
おまたせー
お尻から
トイペ垂れてるよー
ヒラ
ヒラ
あまりのことに
死にたくなった
無痛談
私 生理痛も
なにも
ないんです
生理痛?
ナニ?
常に
平常心
だから
気をつけてないと
うっかり
始まったり
するんですよ
ヤッバ!
生理に
なってた!
忘れてた!
羨ましいような
困ったような…
もー
面倒だなー
生理の数だけ
失敗談もあり…
次は何日だろ
カレンダーに
印つけとこ
山あり谷あり
モレありですね

参考·SPUR.JP「フェムテック調査団」レポート

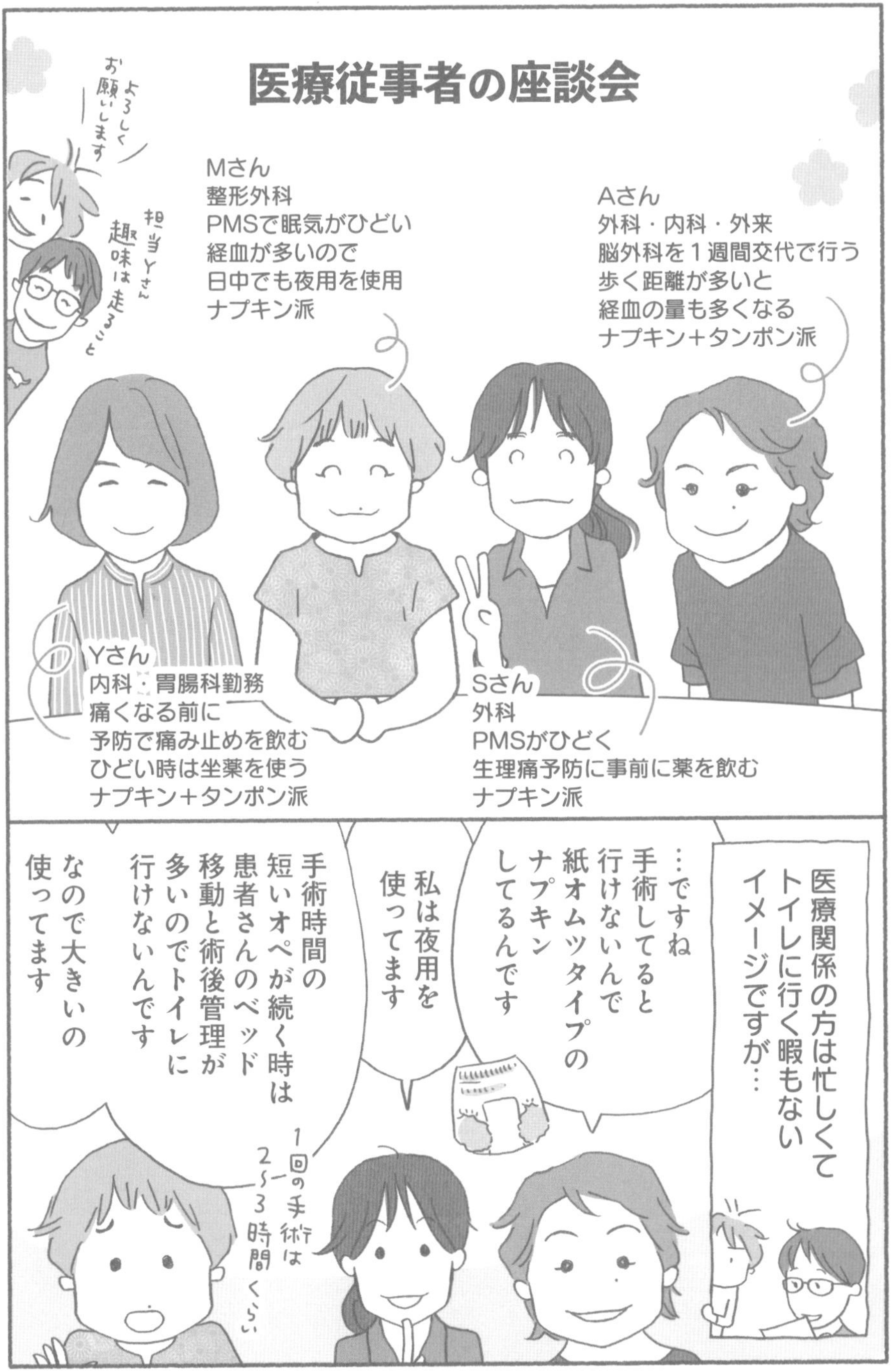

医療従事者の座談会
よろしくお願いします
担当Yさん
趣味は走ること
Aさん
外科・内科・外来
脳外科を１週間交代で行う
歩く距離が多いと
経血の量も多くなる
ナプキン＋タンポン派
Mさん
整形外科
PMSで眠気がひどい
経血が多いので
日中でも夜用を使用
ナプキン派
Sさん
外科
PMSがひどく
生理痛予防に事前に薬を飲む
ナプキン派
Yさん
内科・胃腸科勤務
痛くなる前に
予防で痛み止めを飲む
ひどい時は坐薬を使う
ナプキン＋タンポン派
医療関係の方は忙しくてトイレに行く暇もないイメージですが…
…ですね 手術してると行けないんで 紙オムツタイプのナプキンしてるんです
私は夜用を使ってます
手術時間の短いオペが続く時は 患者さんのベッド移動と術後管理が多いのでトイレに行けないんです
なので大きいの使ってます
1回の手術は2〜3時間くらい

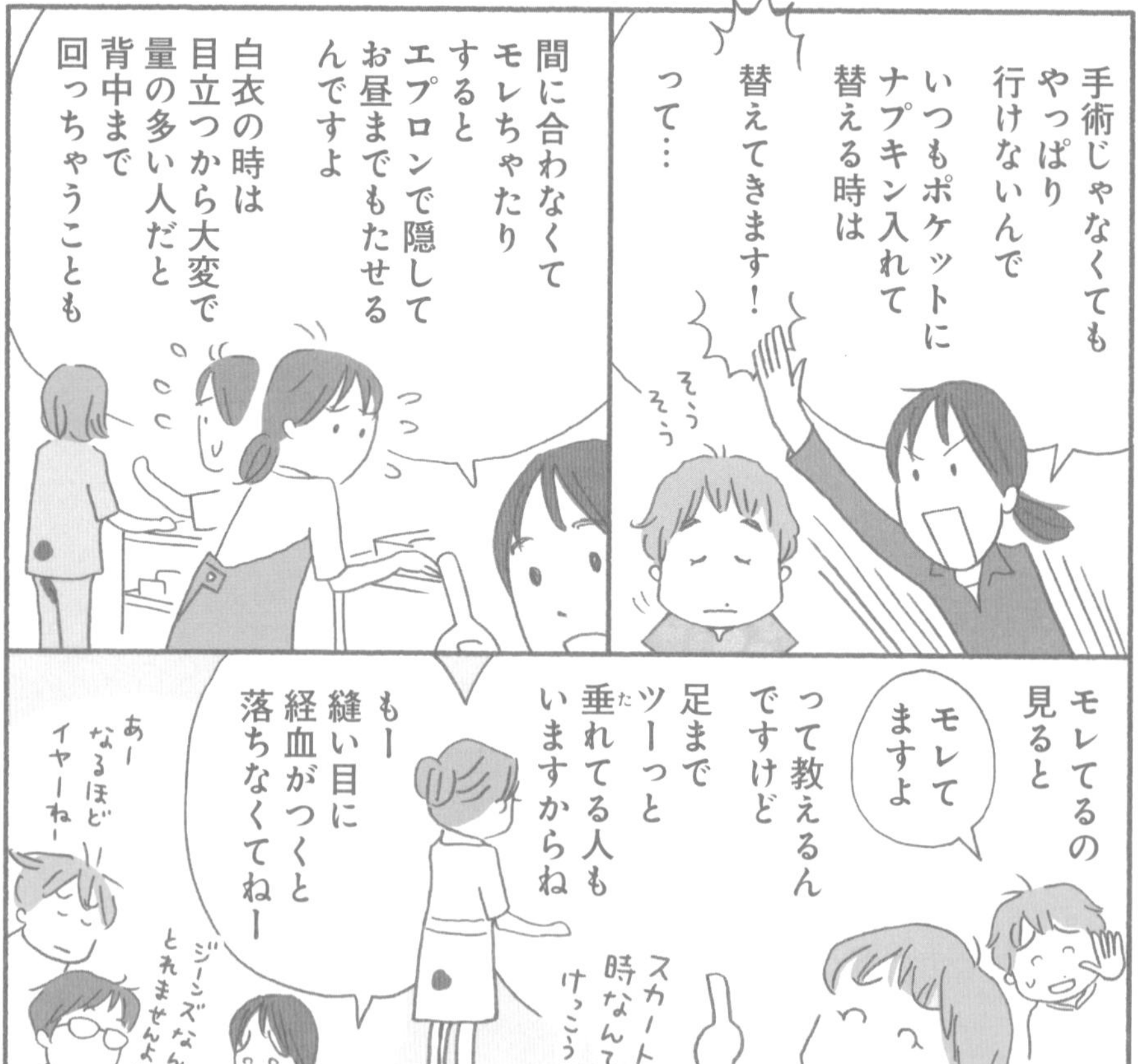
手術じゃなくても
やっぱり
行けないんで
いつもポケットに
ナプキン入れて
替える時は
替えてきます!
って…
そうそう
間に合わなくて
モレちゃたり
すると
エプロンで隠して
お昼までもたせる
んですよ
白衣の時は
目立つから大変で
量の多い人だと
背中まで
回っちゃうことも
モレてるの
見ると
モレてますよ
って教えるん
ですけど
足まで
ツーっと
垂《た》れてる人も
いますからね
スカートの時なんてけっこう…
もー
縫い目に
経血がつくと
落ちなくてねー
ジーンズなんかもとれませんよねー
あーなるほどイヤーねー
患者さんに
お尻を向けないように
歩いたり
入院患者だと目の前がお尻ですもんね
?
ソロリソロリ
あ…
やっぱり
トイレに
行けないのが
一番大変
院内って
20℃くらい
なんですよ
結構
冷えるんで
生理痛も
重くて
エコな病院は27度とかで暑くてみんなツンと臭いよね

＊今回の座談会参加者の中にはいませんでしたが、「ミレーナ」（子宮内避妊器具）を装着する人も増えているそうです。

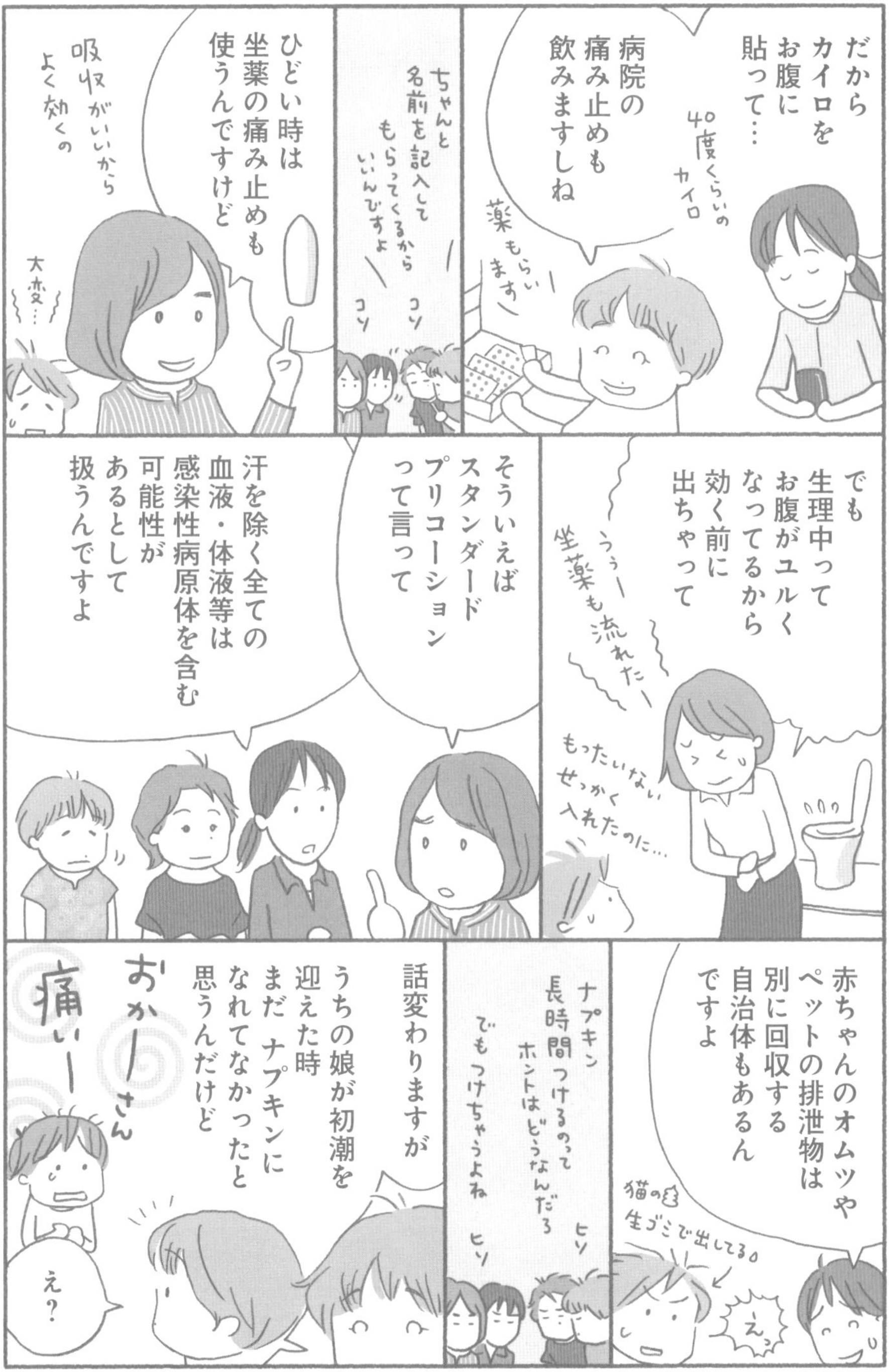
だからカイロをお腹に貼って…
40度くらいのカイロ
病院の痛み止めも飲みますしね
薬もらいます
ちゃんと名前を記入してもらってくるからいいんですよ
コソ
コソ
ひどい時は坐薬の痛み止めも使うんですけど
吸収がいいからよく効くの
大変…
でも生理中ってお腹がユルくなってるから効く前に出ちゃって
うぅ〜
坐薬も流れた
もったいない
せっかく入れたのに…
そういえばスタンダードプリコーションって言って
汗を除く全ての血液・体液等は感染性病原体を含む可能性があるとして扱うんですよ
赤ちゃんのオムツやペットの排泄物は別に回収する自治体もあるんですよ
猫の　生ゴミで出してる。
えっ
ナプキン長時間つけるのってホントはどうなんだろ
でもつけちゃうよね
ヒソ
ヒソ
話変わりますが
うちの娘が初潮を迎えた時まだナプキンになれてなかったと思うんだけど
おか〜さん
痛い〜
え？

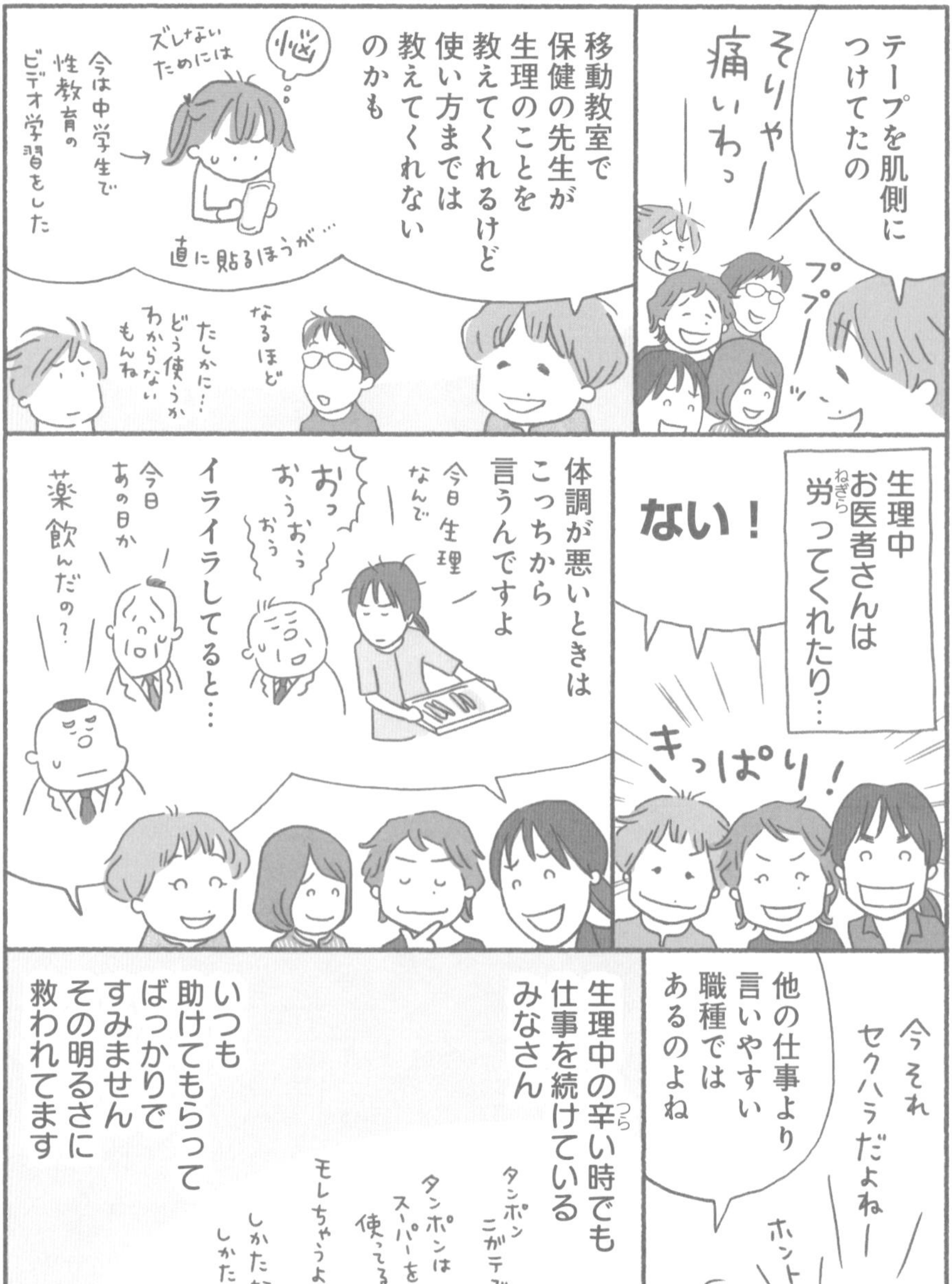

テープを肌側につけてたの
そりゃ痛いわっ
ププーッ
移動教室で保健の先生が生理のことを教えてくれるけど使い方までは教えてくれないのかも
悩
ズレないためには
今は中学生で性教育のビデオ学習をした
直に貼るほうが…
なるほど
たしかに!! どう使うかわからないもんね
生理中お医者さんは労《ねぎら》ってくれたり…
ない!
きっぱり!
体調が悪いときはこっちから言うんですよ
今日生理なんで
おっ おうおぅ おう
イライラしてると…
今日あの日か
薬飲んだの?
他の仕事より言いやすい職種ではあるのよね
今それセクハラだよねー
ホント
ハハハ
生理中の辛《つら》い時でも仕事を続けているみなさん
いつも助けてもらってばっかりですみません その明るさに救われてます
タンポンニガテで
タンポンはスーパーを使ってる
モレちゃうよね
しかたない しかたない

インタビュー

黒沢かずこさん

お笑い芸人（森三中）

ナプキンは普段の日もつけています。生理の情報は「自分から取りに行く」方がいい！

——初潮を迎えたときの印象をお聞かせください。

初潮は14歳の7月7日に来たんですが、親に言えなくて、ショーツにあてていた血のついたティッシュを、自分の部屋の棚に詰めて隠していたんですね。半年後くらいに母が見つけて、ナプキンを置いておいてくれました。

生理ショーツの存在を知ったのも大人になってからです。便利だなと思いますが、ベストのものにはなかなか出会えず、今も普通のショーツを二重履きにして過ごしています。

ナプキンも普段からつけています。生理のない日はおりものシートを、生理のときは、大きめのナプキンの上に昼用ナプキンを重ねています。このやり方、実は最近、女性芸人さんに教えていただきました。私はよくトイレに行くので、これまで4回に1回替える程度だったんです。でもこの方法なら、上に重ねた分だけ捨てればいい。毎回、ナプキンを替えるようにしたら、気持ちがすごく楽になりました。清潔にしておかないといけないなと改めて思いましたし、デリケートなところにあてるのだから優しい素材がいいなと、オーガニック系を使っています。

——学校では、生理についてどんなことを習いましたか？

小学校のとき1回授業をうけましたが、私の場合は姉もいないし、親とはそういうことについて話す機会がなかったので、教えてくれる人が周りにいませんでした。

大人になりたくなかったので、そんなに早くは来ないんじゃないかと思っていたんでしょうね（笑）。それで初潮を迎えた友だちを「ナプキン落ちてるじゃ〜ん！」みたいにからかっていたので、いざ自分に生理が来たとき、聞くに聞けなくなってしまい……。

私の世代は、体育の授業はブルマ着用だったんですよ。だからナプキンをつけたら、もっこりしてとても嫌でした。

——胸が大きくなるなど、女性の体の変化にもとまどいはありましたか。

　恥ずかしかったです。中学のときは、ちゃんとしたブラジャーは持っていなくて、それほど胸は大きくなかったのでノーブラだったと思います。きちんとバストを測って、サイズに合うブラジャーをつけ始めたのは、20歳を超えてからでした。

——生理周期は、順調なほうですか？

　周期を調べ始めたのは、今年に入ってからです。それまでは特に気にしていませんでしたが『生理ＣＡＭＰ』番組内で、ＰＭＳについて取り上げられたのがきっかけです。周期を意識し始めたら、28日だなとか、今月は25日だなとか、このあたりにイライラするなとか、いろいろわかってきました。

　生理痛もひどくないせいか、今まではわりと無頓着でしたが、1回1回の生理を大事にしていこうと思います。

　生理で気になるのは、経血の出方や形状です。生理が何日続くか、終わりのタイミングも、誰かと比べることができないので、難しいですね。

——仕事場で、生理についての情報交換はしますか？

「昨日、何食べた？」みたいな感覚で、「最近、ナプキンした？」という会話には、なかなかならないですね。

　森三中のグループ内でも、生理の話はしないです。この年齢になったら、みんなそれぞれのやり方がありますから。昔は、なんでも教えてくれるおせっかいな人がいましたけど、今は、自分から取りに行かないと、情報をゲットできない時代ですから、仲間うちで話していても「え〜！　それ、もっと早く教えてよ！」って思うことも多い（笑）。生理についての情報は、ゲットしておいて損はないと思います。

——芸人ならではの苦労や思い出はありますか？

　少なくとも、今のお笑いの人たちやスタッフの中に、生理を茶化すような人はいません。きっと、男性の意識も少しずつ変わってきているのでしょうね。

　トーク番組の収録時に、テンポが崩れるので休憩を入れないことがあって、3時間くらいナプキンを替えられないので、多い日は気になりますね。

　仕事場のスタジオに、ナプキン入りのポーチを持っていくことも最初は恥ずかしくて。服に入れるところはないし、マネージャーに預けても、短い休憩時間中に合流できるかわからないし、困りました。でも、40歳を過ぎて図々しくなってきたのか、今では堂々と持っていけるようになりましたよ（笑）。

また、『生理CAMP』でも少し話しましたが、グラビアアイドルと温泉ロケに行ったときに生理と重なってしまい、入浴できないと伝えたら「温泉シーンを断る理由に、生理を使っている」と彼女に思われたらしく、「黒沢さんが入らないなら、私も入りません」と言われたことがあります。温泉がテーマの番組なので、結局、彼女は全身、私は足だけつかることになりました。仕方のないことですが、出演者が生理と重なっている事情なんて、番組スタッフは考えないですよね。男性はそもそも生理についてわかりませんし、難しいですよね。

女同士でも「タンポンをすれば温泉も入れるんじゃない？　○○さんはしているよ」とか「タンポンが絶対おすすめだよ」とか気軽に言われると、タンポンハラスメントというか、パワハラに聞こえてしまいます。全員がタンポンを簡単につけられるわけではありませんから……。私にとって、タンポンは辛いものですね。

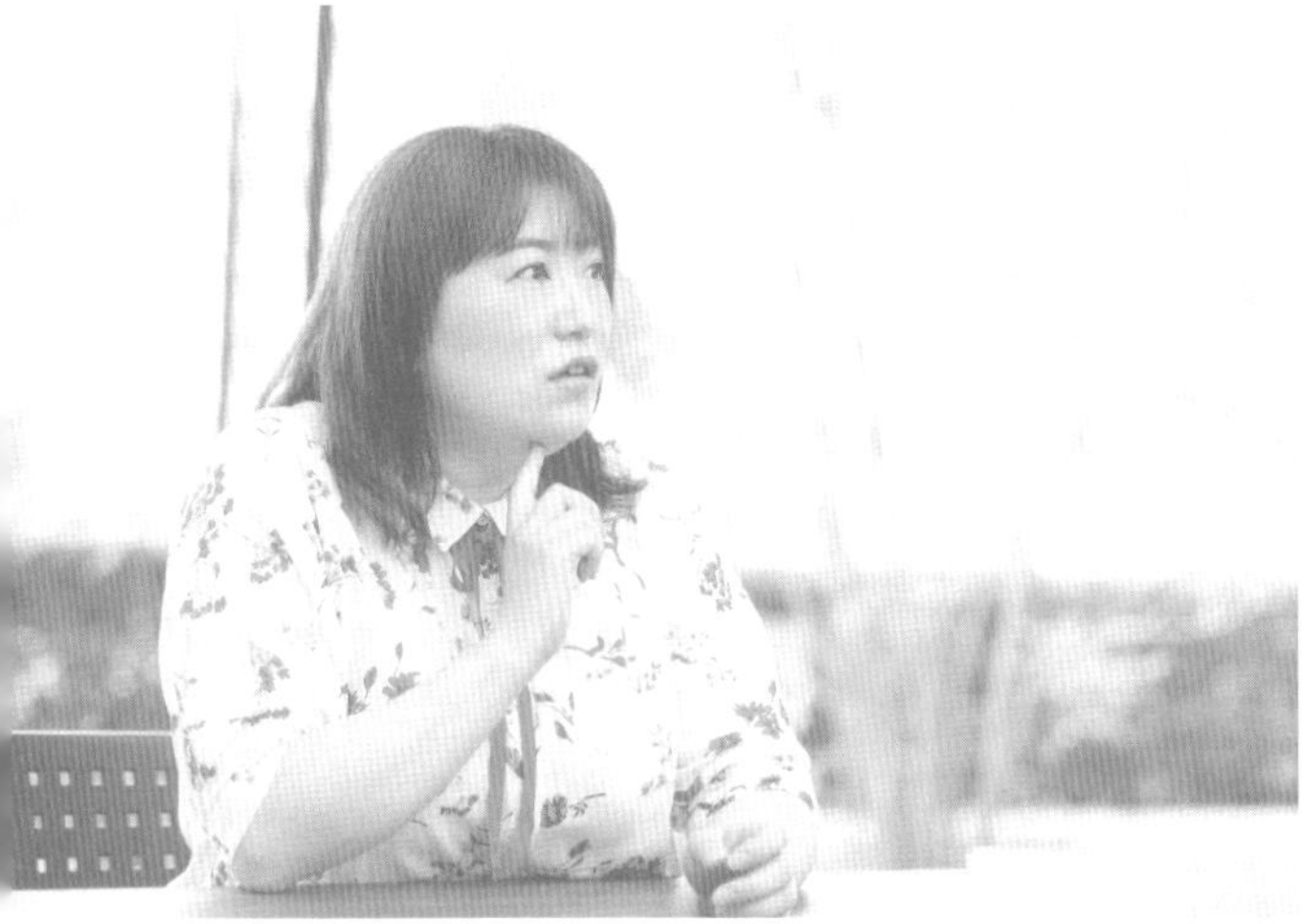

くろさわかずこ
1978年茨城県生まれ、お笑い芸人。98年、村上知子、大島美幸とともにお笑いトリオ・森三中を結成。『世界の果てまでイッテQ！』をはじめテレビ等で活躍中。

――生理の授業や教え方について思うことはありますか？

自分が小学生だったら中学生、中学生だったら高校生というふうに、世代の近いお姉さんに教えてもらえたら、もっと違っていたんじゃないかとか思います。

少し上の女性だったら気持ちもわかってくれるだろう

し、今一番必要なことや、焦りや不安についても理解があるだろうし、先生よりも質問しやすいですよね。

――生理にとまどう女子たちにメッセージをお願いします。

私は生理について閉鎖的で、誰にも聞かなかったために、知らなかったことがたくさんありました。最初は、ナプキンもずっと同じものを使っていましたが、あるとき知人のおすすめを試してみたら、そっちのほうがよかったという経験があります。

聞いてみたら、みんな意外と答えてくれるので、生理について少しでも悩んでいたら、周りに質問してみてください。

ただ、質問するにも勇気がいりますよね。私たちの世代は、ナプキンを隠して持っていくのが当たり前。生理の話題は閉ざされていた時代でしたから。

やっぱり今も、話題にしづらい人は多いと思います。でも、徐々に言いやすい世の中になってきていますし、20代、30代の方がどんどん発信してくれているので、私たちの世代もその波に乗っかっていいのではないでしょうか。「保険は何に入ってる?」くらいの感覚で、生理について聞けたらいいですね（笑）。

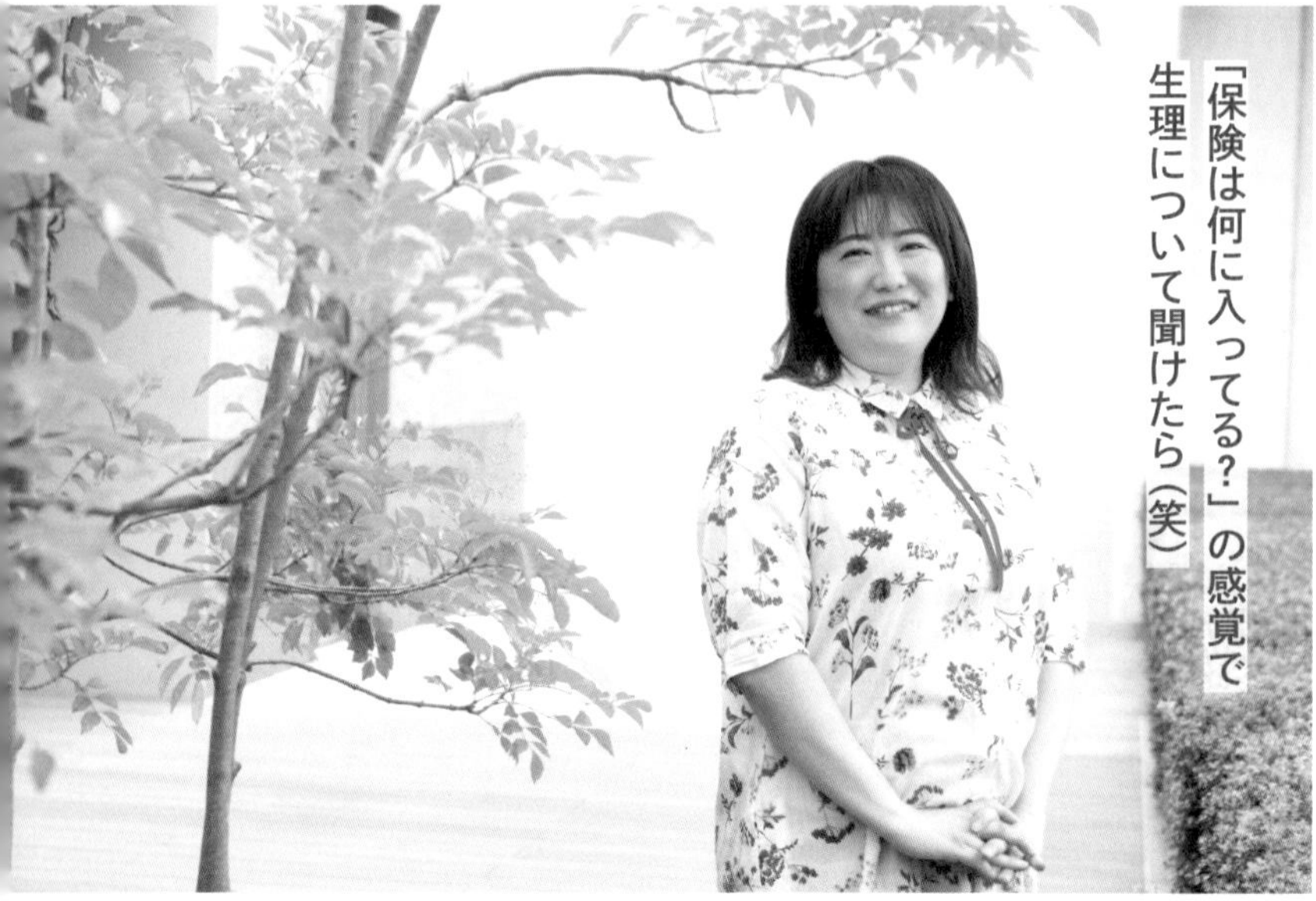

「保険は何に入ってる?」の感覚で生理について聞けたら（笑）

撮影・冨永智子　ヘア＆メイク・鈴木京子　スタイリスト・圓子槙生

インタビュー

バービーさん

お笑い芸人

生理は「未来の赤ちゃん」のためより、まずは「自分」のためと、主体性をもって。

——YouTubeで生理関係の動画配信を始めたきっかけを教えてください。

生理は生活の一部なのに、情報が行き交っていないと大人でも感じるのに、若い子、特に初潮をむかえるくらいの若年層は相当困っているんじゃないかなと。

YouTubeで私ならではの発信ができるテーマは何かなと考えたら、テレビでは扱わないけれど欲しがっている人がいる、生理の情報がベストかなと思いました。

そもそも私自身がいろんな商品を試していたんです。量が多いときの夜は、夜用ナプキンと吸水ショーツを併用してフル装備でも、漏れることがあるんですよね。軽いときはナプキンだけ、快適さが必要なときはタンポンや月経カップと、そのときどきで使い分けています。

——ご自身が開発された「吸収サニタリーショーツ」の使い心地はいかがですか？

ピーチジョンさんとのコラボで作った吸水ショーツは、吸収ゾーンを後ろにかなり広くしました。特に後ろは腰まであるので、漏れを心配しなくてよいのでとても快適ですよ。2千円代と手に取りやすい価格をめざしました。サニタリーショーツはずれないように、漏れないようにと考えられて作られているので、どうしても足口が締まっていたり、ガード力が強いんですね。そこで、なるべくお腹を圧迫せず、履いていて苦じゃないデザインにしました。お腹の大きい人って、ショーツがお腹にくいこんじゃうんですよね。それがないように、お腹をちゃんと覆えるけど圧迫しないというのがこだわりです。サイズもSから3Lまであります。

大きな夜用サニタリー用品は何枚も持ち歩けないし、吸収ショーツと普通のサニタリー用品と組み合わせて使うのがおすすめです。

——タンポンや月経カップは抵抗があるという人もいます。チャレンジするにはどうしたら？

無理にチャレンジする必要はないと思いますし、私も

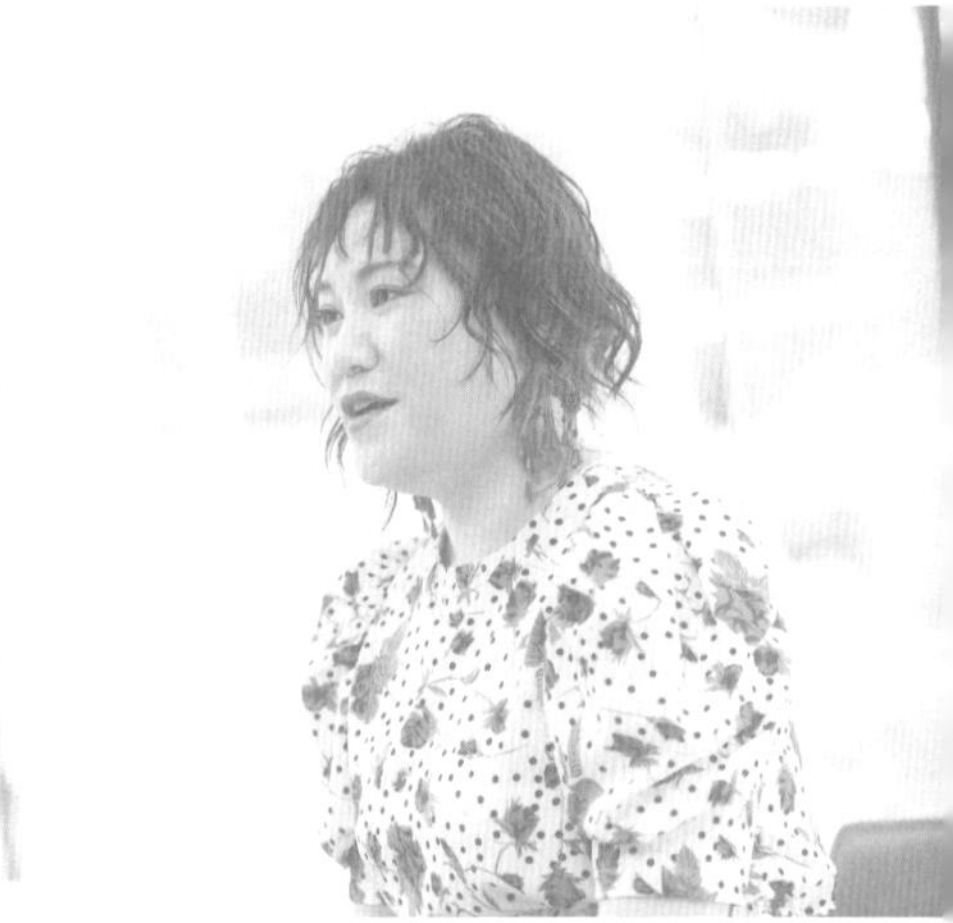

ぱーびー
1984年北海道生まれ、お笑い芸人。東洋大学文学部印度哲学科卒業。2007年ハジメとお笑いコンビ・フォーリンラブを結成。コメンテーター、エッセイ執筆、下着のプロデュースなど幅広く活動中。

無理にすすめるつもりはないです。でも生理に限らず、自分の性器の状態は知っておいて損はないと思うので、触ってみたり、確認したりするうちに、そんなに抵抗を感じなくなる可能性はあるかなと思いました。

『生理CAMP』が放送されてから、軒並み他の番組でも生理を扱うようになりましたよね。「やってくれてよかった」というメッセージ性の強い感想だけじゃなく、「生理の番組やってたね〜」というふわっと見ている層の感想もあって、地上波でやる意義を確認しました。

それまで私は、積極的に情報を手に入れたり、経験したりするタイプだったので、「なぜ自分で情報を手に入れないの？」と思っていた気がします。だけど、番組を通じて、生理について怖いと感じる人の気持ちもわかるようになりました。

——家庭や学校での性教育についてはどう思いますか？

私自身は、初潮のことはあまり覚えていないんですが、10歳くらいと比較的早かったと思います。だから友だちと話した記憶もないし、生理についての授業もどんなだったか……？

性教育については、小学校や中学校でやる前に、生活している態度そのものが性教育になるんじゃないかなと思っています。子どもが自分の体の一部が恥ずかしいものだとか、忌まわしいものだとかそういう風に思わないように育つ環境があるといいなと思いました。

——結婚されたパートナーと生理の話はしますか？

はい、自分以外でいちばん私の体について伝えている人です。結婚前からそれはあまり変わりません。生理についての私の発信を見て、「知らなかったよ」とか感想をくれたり「ナプキンってどれくらいで替えるの？」って質問してきたり、自然な感じで会話に出てきますね。私自身も聞かれる前に話す方なので、「ナプキンはオーガニックコットンのものだとかぶれにくいんだよ」とか日常的に伝えますね。

でも、生理については家族でも話しづらいという人も多いですよね。特に子宮《しきゅう》周り、膣《ちつ》周りのことに関しては主体性をもってはいけないという意識が、日本女性にはのしかかっているのかなあと感じることはあります。

生理が語られるとき、どうしても「未来の赤ちゃんのために」という文脈になってしまうのが、私はちょっとストンと落ちないなと感じていて。それ以前に、自分の体が痛いとかつらいとかというのを抱えているのなら、まずは「自分のために」でいいんじゃないのかなと思ったことはあります。

――現在は、かかりつけの婦人科はありますか？

多い時は3つのクリニックに通っていました。自分に合う病院をさがすというよりは、この施術がうまい病院、この疾患に強い病院といったふうに用途に合わせて。恐怖心もないので、ホスピタリティもあまり気にしません。

今は1つだけ、困ったときにお友だち感覚で行けるクリニックに通っています。ＹｏｕＴｕｂｅでも紹介した竹元葉先生のクリニック（sowaka women's health clinic）です。

私が初めて婦人科に行ったのは、20歳そこそこの頃で、最初は「アフターピル」を処方してもらうためでした。当時は認可される前で副作用も強いものしかなくて、「アフターピル」の知識があること自体が珍しかったみたいです。20代半ばからピルを飲み始めて、その後、疾患が出て通院するようになったのは20代後半から30代にかけてですね。

私はたくさんのクリニックに通ってきましたが、ＹｏｕＴｕｂｅのコメント欄などを見ていると、乱暴な言葉使いをされたとか、安心して通える病院ばかりではないのも事実ですよね。だから簡単に「婦人科は行ったほうがいいよ！」とも言いづらいんです。ちょっと足を伸ばしてでもクチコミがいい病院に行ってみるとか、ちょっと嫌だなと感じたらすぐに病院を変えるとかしながら、情報を集めて自分に合ったクリニックをさがすしかないと思います。

——PMSとはどのように付き合っていますか？

失敗ばかりですよ（笑）。普通に仕事も休んでます。いきなり「今日休みます」ってことはないですが、スケジュールを調整してもらうことはあります。パートナーもPMSのときは私がいつもと違うのがわかるようで、穏やかに過ごせるように配慮してくれているのを感じます。

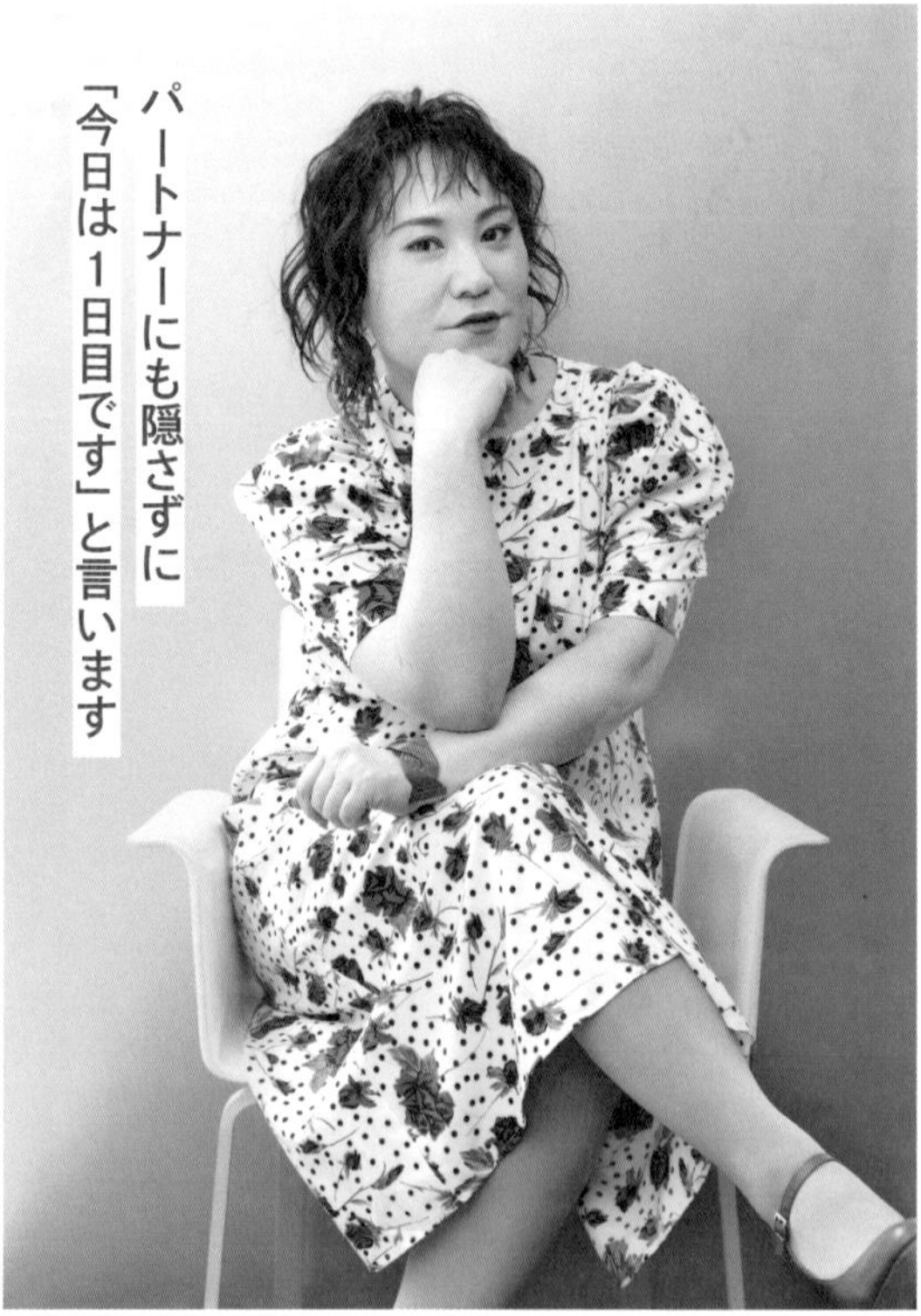

パートナーにも隠さずに「今日は1日目です」と言います

だから生理中も隠さずに「今日は1日目です」とか言いますね。以前、夜中にパンツが血だらけになっちゃったときは、脱がせて洗ってくれました。そういうときは、すごく甘えてますね。

逆に、パートナー以外の人……たとえば事務所のマネージャーにはあまりそういうことは言ってきませんでした。でも、生理の取材を受けたり、エッセイで書いたりする機会が増えて、間接的に知ってくれるようになりました。私が体を冷やさないようにしていると知ってからは、すごく部屋の温度を気にしてくれます（笑）。

——今後は、どんな活動をしていきたいですか？

「吸収サニタリーショーツ」は定番化してほしいですね。生理周りに限らず、生活全般について興味がありますし、地元の北海道の地域創生についても最近考えているので、いろいろ提案していきたいと思っています。

撮影・冨永智子　ヘア＆メイク・原田なおみ　スタイリスト・谷口夏生

インタビュー

SHELLYさん

タレント

日本の性教育は著しく遅れている
若い子たちに性の正しい情報を発信したい

――『生理CAMP』に出演して、いかがでしたか？

共演者の方の話を聞いて、大変勉強になりました。特に、30～50代の女性は自分の膣を触ることに抵抗があり、自分の体について理解していない方がたくさんいらっしゃるということに驚き、女性の性器に対するタブー視は深刻なのだなと感じました。

私自身、今でこそ生理を明るくオープンにとらえていますが、タブー視を感じながら育った世代なので、感覚はよくわかります。ＹｏｕＴｕｂｅなどで生理の話をするときは、自分の意思とは関係のないところで生理を恥ずかしい、人前で話してはいけないものと思っている人たちがいることを意識して、言葉を選ぶようにしています。

――若い世代に向けてＹｏｕＴｕｂｅで性教育チャンネル「SHELLYのお風呂場」を始めた理由、きっかけを教えてください。

実は芸能活動を始めたきっかけは、性教育や生理の正しい情報を若い女の子たちに発信するようなイベントをやりたかったからなんです。さらにコロナ禍で、「生理の貧困」や、若い子たちの妊娠中絶の話題が出てきたときに喋りたい気持ちがぐっと湧き起こってきて、今の気持ちをたくさん発信できる場を作りたいと思い、性教育チャンネルを始めました。

1本目は緊急避妊薬（アフターピル）についての話題でしたが、公開後に「動画を見て緊急避妊薬をもらうことができました」と若いカップルから連絡をいただけて、すごく嬉しかったです。性の問題について、こちらがオープンに喋れば視聴者もオープンに質問しやすくなるんだなと感じたので、これからも若い子たちといろいろなことを話しやすい関係性を築いていきたいなと思います。

――娘さんにはどのように性教育を実践されていますか？

娘には2歳半くらいから、お風呂場で、体のプライベートな部分について「あなたの体はあなたのものだから、誰かに見せたり触らせたりしてはダメだよ」と話をしています。また、のちに性的同意の問題につながると思うのですが「誰かが『やめて』と言ったらすぐにやめなさい」とも教えています。

最近は、性教育の絵本の読み聞かせをしています。『性の絵本』（たきれい・著／KADOKAWA）という絵本で、「SHELLYのお風呂場」を監修してくださっている産婦人科医の高橋幸子先生の監修です。赤ちゃんができる仕組みまでは説明したので、今後は徐々に話を深めていこうと思います。


――学校での性教育で変わっていってほしいと思うところは？


ユネスコの「国際セクシュアリティ教育ガイダンス」（国連教育科学文化機関が出している国際的な性教育の指針）と比べたら、日本の性教育は著しく遅れているので、少しでも早く変化してほしいです。

まず幼稚園や保育園からプライベートゾーンの話をしてほしいです。おふざけの延長に性的同意の問題があると思うので、子ども同士でカンチョーやスカートめくりをしていたら、真剣に怒ってほしいです。小学校では妊娠のしくみ、高学年には避妊の話もしていいし、中学校では性病の話をしてもいいと思います。

また、生理を隠すような大人の話し方も変えていきたいですね。体から排出されるものなので、別に恥ずかしいものでも汚いものでもなくて、トイレと同じように当たり前の自然の摂理だということを、淡々と話せる大人が増えてほしいです。

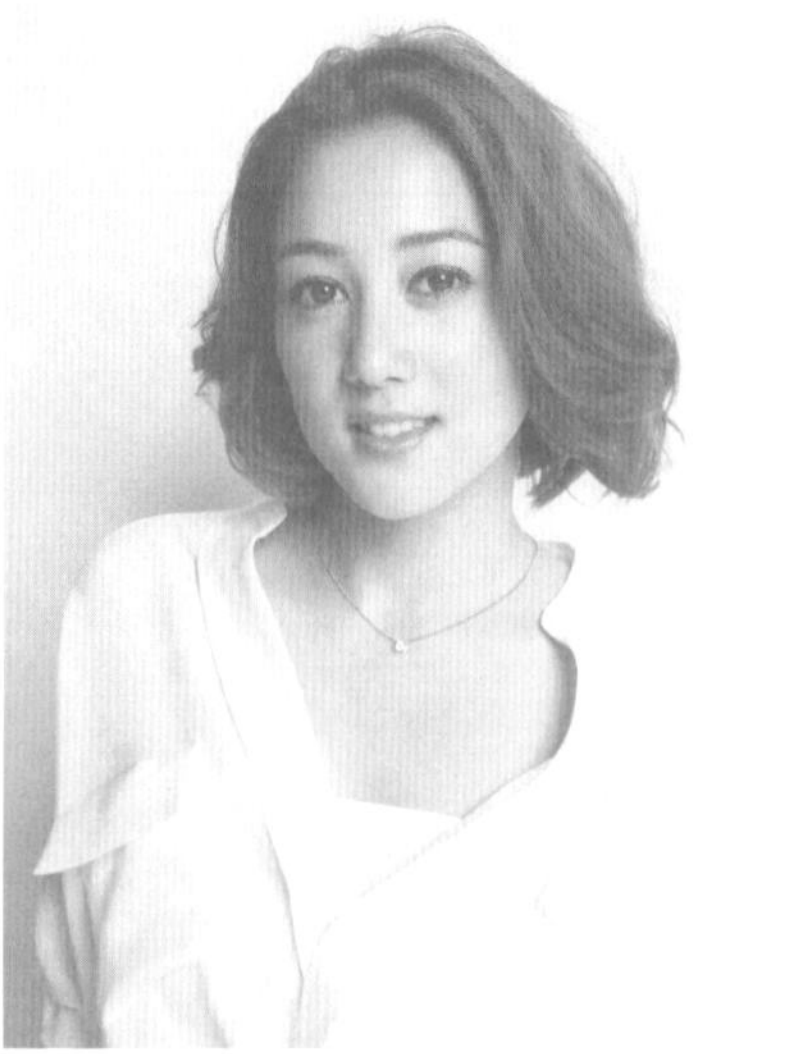

しぇリー
1984年神奈川県生まれ、タレント。『今夜くらべてみました』や『ヒルナンデス！』（金曜）にラジオ番組などレギュラー多数。YouTube「SHELLYのお風呂場」で若い世代に向けて性教育情報を発信中。

——いろいろな生理用品を試されていますが、オススメは？

ダントツのオススメは月経カップです。生理用品のプラスティックゴミを減らす観点から、環境にすごくいいです。また、医療用のシリコンなので安全ですし、体や肌への負担も軽減できます。使い方を間違えなければまったく漏れず、入っている感覚がないので、生理のことを忘れられるんです。さらに、まったく臭いません。実は生理の独特のニオイは、経血が空気に触れて酸化したことで発生するもので、月経カップに経血を収めておくので臭いませんし、経血の量も確認できるので、健康状態をチェックできます。さらに、約10～12時間はもちますから出先で替える心配はなく、朝と夜の1日2回の取り替えで済みます。

ただ、自分の腟に触れることに抵抗がある方も多いです。月経カップが正しく挿入されているかは、指でカップの側面に直接触れて確認するので、恥じらいの意識が強く働く方が多いかもしれません。

日本で普及しやすそうなのは、吸水ショーツです。洗って繰り返し使えるので環境にもいいですし、パンツに一枚ナプキンをかませている違和感がなく、驚くほど経血を吸収してくれます。ただ、値段が高く若い子たちにはハードルが高いので、周りの大人たちがプレゼントしてあげるといいかもしれません。

——かかりつけの婦人科の先生はいますか？

普段からかかりつけの産婦人科に通っていて、違和感があればすぐに相談しています。今の産婦人科医には10年ほど通っていますが、4か所目くらいでようやく出会えました。妊活の途中経過も相談できましたし、やっと妊娠できたときに先生の前で素直に喜べて、先生も一緒に喜んでくれたんです。先生との関係性ができていたからこそ、私の中ですごく特別な瞬間になりました。

デリケートな問題が多いので、他のどんな先生よりも、産婦人科医との関係性は大事だと思います。面倒だからといってしっくり来ないお医者さんのところに通い続けるのは、すごくもったいない。少しでも違うと感じたら、すぐに別のところを探してみれば、自分に合ったお医者さんが見つかると思いますよ。

——若い世代に向けて今後どんなことを伝えていきたいですか？

吸水ショーツを若い子たちに大人がプレゼントしてあげたら

私が「生理を恥ずかしいと思うのは、ばからしい」と気づいたのは、30歳ぐらいでした。きっかけはフェミニスト運動のひとつで、アメリカのメディアが生理について報じるようになり、「確かに、隠す必要はないよな」と。日本では生理用品を茶色い紙袋に包むなど、生理＝隠すものという感覚が強くなりすぎて、方向がおかしくなっているのでは、とようやく気づきました。

今の若い子たちには、「生理が来てよかったね、おめでとう」と言ってあげたいです。友だち同士で気兼ねなく生理の話ができたら、病気に気づきやすくなるかもしれませんし、産婦人科に行くきっかけを作れるかもしれません。もっと明るい気持ちで生理と向き合ってほしいです。

世の中は、ここ2年ほどで随分変わりました。コロナ禍で女性たちが声をあげるきっかけが増えましたし、「これって、おかしいよね?」と言いやすい空気が生まれていると思います。

「鉄は熱いうちに打て」で、今こそ強引に変化を起こしていくべきだと思います。

「なんで生理用品は軽減税率の対象にならなかったんだろう?」「なんで女の子というだけで、こんなにお金がかかるんだろう?」と、いろいろな疑問をもってください。そして声をあげてください。男の子も含めたみんなで話せる世代が育ってくれたらいいですね。

インタビュー

ぺこ&りゅうちぇるご夫妻

生理は恥ずかしがることじゃない。「わかってほしい」なら、きちんと相手に伝えるべき。

——おふたりで生理の話をするようになったのはいつ頃ですか？

りゅうちぇる（以下、り）：ふつうに、だよね。

ぺこ（以下、ぺ）：最初から私、「今、生理やねん」って感じだった気がします。私は生理を恥ずかしがる感覚がまったくなくて、「なんでナプキンを隠すの？」と思っていたくらいだから。

——生理について学校で教わりましたか？

り：まったく習っていないです。保健の授業は男女で分けられて、男子は自分の体の成長についてだけ。ただ、僕にはお姉ちゃんが3人いて、3人分の違う生理の症状を見られたことが大きい経験でした。お姉ちゃんもお母さんも言うほうでしたし、何も知らないお父さんまで入ってくる、みたいな家族で（笑）。このお姉ちゃんはお腹が痛くなるけど、このお姉ちゃんは機嫌が悪くなるとか、頭が痛くなるなとか、勉強になったんです。

「生理は恥ずかしがることじゃない」という感覚をもっていたので、その後、好きな人ができたときや、仕事の人間関係に女性がいるときなど、いろんな場面で役立ちました。

ぺ：うちも家族でオープンに話しますね。お兄ちゃんには、「生理が来たから新しいパンツ取って〜」なんて頼んでました。

学校でも、大きい声で「生理やねん！」「ナプキンない？」みたいな子は、ふつうにいました。コソコソしたほうが恥ずかしいから。高校の頃は周期も把握してなかったし、本当に突然、生理が来ていたんですよ。

り：僕も、高校生のとき女の子の友だちで、隠す子はいなかったです。時代もあるのかな、オープンな子が多かった気がします。

——お子さんへの性教育についてはいかがですか？

ぺ：息子は3歳になりましたが、もう性教育は意識して

姉3人の生理の症状、勉強になりました

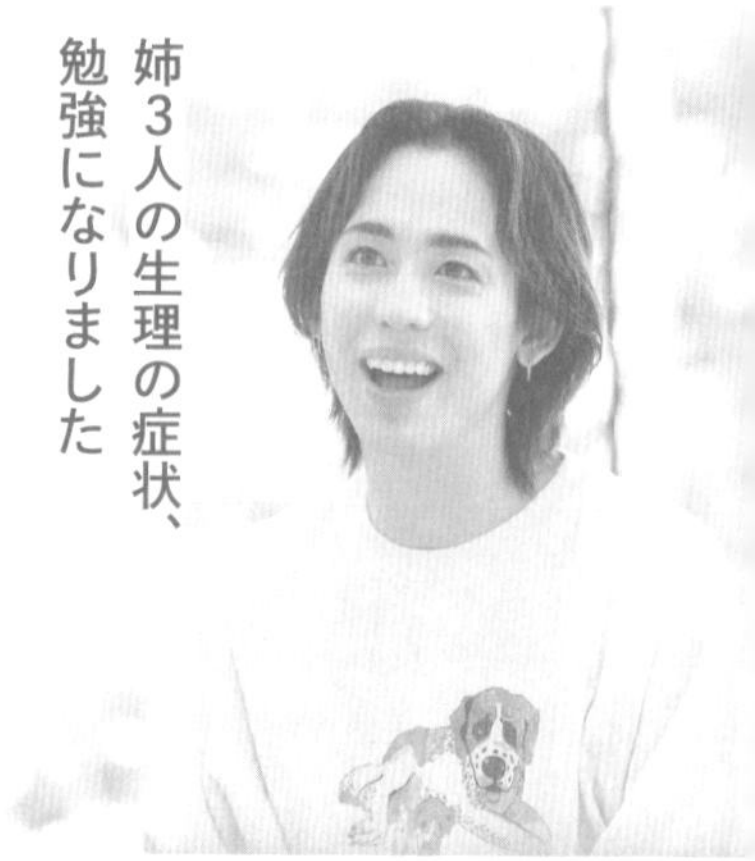

りゅうちぇる
1995年沖縄県生まれ、タレント。バラエティ番組で活躍後、現在は、文化人として常識にとらわれない柔軟な発想で、多様性について発信。

います。バービー人形で遊ぶのが大好きで、よく人形の洋服を脱がすので、「バービーのお人形はいいけど、お外でお友だちやお友だちのママや先生に、『おっぱい触らせて、見せて』と言っては、絶対にダメだよ」と。また、「もし逆に、大事なところを触らせて、見せて、と言われたり、実際に触ったりされたら、思いっきりノーと言っていいんだよ」とも、1歳半くらいから言い聞かせています。

　女性の体については、私が生理のときに息子がトイレに入ってきて、「これ何？」って聞くので、「女の子は大きくなったら、こうなるんだよ」と。出先のトイレでナプキンの販売機を見て尋ねてきたときも、「ナプキンだよ。ママもつけているときがあるよね」と、濁さずに話しています。

り：男の子として愛する人を大事にするためにも、相手の体を知ることは大切ですよね。自分のことしか考えない人には、なってもらいたくない。相手の体を思いやる気持ちは、急には生まれてきませんから、小さい頃からの土台作りはとても大切です。人形の服を脱がせる遊び方をするのは当たり前の年齢ですから、やめさせるのではなく、「このままだと、お外に持っていけないね」と。

ぺ：そう、バービーは、裸のまま外に持っていかせないようにしています。

り：男兄弟で育つ男の子は、ＣＭでしか生理を見たことないので、生理の血は青いと信じている人もいるそうです。一人暮らし男性の家のトイレにゴミ箱がないのも、ナプキンは水に流せると思っているから。何も教えてもらっていないから、知らなくても仕方がないんです。

　僕やぺこりんは、家族という人間関係の中で、知らず知らずのうちに異性の勉強をしていたけれど、息子は今ひとりっ子なので、正しい知識をしっかり与えていかないとなと思っています。

ぺ：つき合っていた頃、ナプキンを買いにいってくれたよね。今もだけど（笑）。

り：僕も、最初はナプキンの羽つき・羽なしの意味がわからなくて、「どれも羽生えてないよ?」って言ったことがあります(笑)。

ぺ：すごく感謝しているのは、育児のことで相談するときに、「こういうのはどうかな?」「これは違うのかな?」って、子どもと一緒にいる時間の長い私の意見を求める形で、尊重してくれるんです。だから、何も知らないくせにと思ったことは、一度もありません。りゅうちぇるが、そういうふうに寄り添ってくれるから。

――ぺこさんはどんな生理用品をお使いですか？

ぺ：断然、ナプキン派です。中学3年生くらいのとき、海で撮影の仕事だったんですが、生理とぶつかってしまったんです。脚の見える服で、タンポンにしないといけなくて初めてつけたんですけど、とにかく気持ちが悪かった。今ならふつうにできると思いますが、その記憶が蘇《よみがえ》るので、あまりつけたくなくて……。多分、生理用品の知識は、私よりも、りゅうちぇるのほうがあると思います(笑)。

り：細長くて、ゴムでできていて、それを曲げて……。

ぺ：入れるの!?

り：うん。そしたら中で、ぱっと膨らむ。

ぺ：カップに血がたまるってこと? それで漏れないの?

り：コツをつかむのがちょっと大変、というか、時間がかかるらしいよ。

ぺ：ほら、私よりも詳しい(笑)。女性をわかってあげようって気持ちを、すごく感じるのでありがたいです。私がもし男だったら、女きょうだいがいてもこうはならないと思います。

り：「生理に気づかないフリをしてほしい」人もいますよね。だったら無理にシェアしなくていい。でも、「わかってほしい」なら、恥ずかしがらずにきちんと伝えるべきです。そのほうが絶対、男性も嬉しいし、それで引く男は、その程度のヤツ。しっかり向き合ってこそ、絆

りゅうちぇるのほうが生理用品に詳しい(笑)

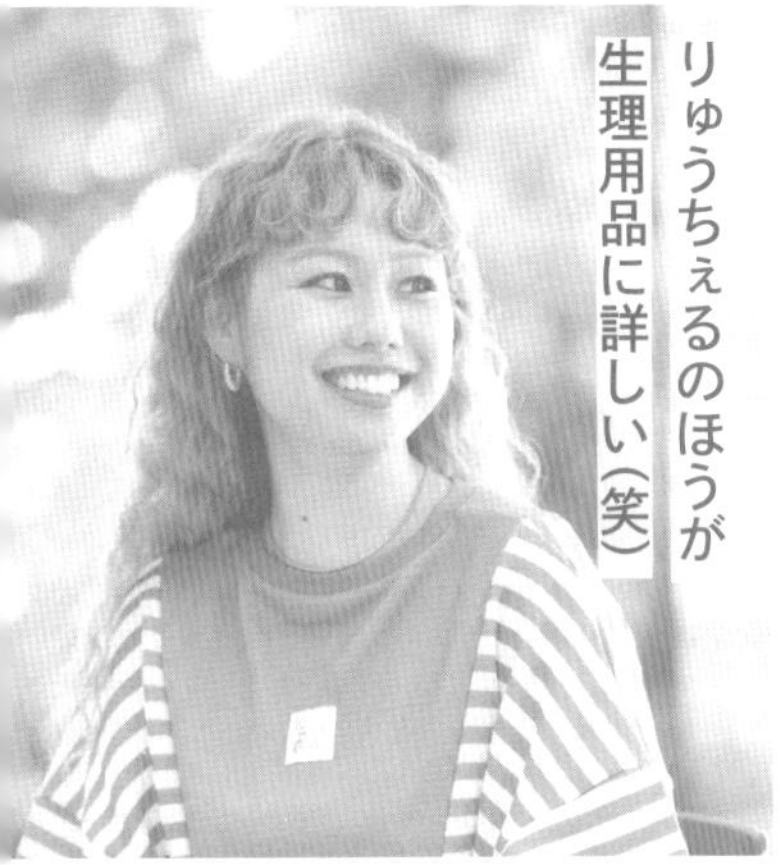

ぺこ
1995年大阪府生まれ、モデル。りゅうちぇると結婚し2018年に第一子が誕生。自身のブランドPecoClubのディレクターとして活躍する傍ら、SNSで育児に奮闘の様子を公開。

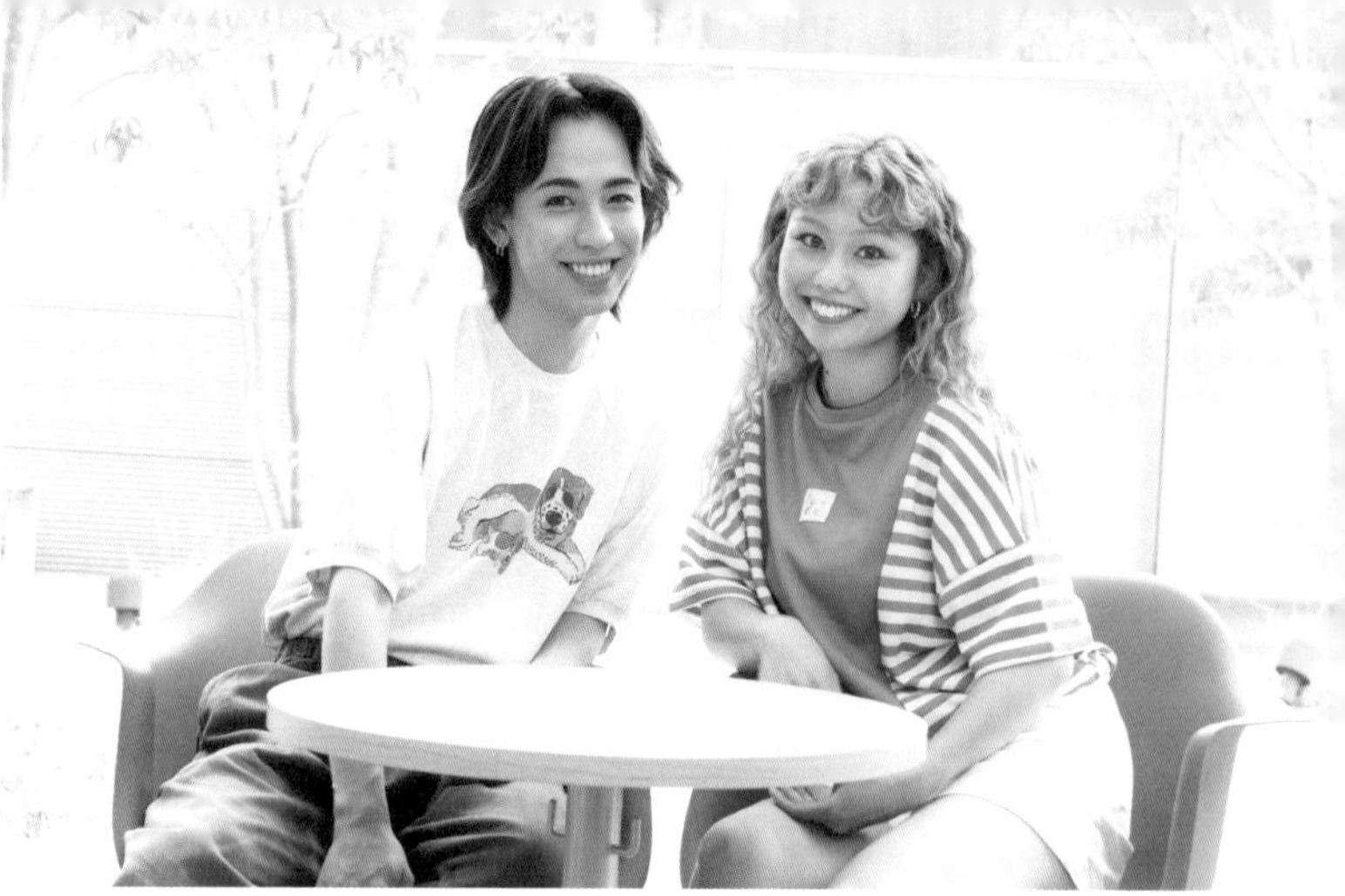

が深まるはずです。

ペ：たとえば、「お腹が痛いから毛布を持ってきて」とか「頭が痛いから寝させて」とか、意図を伝えることが大事です。そこを抜かして「あー、眠い」ばかり言われたら、相手だって「なんでそんなに眠いの？」と思うし、そしたら「なんでわからないの？」となり、悪循環しか生まれないですよね。

り：こんな話を聞いたことがあります。男性上司から「今日はうまくいかないね。わかるよ」みたいなことを言われて、「気持ち悪い、生理のことは知らないフリをしてほしい」と女性社員は思ったと。一方で「ああ、優しいな」と思う女性もいるだろうし、本当に人それぞれです。だから、女性側には「私はこういう人間です」と、あからさまにする勇気が必要かなと思います。自分自身のためにもね。

ペ：もし、生理痛で会社を休みたいけれど、言いにくいなら、「熱があるから休みます」って嘘《うそ》をついていいと思います。

り：そうだね。男の人に悟ってほしいけれど、これ以上聞かれたくない場合は、「腹痛です」と言い切るのも手だと思います。

「生理なんて、男の子のいる場で言っちゃダメ」という考えの人も多いです。でも、そもそも、何を恥ずかしがり、タブーに思っていたのか？　僕たちは、いろいろな分野において、「そもそも」について考え始めた世代なのかな。

ペ：アメリカの学校で、3キロくらいの本物みたいな赤ちゃん人形を生徒に渡して、1日世話をさせる授業があるとネットで見ました。すごく大変で、その経験があるからこそ、安易に子どもを作らないようになるらしいです。日本の生理・性教育にもぜひ取り入れてほしいですね。自分の子どもが小学生、中学生になったとき、生理の話はもっと当たり前のようになってほしいと思います。

撮影・冨永智子　ヘア＆メイク・megu

インタビュー

厚切りジェイソンさん

タレント

「生理で辛そうだから優しくしよう」ではなく妻や娘たちには普段から優しく接したい

——『生理CAMP』に出演し、生理に対するイメージに変化はありましたか？

改めて「生理」に向き合う良い時間になりました。僕の子どもたちは3姉妹で、これまで生理のことは一度も意識したことがなかったので、親として、さらにちゃんと向き合っていかないといけないなと。

また、番組で「生理がきたら赤飯でお祝いする」というのを初めて聞いて、「WHY!?」って思いました。それまで一度も赤飯を食べないというわけではないですよね（笑）。生理をお祝いするというのはアメリカでは聞いたことがなかったです。

——生理についてさらに知りたいことや疑問に思うことは？

日本では、生理については男性が踏み入れてはいけない話題という気がするんです。その流れを変えるためにはどうすればいいのか、男性がどのようなスタンスでいれば、女性が悩みを相談しやすい社会になるかが、気になりました。

生理休暇について経営者の視点からいうと、もちろん休暇をとって構わないのですが、わざわざ「生理で休みます」と理由を明確にする必要はあるのでしょうか。別の理由をいうとか、ただ有給休暇を使うだけでいいのではないでしょうか。そもそも休むのに理由はいらないで

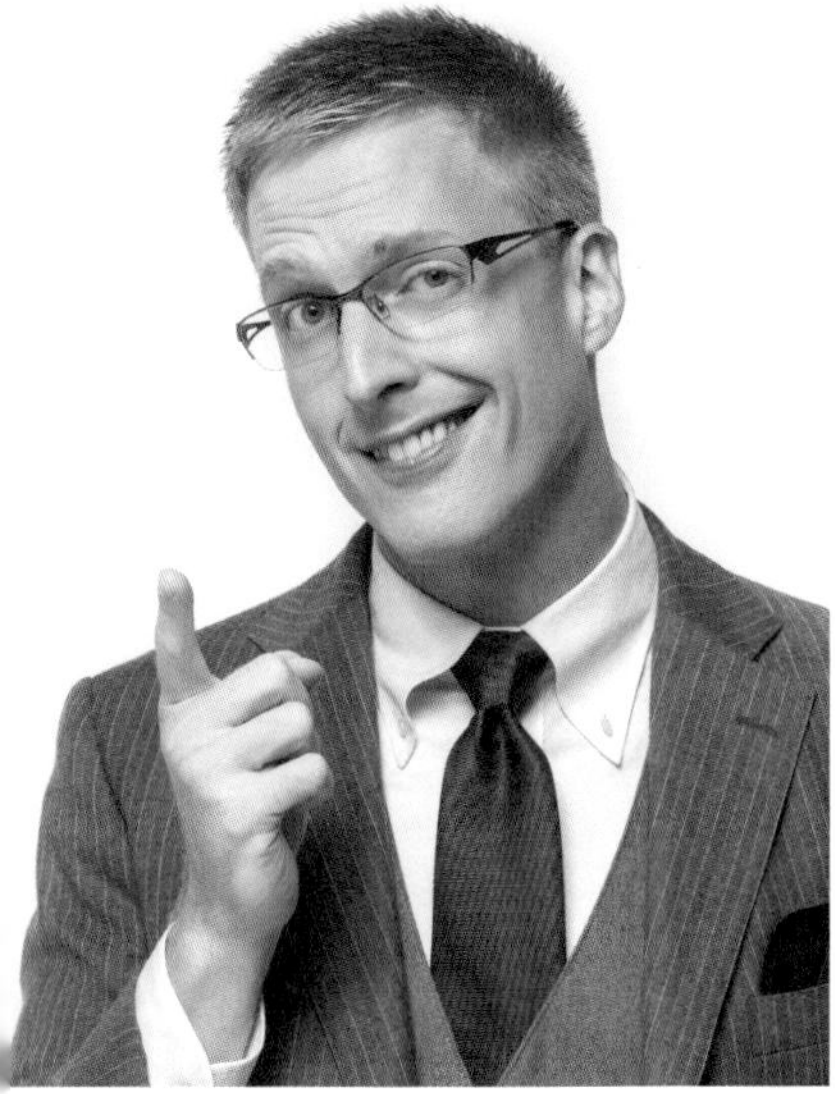

あつぎりじぇいそん
1986年アメリカ生まれ。17歳のとき飛び級でミシガン州立大学へ入学。イリノイ大学アーバナ・シャンペーン校の大学院を卒業。IT企業の役員もつとめる二刀流芸人。

すし、休暇を取るのになぜ理由を言う必要があるのかが、わかりませんでした。

――家族との間で、生理にまつわる印象的なエピソードがあれば教えてください。

以前、一時的にアメリカに行ったときに、妻から「月経カップを買ってきて」と頼まれたことがありましたが、僕は何も抵抗を感じませんでした。店の人も何も思っていなかったと思います。妻が気にせずに頼んできたのは、僕を信頼してくれている証拠だと思いました。

――生理について「日本ならではだな」と感じることは？

恥ずかしがって、男女でお互いに話していないところがあります。その一方で、スポーツ紙などで裸の女性を目にすることもあり、変なところで自由なのだなと思いました。アメリカではあまり気にせずに生理について話している家庭が多いと思います。ＣＭなどでは、ふつうにナプキンやタンポンの使い方も流れていました。

それから、日本では男性の産婦人科の先生が多いですよね。海外では圧倒的に女性の産婦人科医が多いので、日本人の女性はどのように思われているのかなと、ちょっと不思議に感じます。

あと、日本の学校では性病の話は一切しないようですが、自分の体を守るためにも知っておくべきだと思いました。

――夫として、父親として、生理や性教育にどのような形で関わっていきたいですか？

娘に対しては、年齢は関係なく、自分の身を自分で守るための行動をとれるように、父親として話しておきたいです。また、娘たちが悩んだときに、相談に乗ってあげられるような父親でありたいです。

「今、生理で辛そうだから優しくしよう」というのは嫌なんです。妻にも、娘にも、普段から優しく接していれば、生理のときもいつも通りに接すればいいと思っています。たとえば、辛いときだけスープを作ってあげるとか、毛布を持ってきてあげるというのは、それ以外のときは優しくしなくていい言い訳のように聞こえてしまうので。

女性は我慢せずに、堂々と話す。男性も恥ずかしがらずに、女性と向き合って話す。そうすることで、よりお互いの理解が深まって、ストレスのない社会になると思います。

LGBTQ⁺と生理

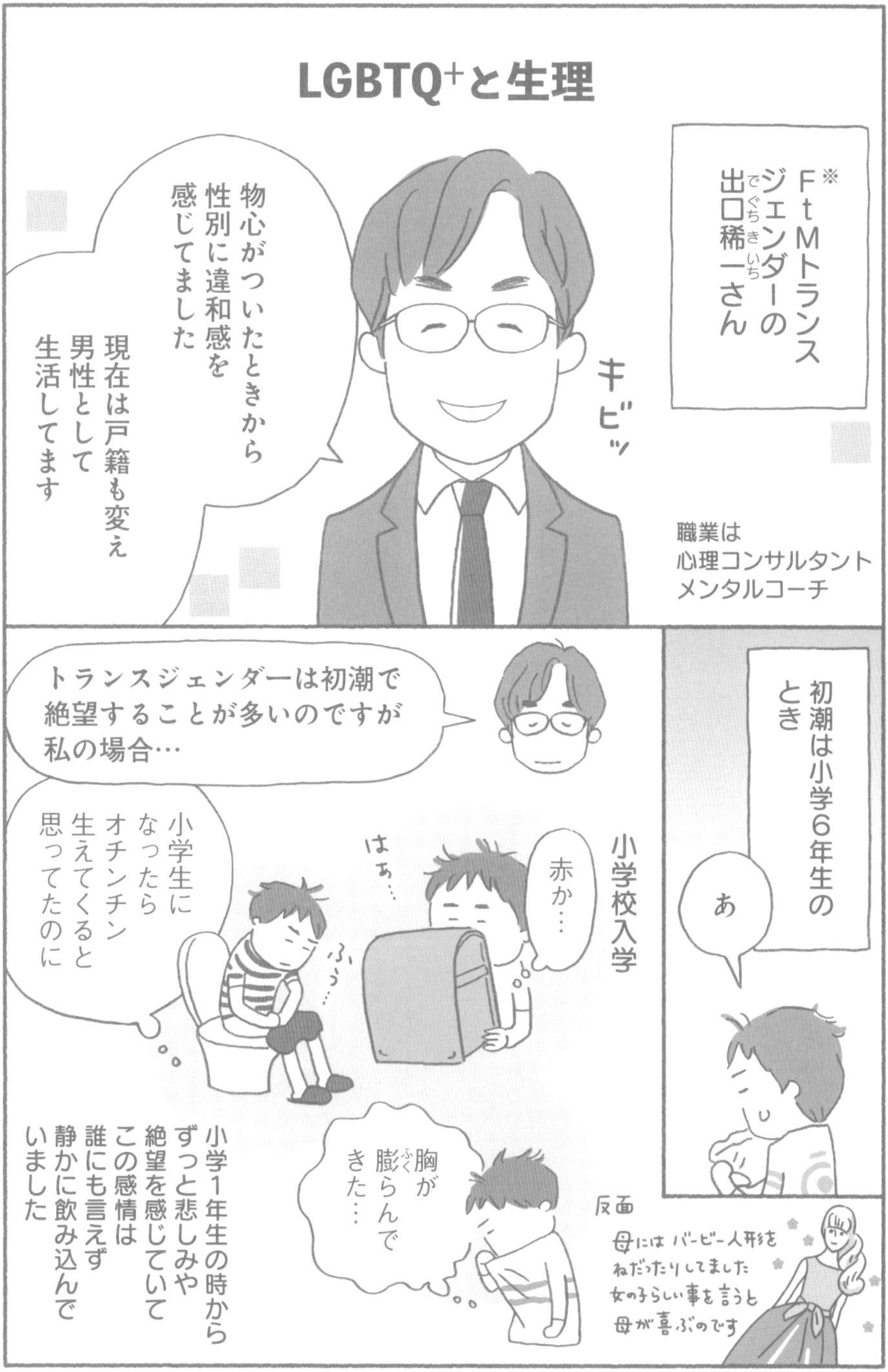
※FtMトランスジェンダーの出口《でぐち》稀一《きいち》さん
キビッ
職業は心理コンサルタント メンタルコーチ
物心がついたときから性別に違和感を感じてました
現在は戸籍も変え男性として生活してます
初潮は小学6年生のとき
あ
トランスジェンダーは初潮で絶望することが多いのですが私の場合…
小学校入学
赤か…
はぁ…
ふぅ…
小学生になったらオチンチン生えてくると思ってたのに
胸が膨《ふく》らんできた…
小学1年生の時からずっと悲しみや絶望を感じていてこの感情は誰にも言えず静かに飲み込んでいました
反面
母にはバービー人形をねだったりしてました 女の子らしい事を言うと母が喜ぶのです

※LGBTQ＋はセクシャルマイノリティの総称。FtM（Female to Male）は女性から男性へ性別を変えた、変えたい人のことをいう。

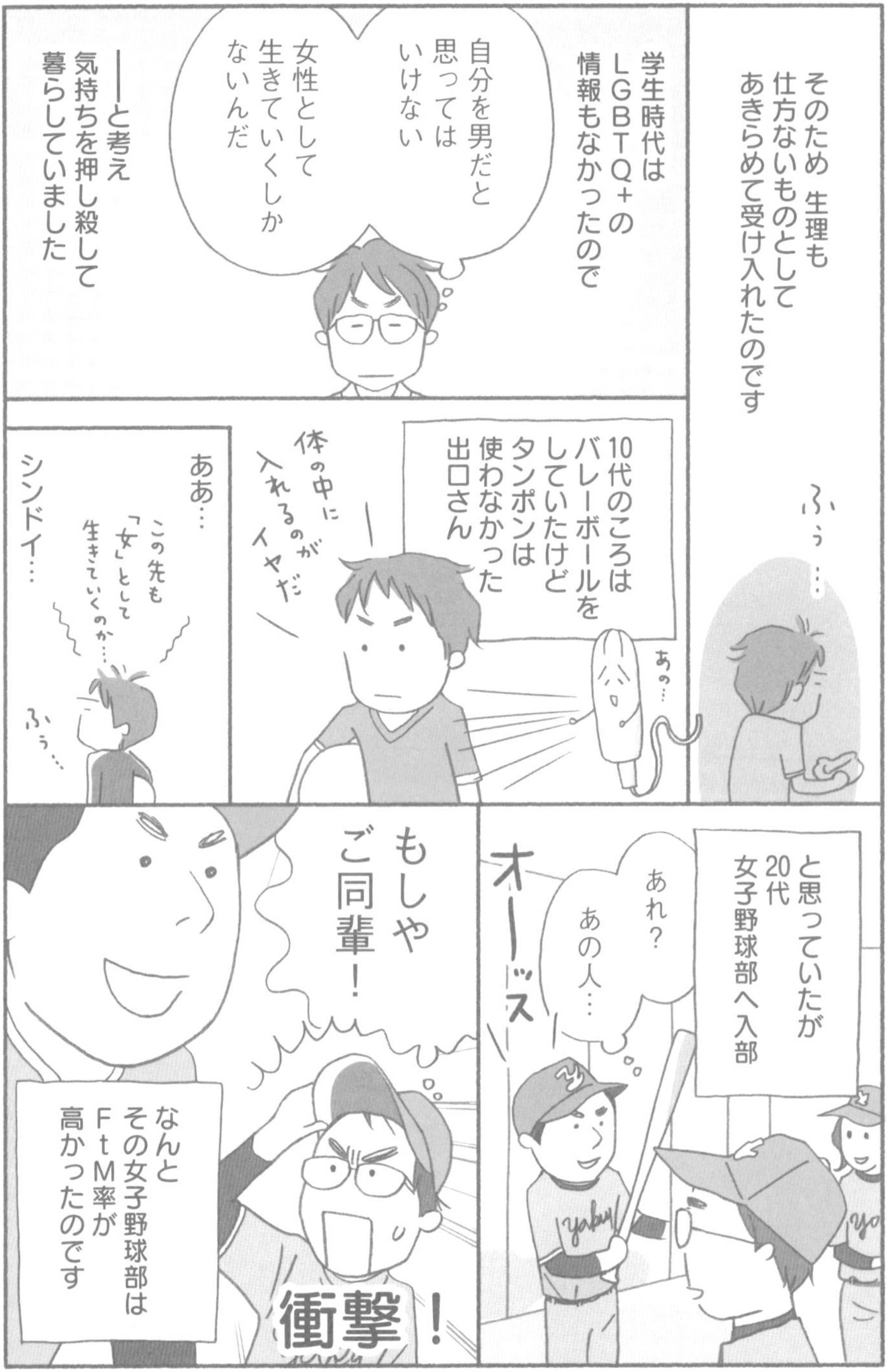
そのため 生理も
仕方ないものとして
あきらめて受け入れたのです
ふぅ…
学生時代は
LGBTQ+の
情報もなかったので
自分を男だと
思っては
いけない
女性として
生きていくしか
ないんだ
——と考え
気持ちを押し殺して
暮らしていました
10代のころは
バレーボールを
していたけど
タンポンは
使わなかった
出口さん
あの…
体の中に
入れるのがイヤだ
ああ…
この先も
「女」として
生きていくのか…
シンドイ…
ふぅ…
と思っていたが
20代
女子野球部へ入部
オーーッス
あれ?
あの人…
もしや
ご同輩!
衝撃!
なんと
その女子野球部は
FtM率が
高かったのです

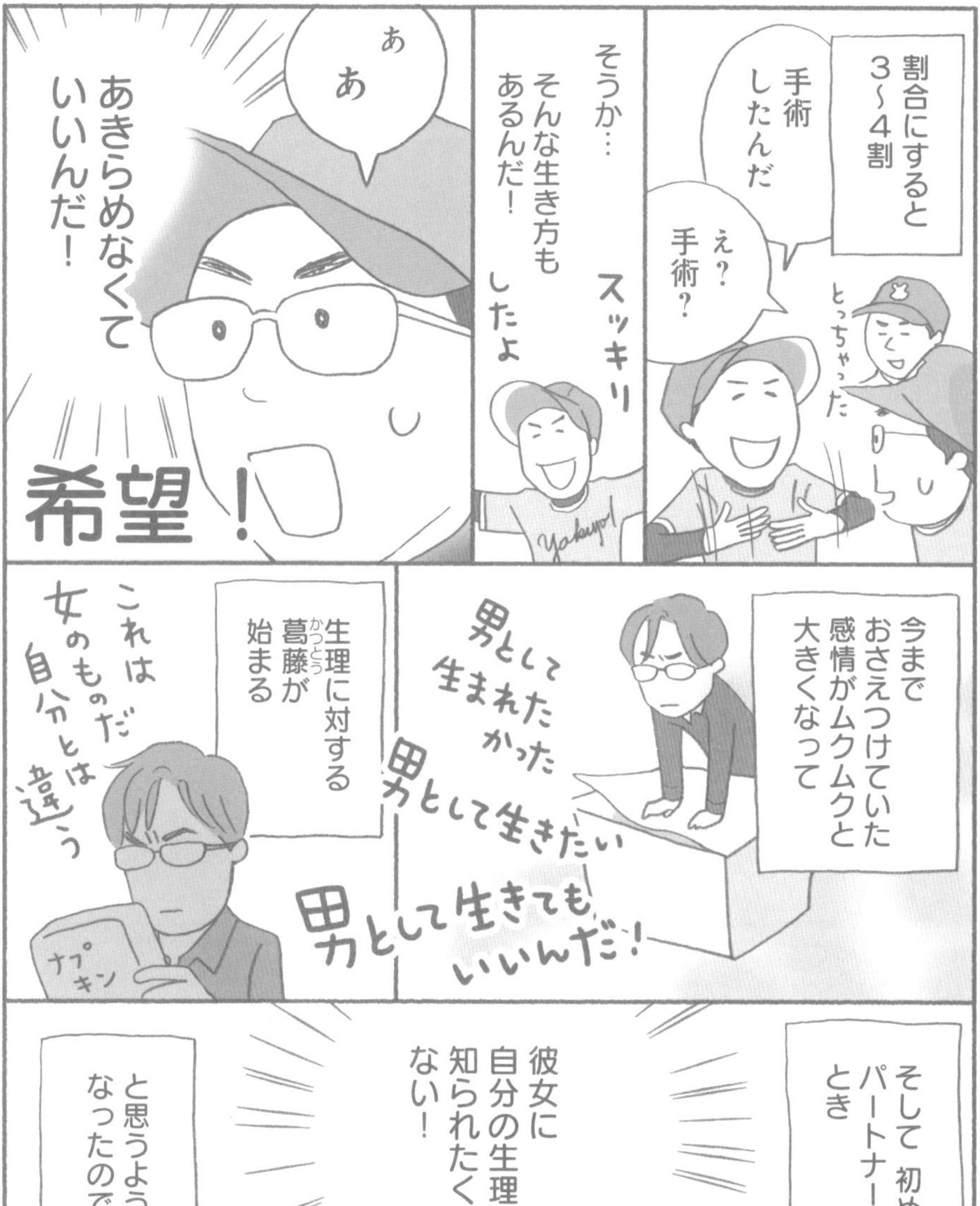
割合にすると
3～4割
手術したんだ
え？手術？
とっちゃった
そうか…
そんな生き方もあるんだ！
スッキリ
したよ
あ
あ
あきらめなくていいんだ！
希望！
今までおさえつけていた感情がムクムクと大きくなって
男として生まれたかった
男として生きたい
男として生きてもいいんだ！
生理に対する葛藤《かっとう》が始まる
これは女のものだ
自分とは違う
ナプキン
そして 初めてパートナーができたとき
彼女に自分の生理を知られたくない！
と思うようになったのです

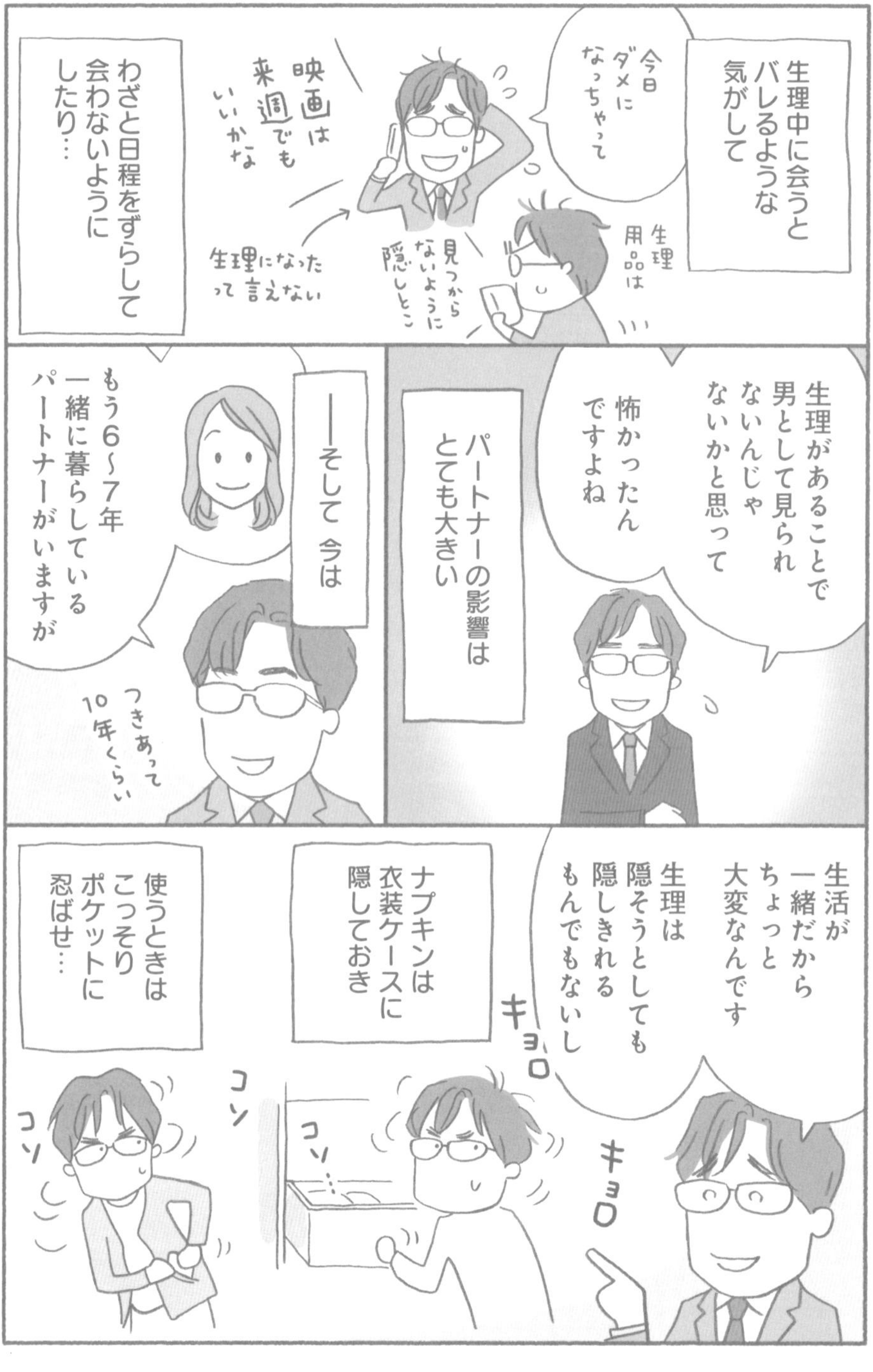
生理中に会うとバレるような気がして
今日ダメになっちゃって
生理用品は
見つからないように隠しとこ
生理になったって言えない
映画は来週でもいいかな
わざと日程をずらして会わないようにしたり…
生理があることで男として見られないいんじゃないかと思って怖かったんですよね
パートナーの影響はとても大きい
——そして 今は
もう6〜7年一緒に暮らしているパートナーがいますが
つきあって10年くらい
生活が一緒だからちょっと大変なんです
生理は隠そうとしても隠しきれるもんでもないし
キョロ
キョロ
ナプキンは衣装ケースに隠しておき
コソ
コソ…
使うときはこっそりポケットに忍ばせ…
コソ

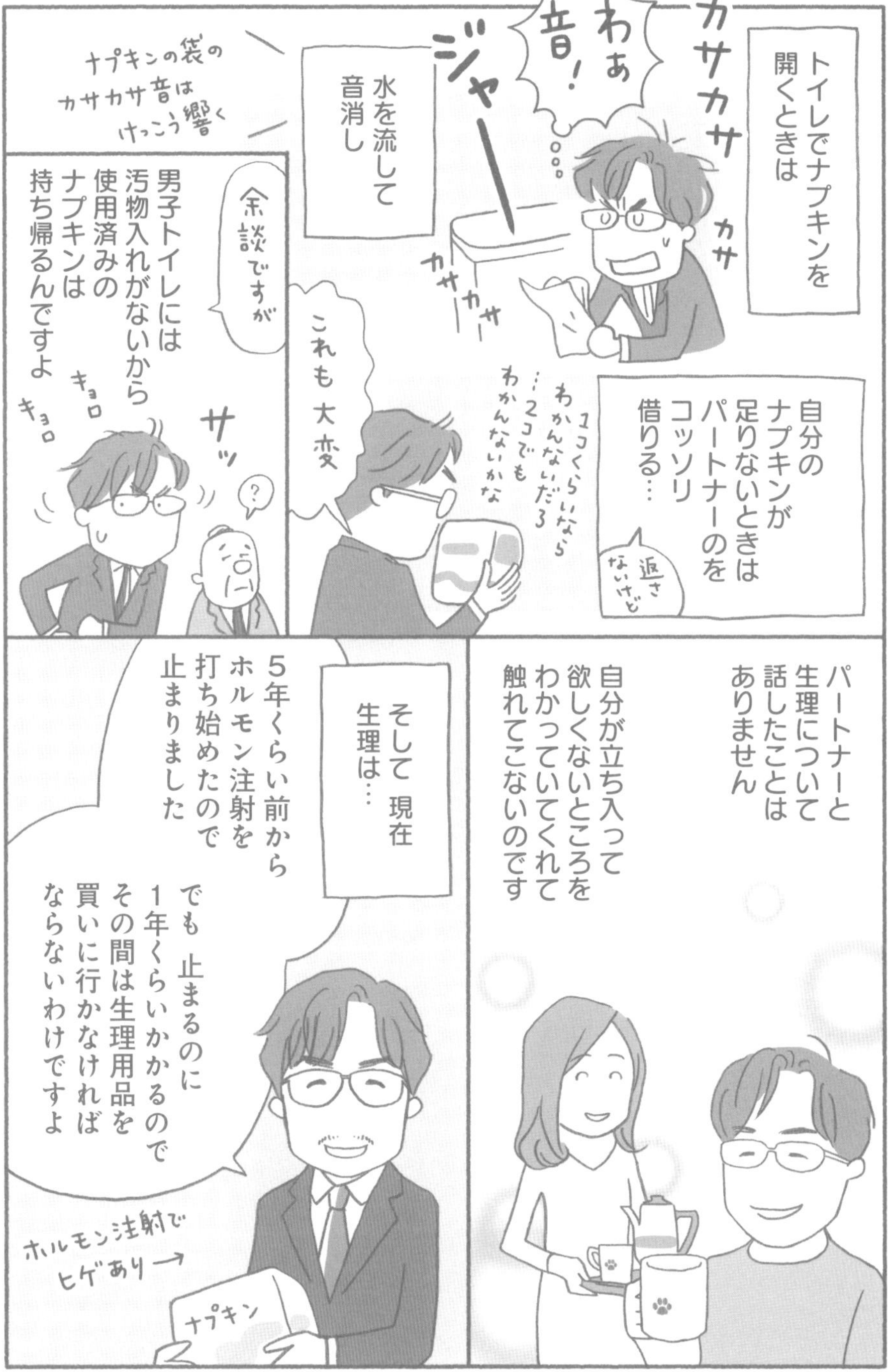
トイレでナプキンを開くときは
カサカサ
わぁ音！
カサ
カサカサー
ジャー
水を流して音消し
ナプキンの袋のカサカサ音はけっこう響く
自分のナプキンが足りないときはパートナーのをコッソリ借りる…
返さないけど
1コくらいならわかんないだろ…2コでもわかんないかな
これも大変
余談ですが
男子トイレには汚物入れがないから使用済みのナプキンは持ち帰るんですよ
キョロ
キョロ
サッ
?
パートナーと生理について話したことはありません
自分が立ち入って欲しくないところをわかっていてくれて触れてこないのです
そして現在生理は…
5年くらい前からホルモン注射を打ち始めたので止まりました
でも止まるのに1年くらいかかるのでその間は生理用品を買いに行かなければならないわけですよ
ホルモン注射でヒゲあり→
ナプキン

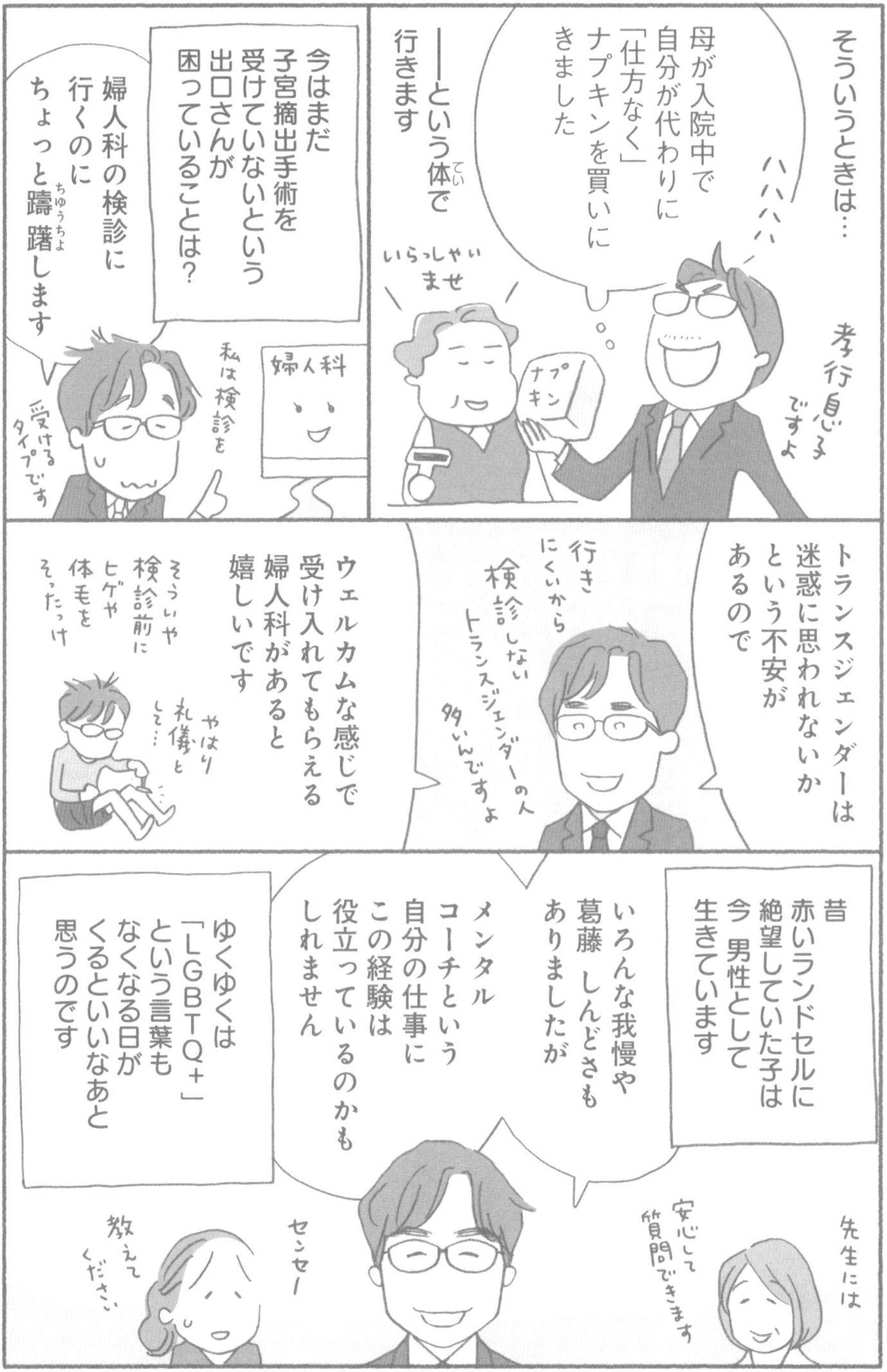
そういうときは…
母が入院中で
自分が代わりに
「仕方なく」
ナプキンを買いに
きました
——という体《てい》で
行きます
ハハハハ
いらっしゃいませ
ナプキン
孝行息子ですよ
今はまだ
子宮摘出手術を
受けていないという
出口さんが
困っていることは?
婦人科の検診に
行くのに
ちょっと躊躇《ちゅうちょ》します
婦人科
私は検診を受けるタイプです
トランスジェンダーは
迷惑に思われないか
という不安が
あるので
行きにくいから検診しないトランスジェンダーの人多いんですよ
ウェルカムな感じで
受け入れてもらえる
婦人科があると
嬉しいです
そういや検診前にヒゲや体毛をそったっけ
やはり礼儀として…
昔
赤いランドセルに
絶望していた子は
今 男性として
生きています
いろんな我慢や
葛藤 しんどさも
ありましたが
メンタル
コーチという
自分の仕事に
この経験は
役立っているのかも
しれません
ゆくゆくは
「LGBTQ+」
という言葉も
なくなる日が
くるといいなあと
思うのです
先生には
安心して質問できます
センセー!
教えてください

生理についてのアンケート 男性編 ♂

※「MENS'NON-NO」「UOMO」読者を対象に実施、10 ～ 50 代まで 1396 名回答

1 生理がどんなものか理解していますか？

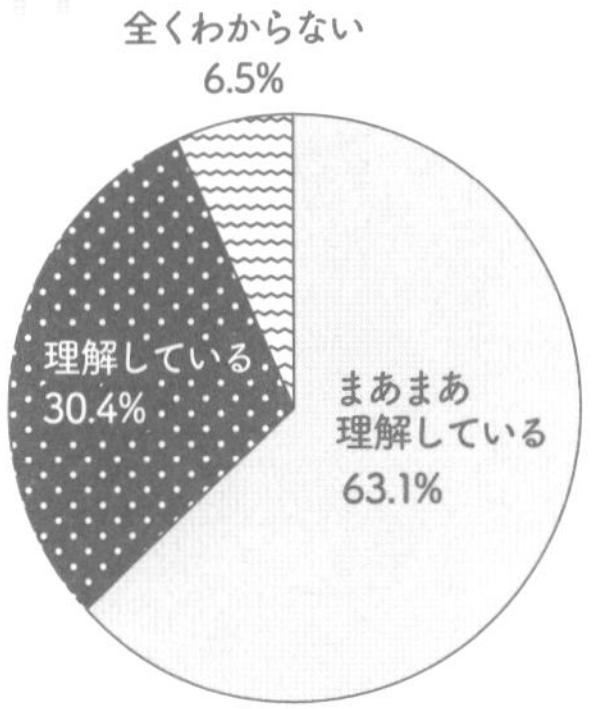

2 学校の授業で生理について学びましたか？

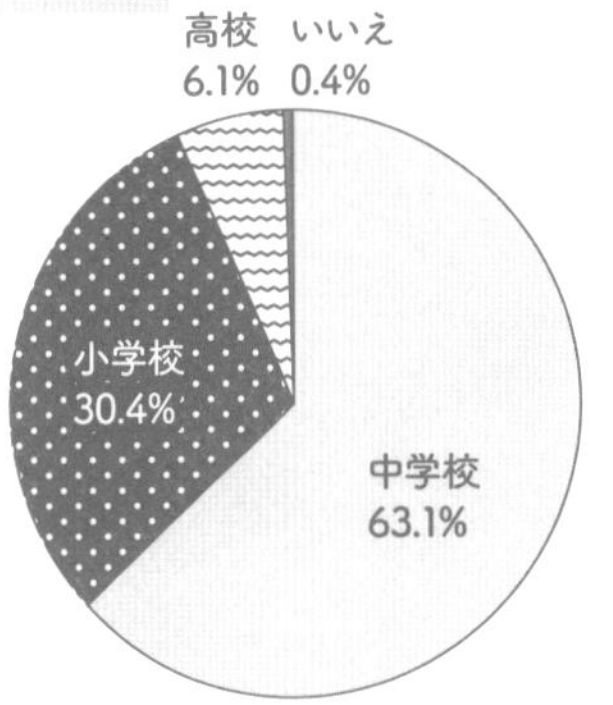

3 インターネットで生理について検索したり、記事を読んだことはありますか？

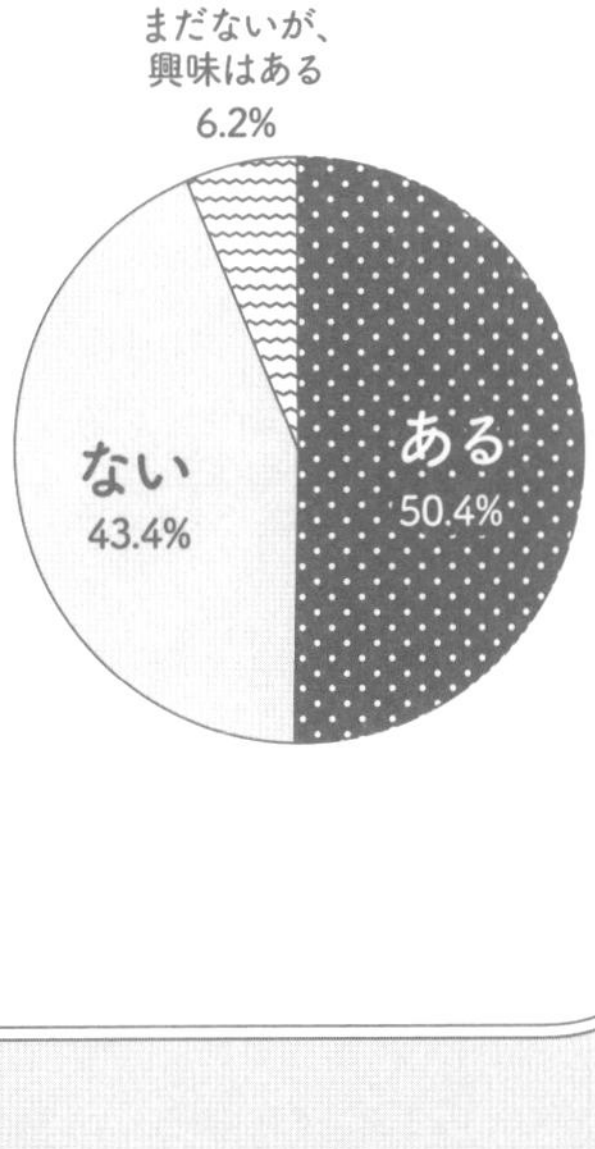

4 どんな時に家族・パートナーが生理中（または生理前）だとわかりますか（複数回答可）。

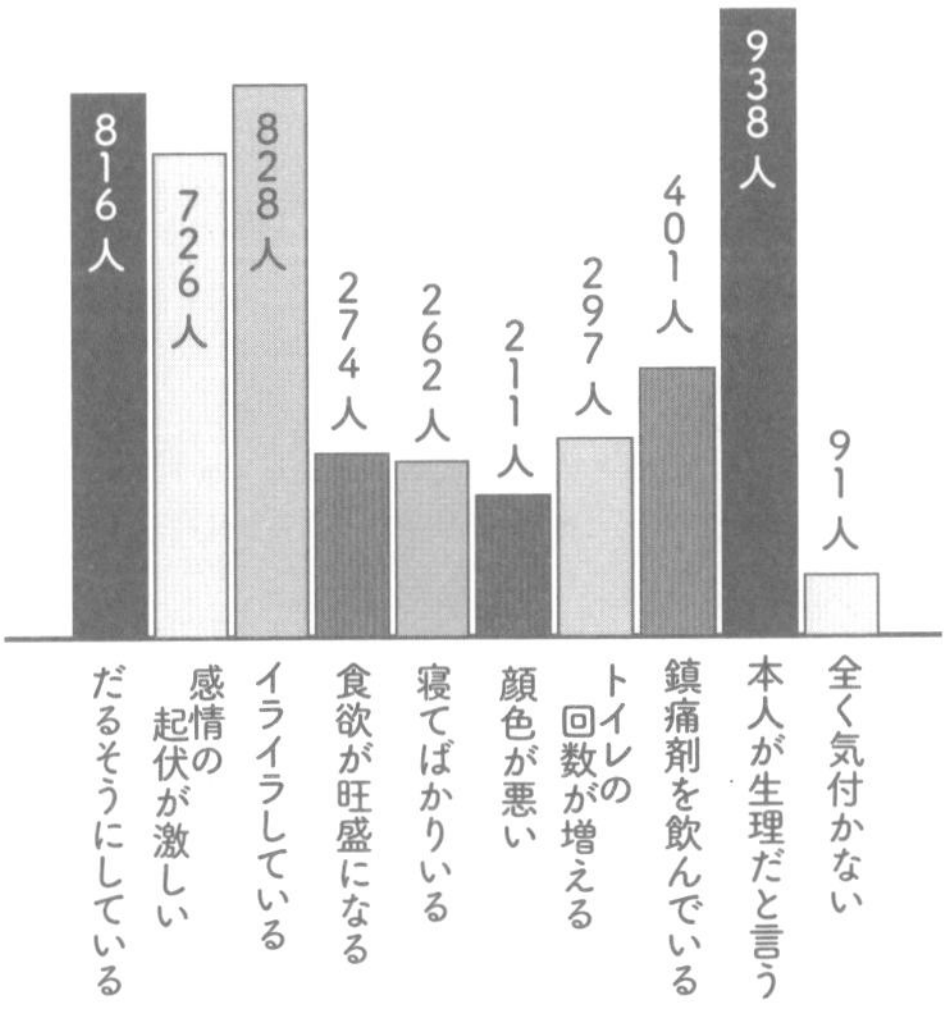

5

家族・パートナーが生理中のときはどうしますか（複数回答可）。

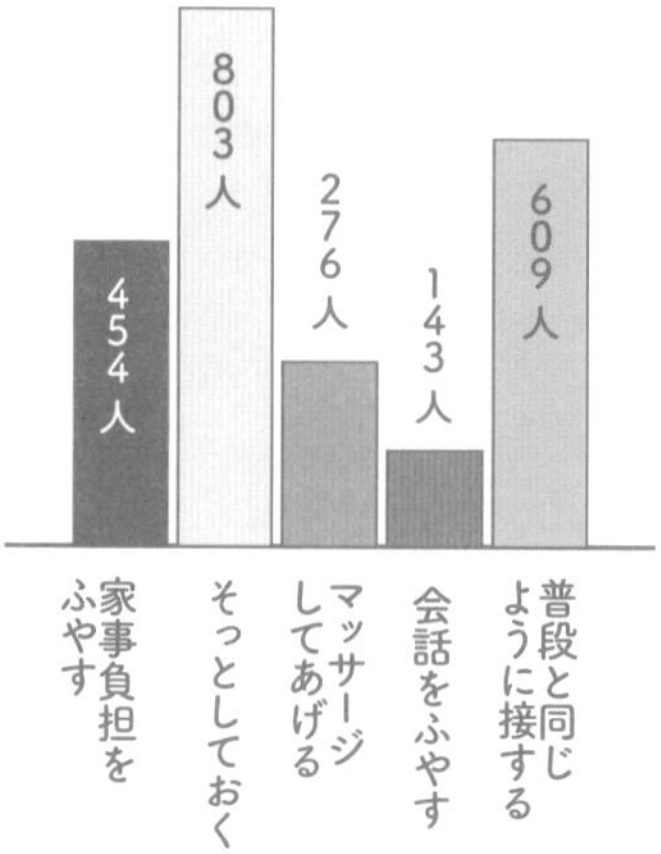

6

生理中のパートナーとのスキンシップは？

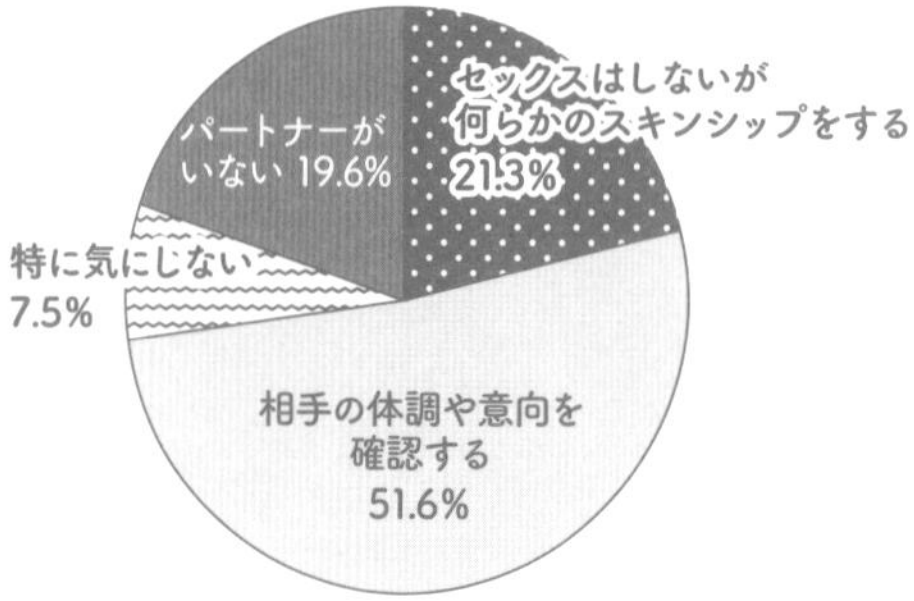

7

パートナーの生理周期を理解していますか？

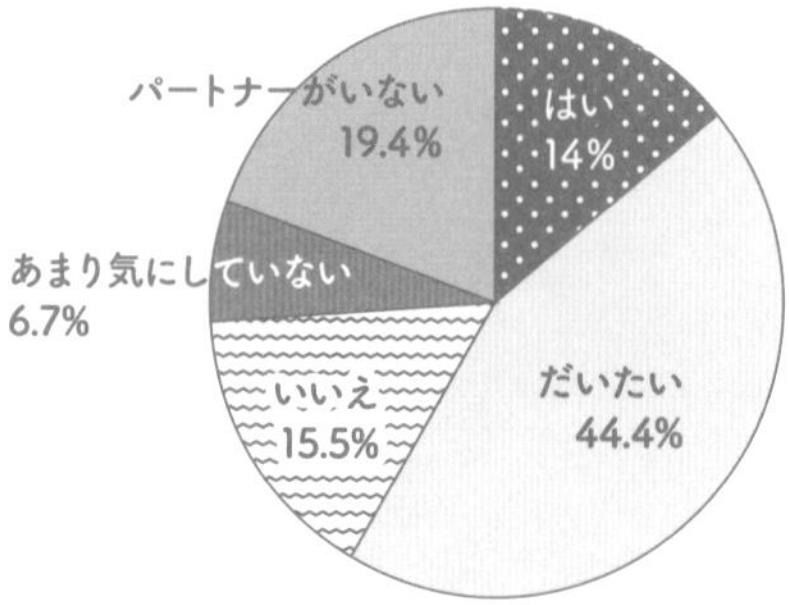

8

生理は何日くらい続くと思いますか？

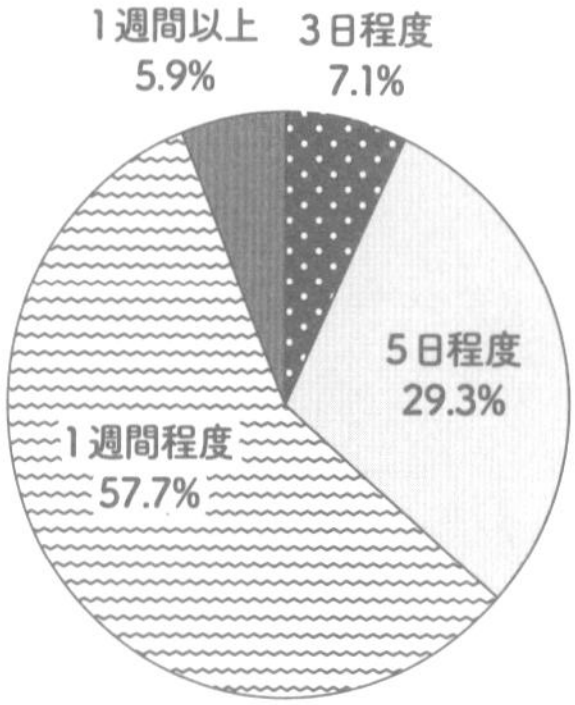

9

1回の生理でナプキンを
どれくらい使うと思いますか？

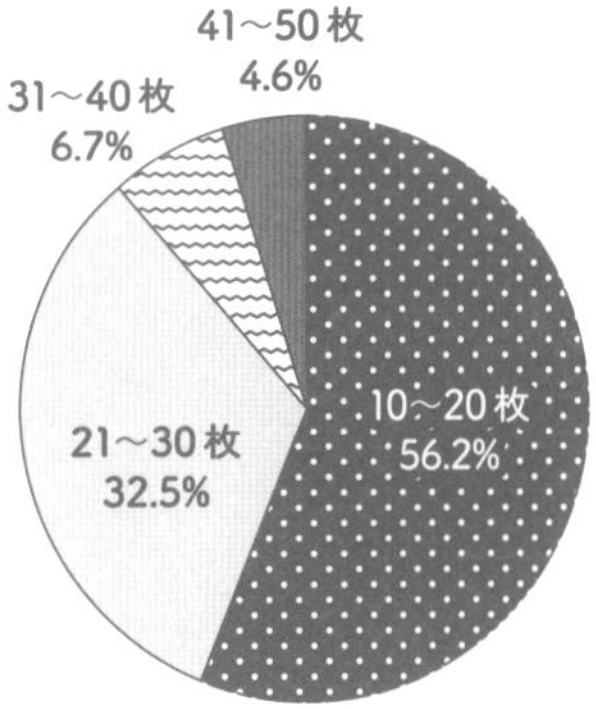

10

生理について家族・パートナー
と話したことはありますか？

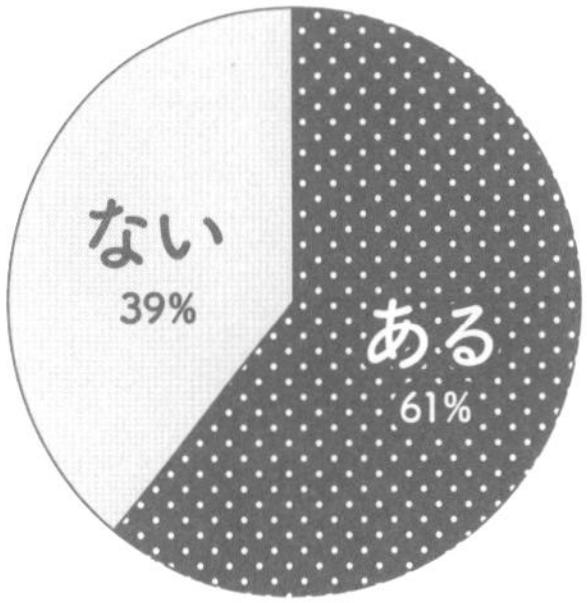

11

異性の友人や同僚と
生理を話題にすることに
抵抗感は？

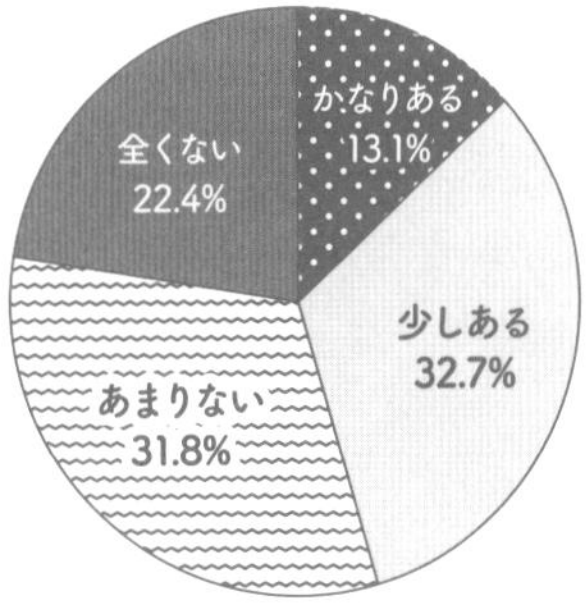

12

生理について男性同士で
話題にしたことは？

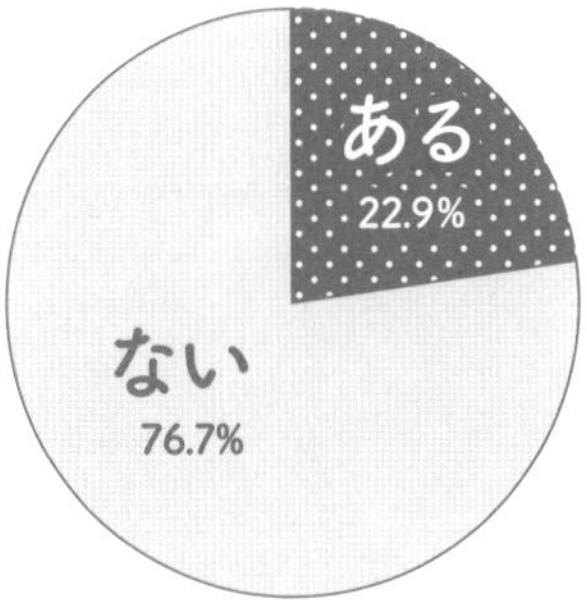

父《とお》ちゃんと娘の生理事情

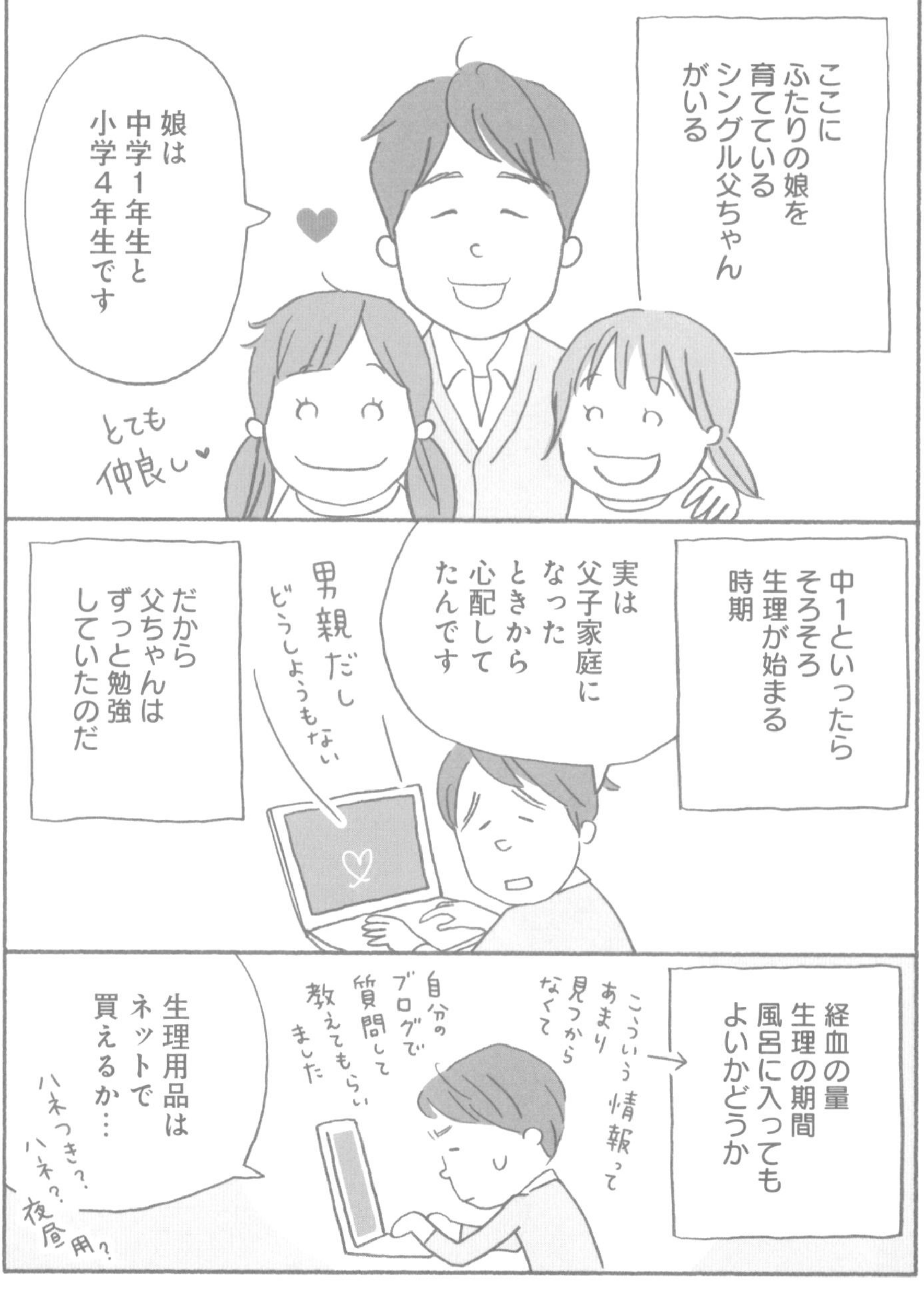
ここに ふたりの娘を 育てている シングル父ちゃん がいる
娘は 中学1年生と 小学4年生です
とても仲良し♥
中1といったら そろそろ 生理が始まる 時期
実は 父子家庭に なった ときから 心配して たんです
男親だし どうしようもない
だから 父ちゃんは ずっと勉強 していたのだ
経血の量 生理の期間 風呂に入っても よいかどうか
こういう情報って あまり 見つから なくて
自分のブログで 質問して 教えてもらい ました
生理用品は ネットで 買えるか…
ハネつき?
ハネ??
夜昼用?

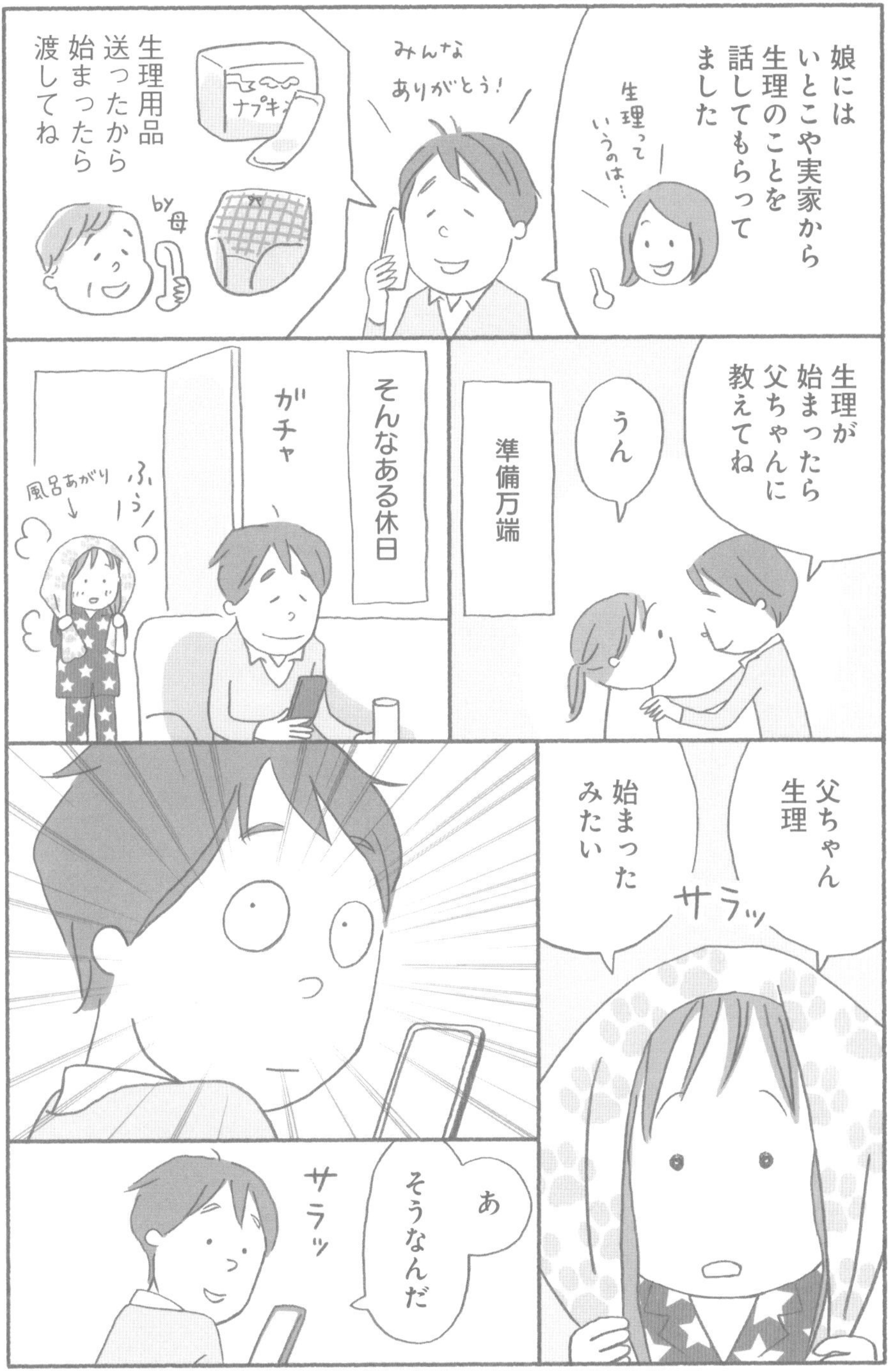
娘にはいとこや実家から生理のことを話してもらってました
生理っていうのは…
みんなありがとう！
生理用品送ったから始まったら渡してね
by母
生理が始まったら父ちゃんに教えてね
うん
準備万端
そんなある休日
ガチャ
ふぅ
風呂あがり
父ちゃん生理始まったみたい
サラッ
あ
そうなんだ
サラッ

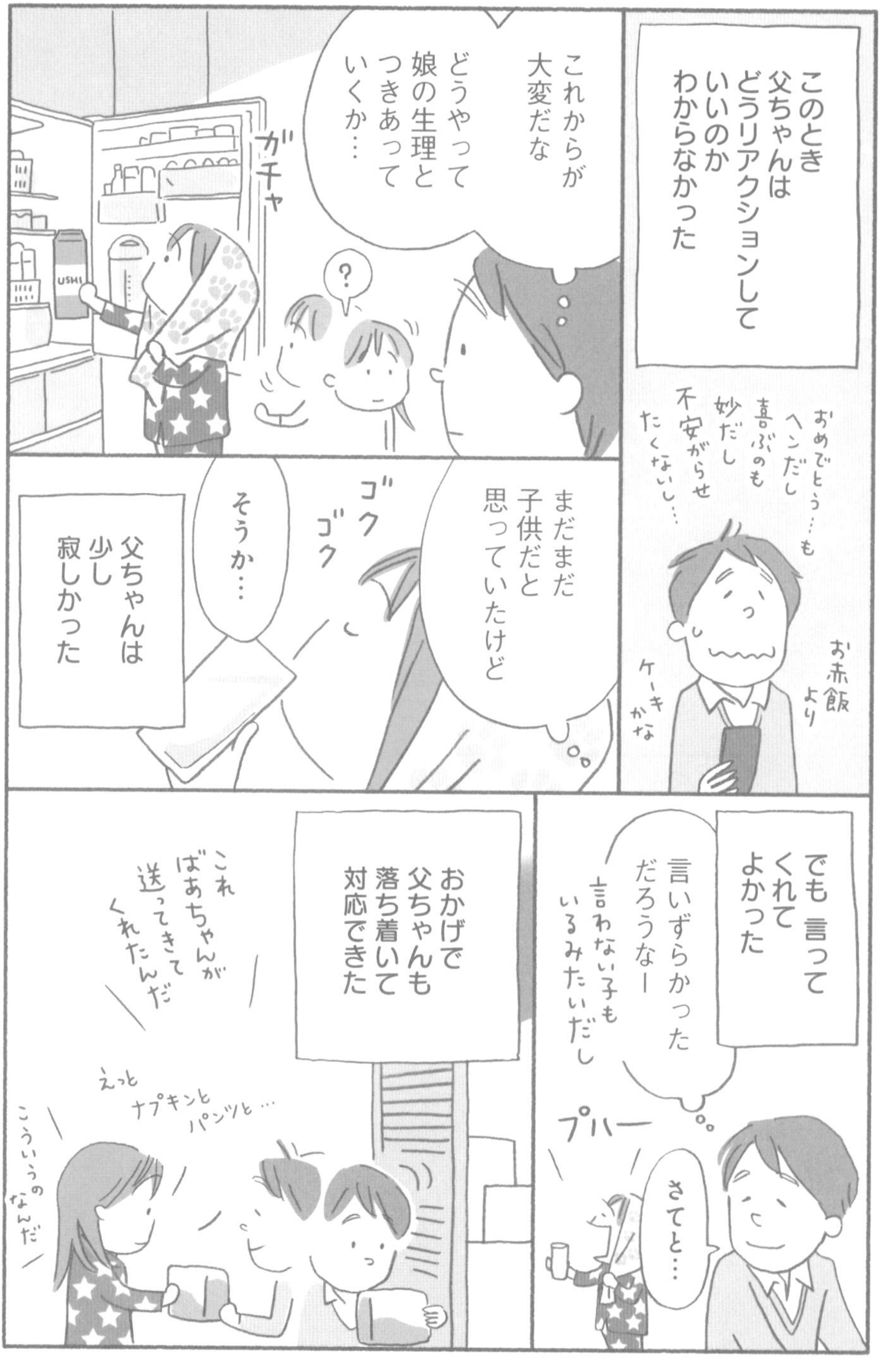
このとき父ちゃんはどうリアクションしていいのかわからなかった
これからが大変だな どうやって娘の生理とつきあっていくか…
ガチャ
?
おめでとう…もヘンだし 喜ぶのも妙だし 不安がらせたくないし…
お赤飯より
ケーキかな
まだまだ子供だと思っていたけど
ゴクゴク
そうか…
父ちゃんは少し寂しかった
でも言ってくれてよかった
言いずらかっただろうなー 言わない子もいるみたいだし
プハー
さてと…
おかげで父ちゃんも落ち着いて対応できた
こればあちゃんが送ってきてくれたんだ
えっと ナプキンと パンツと…
こういうのなんだ

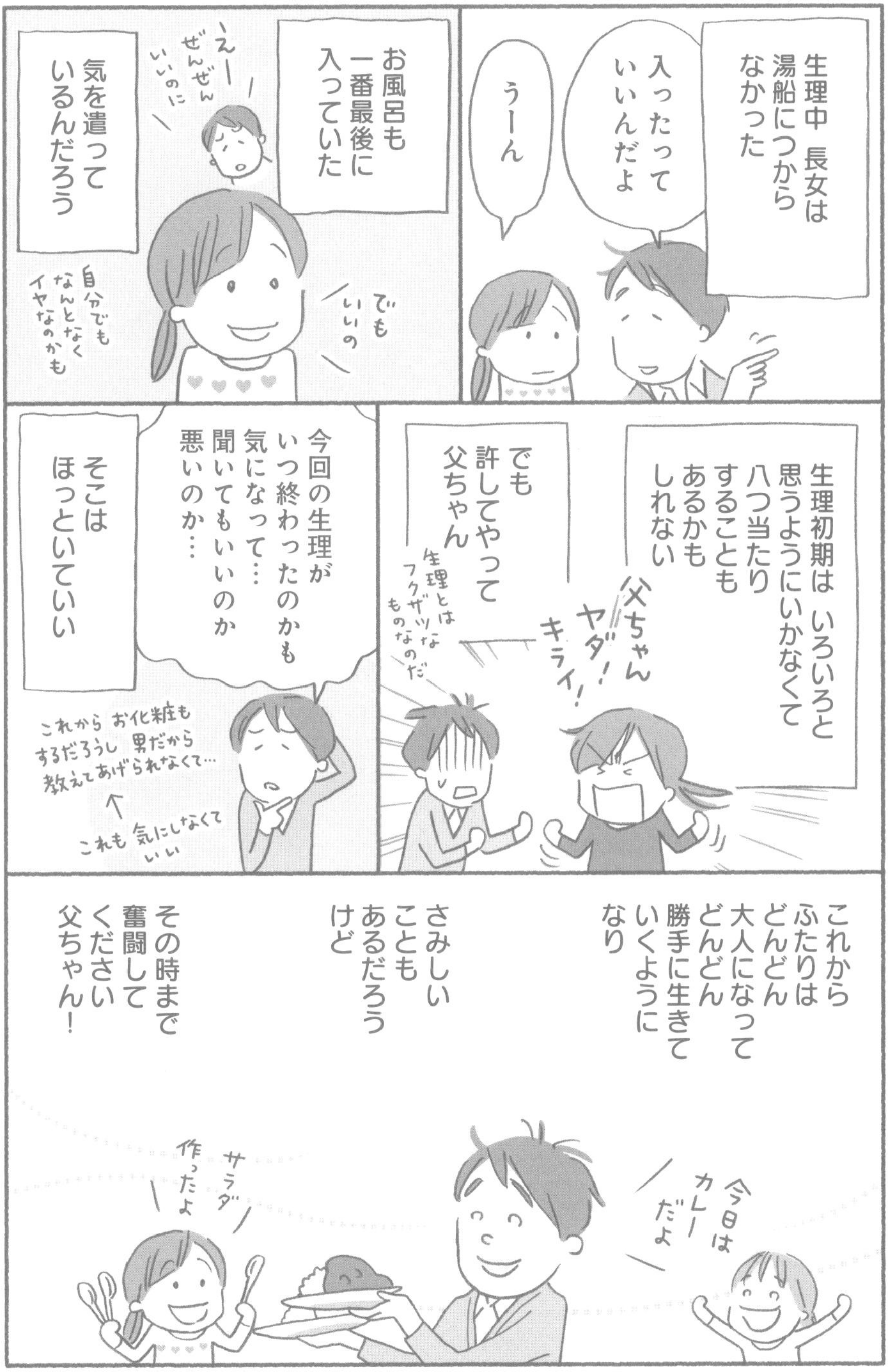
生理中 長女は湯船につからなかった
入ったっていいんだよ
うーん
お風呂も一番最後に入っていた
えーぜんぜんいいのに
でもいいの
自分でもなんとなくイヤなのかも
気を遣っているんだろう
生理初期は いろいろと思うようにいかなくて八つ当たりすることもあるかもしれない
父ちゃんヤダ！キライ！
生理とはフクザツなものなのだ
でも許してやって父ちゃん
今回の生理がいつ終わったのかも気になって…聞いてもいいのか悪いのか…
そこはほっといていい
これから お化粧もするだろうし 男だから教えてあげられなくて…
これも気にしなくていい
これからふたりはどんどん大人になってどんどん勝手に生きていくようになり
さみしいこともあるだろうけど
その時まで奮闘してください父ちゃん！
今日はカレーだよ
サラダ作ったよ

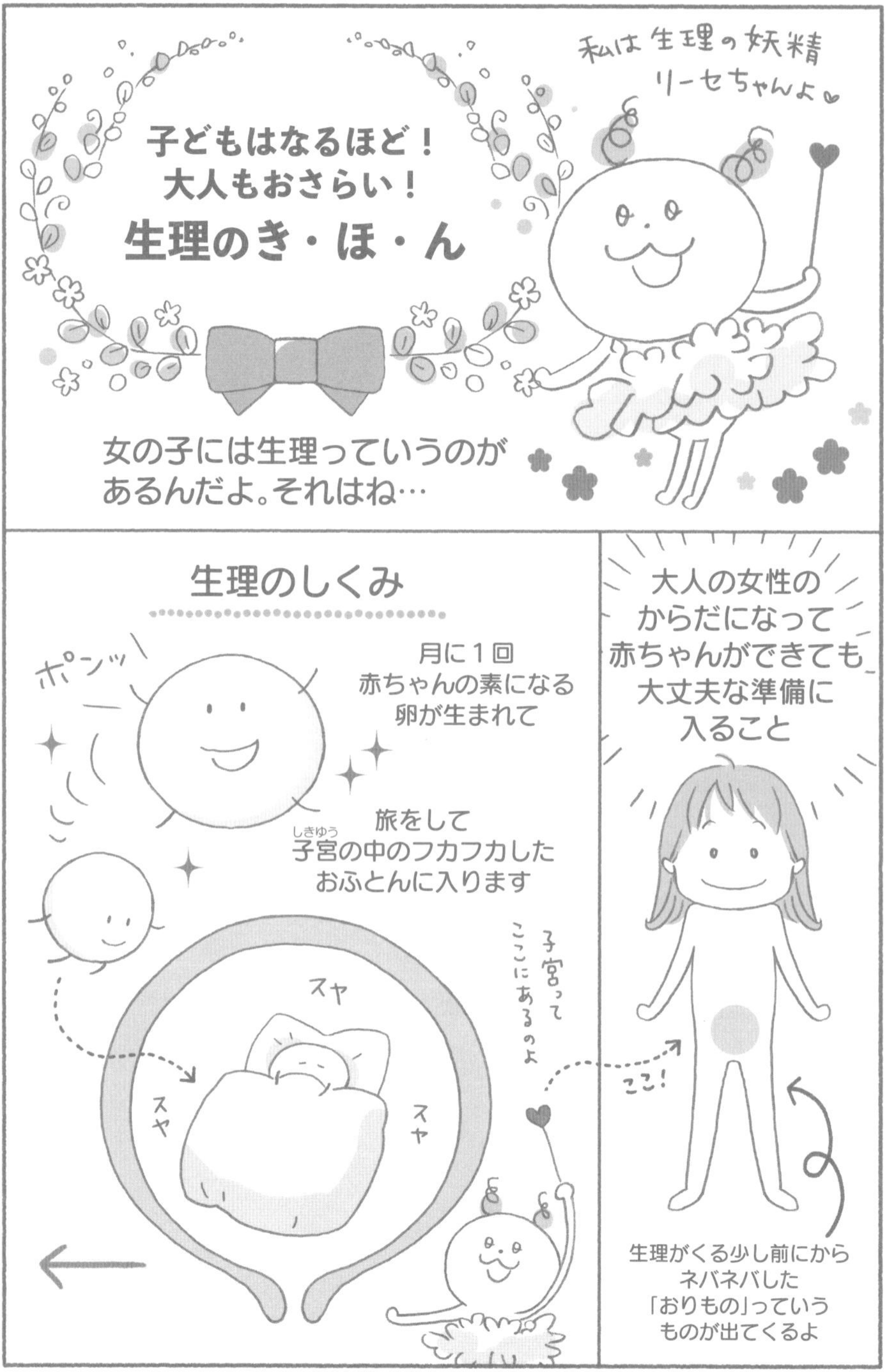
子どもはなるほど！
大人もおさらい！
生理のき・ほ・ん
私は生理の妖精
リーセちゃんよ♥
女の子には生理っていうのが
あるんだよ。それはね…
生理のしくみ
ポンッ
月に１回
赤ちゃんの素になる
卵が生まれて
旅をして
子宮《しきゅう》の中のフカフカした
おふとんに入ります
スヤ
スヤ
スヤ
子宮ってここにあるのよ
大人の女性の
からだになって
赤ちゃんができても
大丈夫な準備に
入ること
ここ！
生理がくる少し前にから
ネバネバした
「おりもの」っていう
ものが出てくるよ

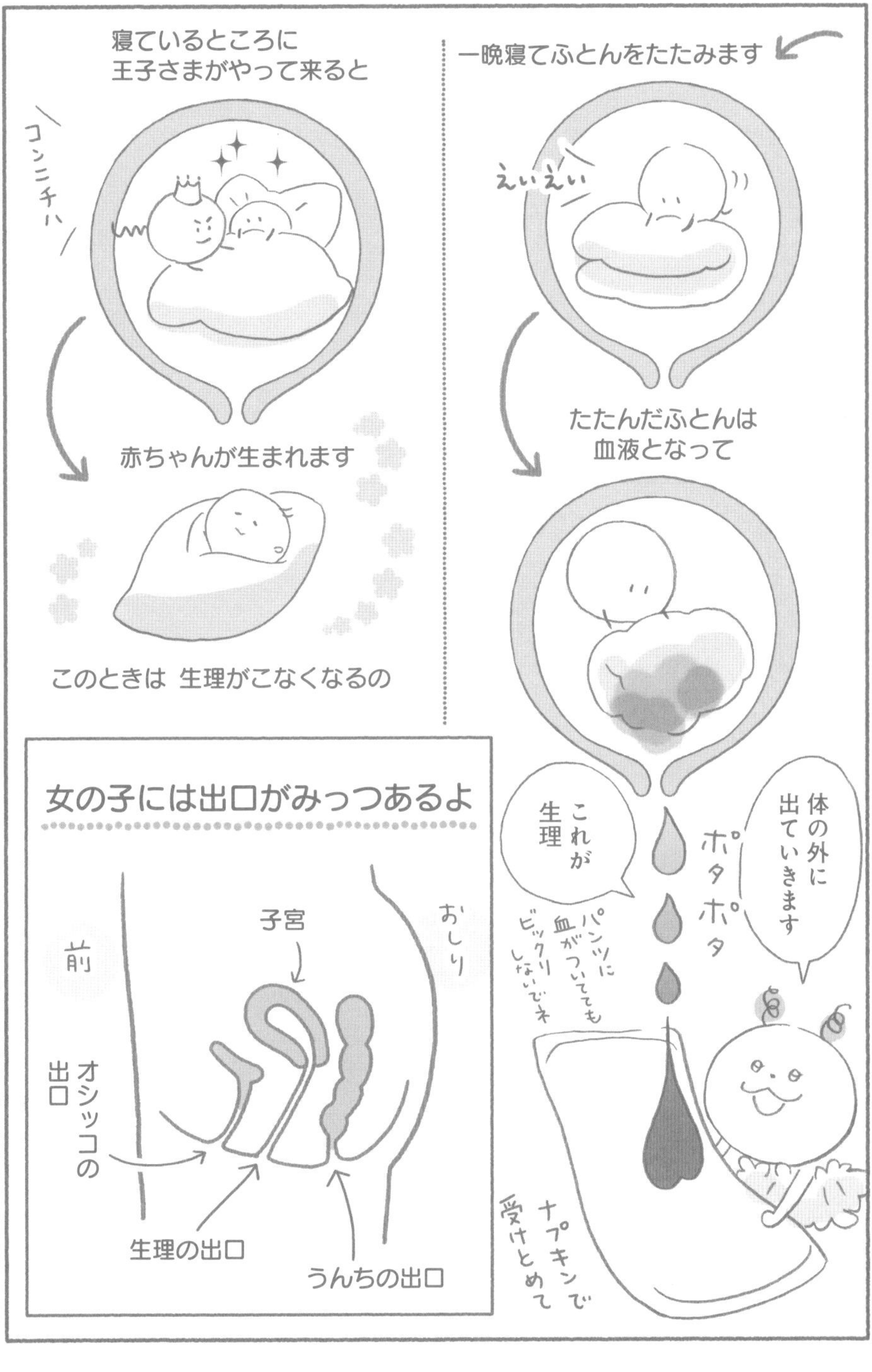
寝ているところに
王子さまがやって来ると
コンニチハ
赤ちゃんが生まれます
このときは 生理がこなくなるの
一晩寝てふとんをたたみます
えいえい
たたんだふとんは
血液となって
これが生理
体の外に出ていきます
ポタポタ
パンツに血がついててもビックリしないでネ
ナプキンで受けとめて
女の子には出口がみっつあるよ
子宮
前
おしり
オシッコの出口
生理の出口
うんちの出口

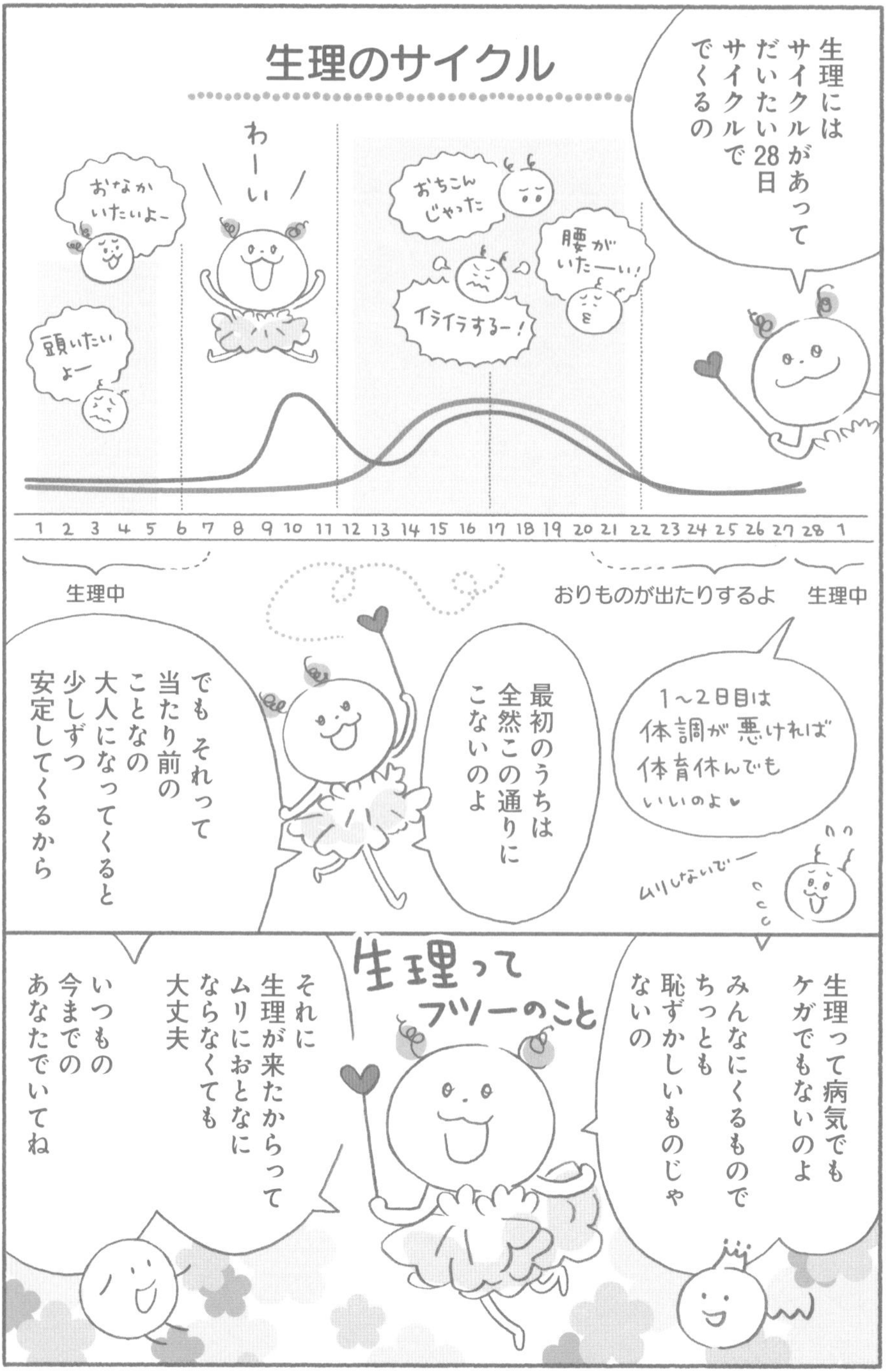
生理のサイクル
生理にはサイクルがあってだいたい28日サイクルででくるの
わーい
おなかいたいよー
頭いたいよー
おちこんじゃった
腰がいたーい!
イライラするー!
1 2 3 4 5 6 7 8 9 10 11 12 13 14 15 16 17 18 19 20 21 22 23 24 25 26 27 28 1
生理中
おりものが出たりするよ
生理中
1~2日目は体調が悪ければ体育休んでもいいのよ♥
ムリしないでー
最初のうちは全然この通りにこないのよ
でも それって当たり前のことなの
大人になってくると少しずつ安定してくるから
生理って病気でもケガでもないのよ
みんなにくるものでちっとも恥ずかしいものじゃないの
生理ってフツーのこと
それに生理が来たからってムリにおとなにならなくても大丈夫
いつもの今までのあなたでいてね

2章

のぞいてみよう！
世界の生理事情

他の国では生理についてもっとオープンに話すのか、
生理痛やPMSのときはどうしているのか、
海外在住・出身の方々に聞いてみましょう。

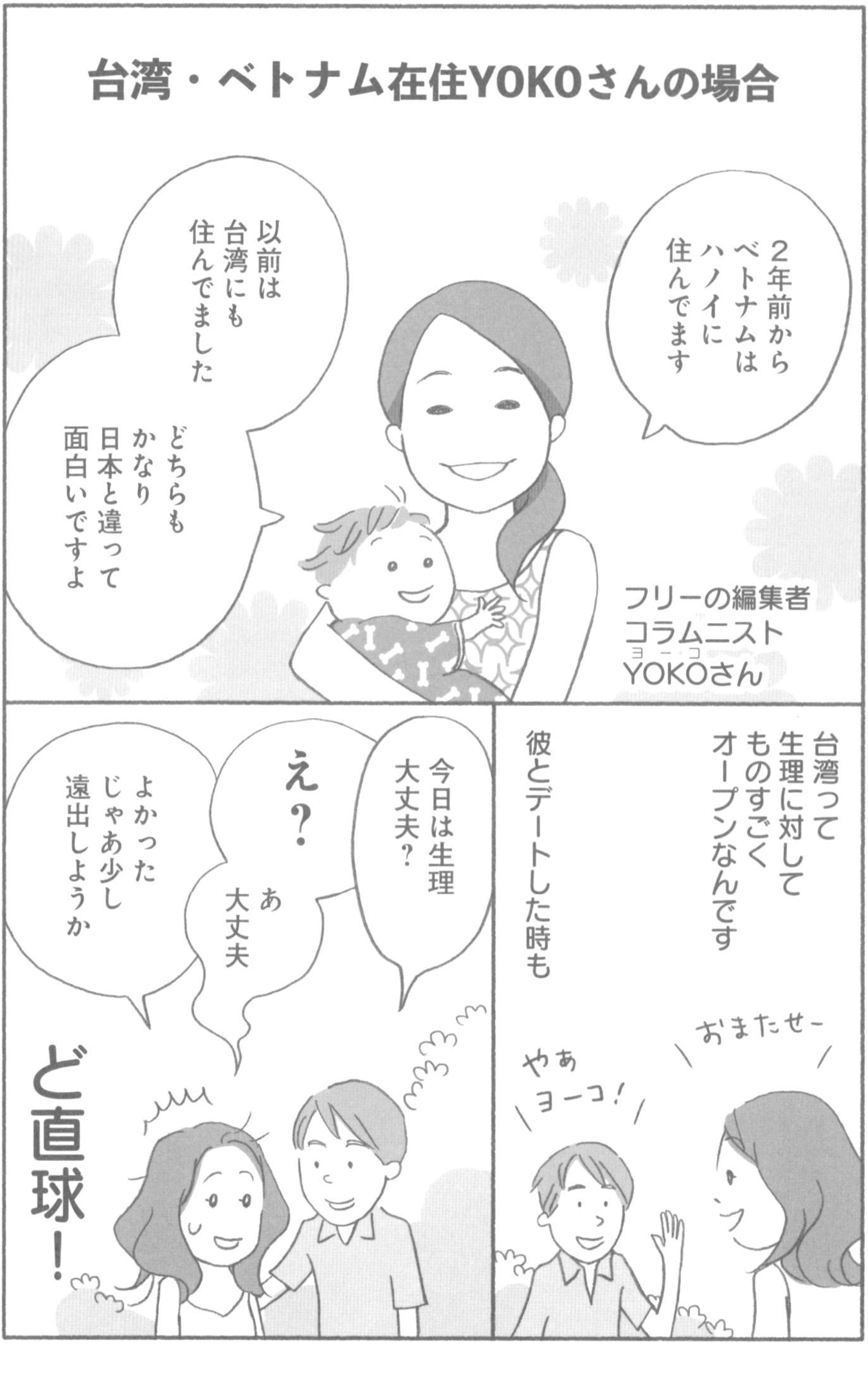
台湾・ベトナム在住YOKOさんの場合
2年前からベトナムはハノイに住んでます
以前は台湾にも住んでました
どちらもかなり日本と違って面白いですよ
フリーの編集者
コラムニスト
YOKO《ヨーコ》さん
台湾って生理に対してものすごくオープンなんです
彼とデートした時も
おまたせー
やあヨーコ!
今日は生理大丈夫?
え?
あ 大丈夫
よかった じゃあ少し遠出しようか
ど直球!

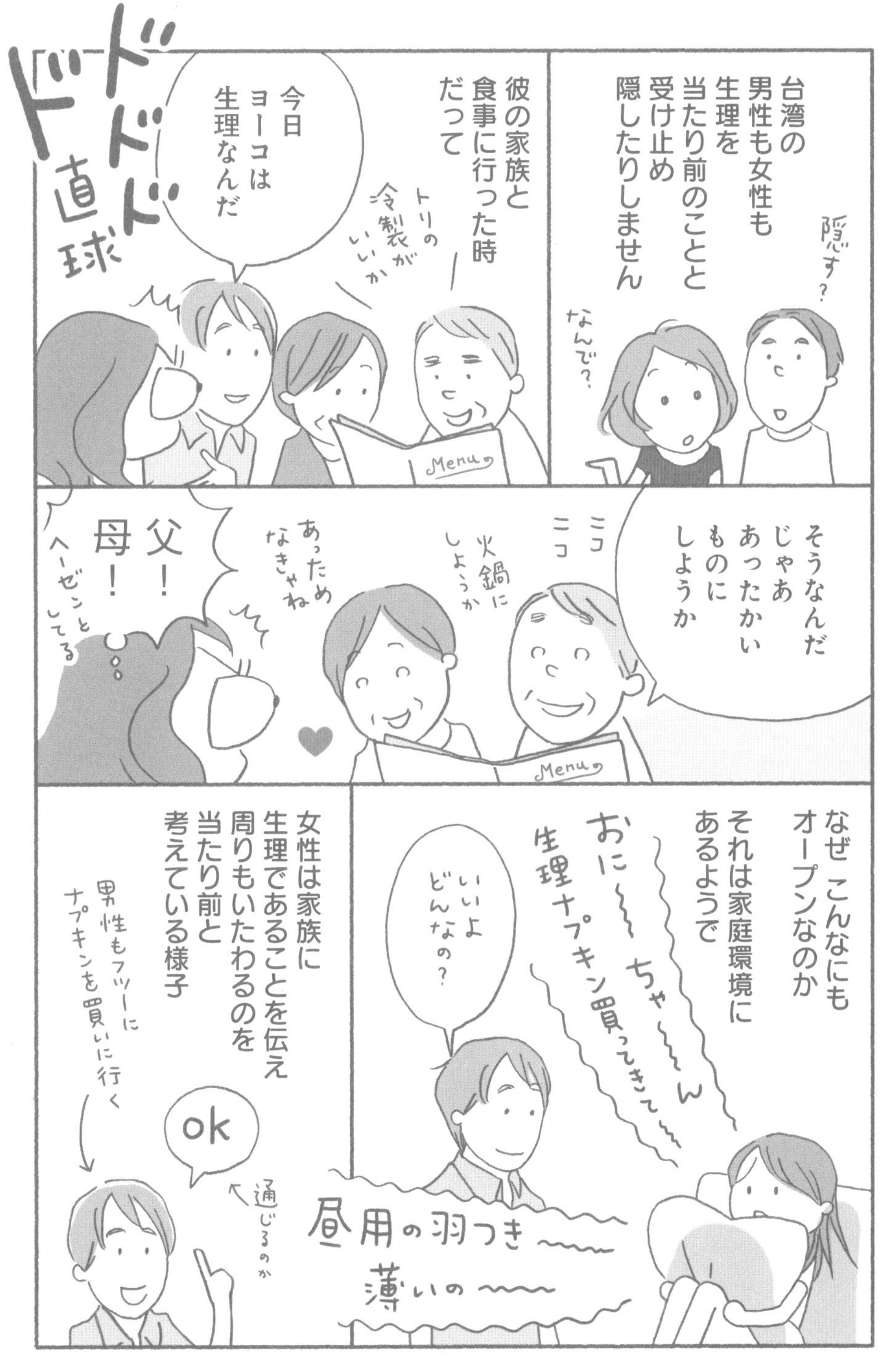
ドドドド直球
台湾の男性も女性も生理を当たり前のことと受け止め隠したりしません
隠す？
なんで？
彼の家族と食事に行った時だって
今日ヨーコは生理なんだ
トリの冷製がいいか
Menu
そうなんだ じゃあ あったかい ものに しようか
ニコ ニコ
火鍋に しようか
あっため なきゃね
父！ 母！
ヘーゼンとしてる
Menu
なぜ こんなにもオープンなのか
それは家庭環境にあるようで
おに〜〜ちゃ〜〜ん
生理ナプキン買ってきて〜
いいよ どんなの？
昼用の羽つき〜〜〜
薄いの〜〜〜
女性は家族に生理であることを伝え周りもいたわるのを当たり前と考えている様子
男性もフツーにナプキンを買いに行く
ok
通じるのか

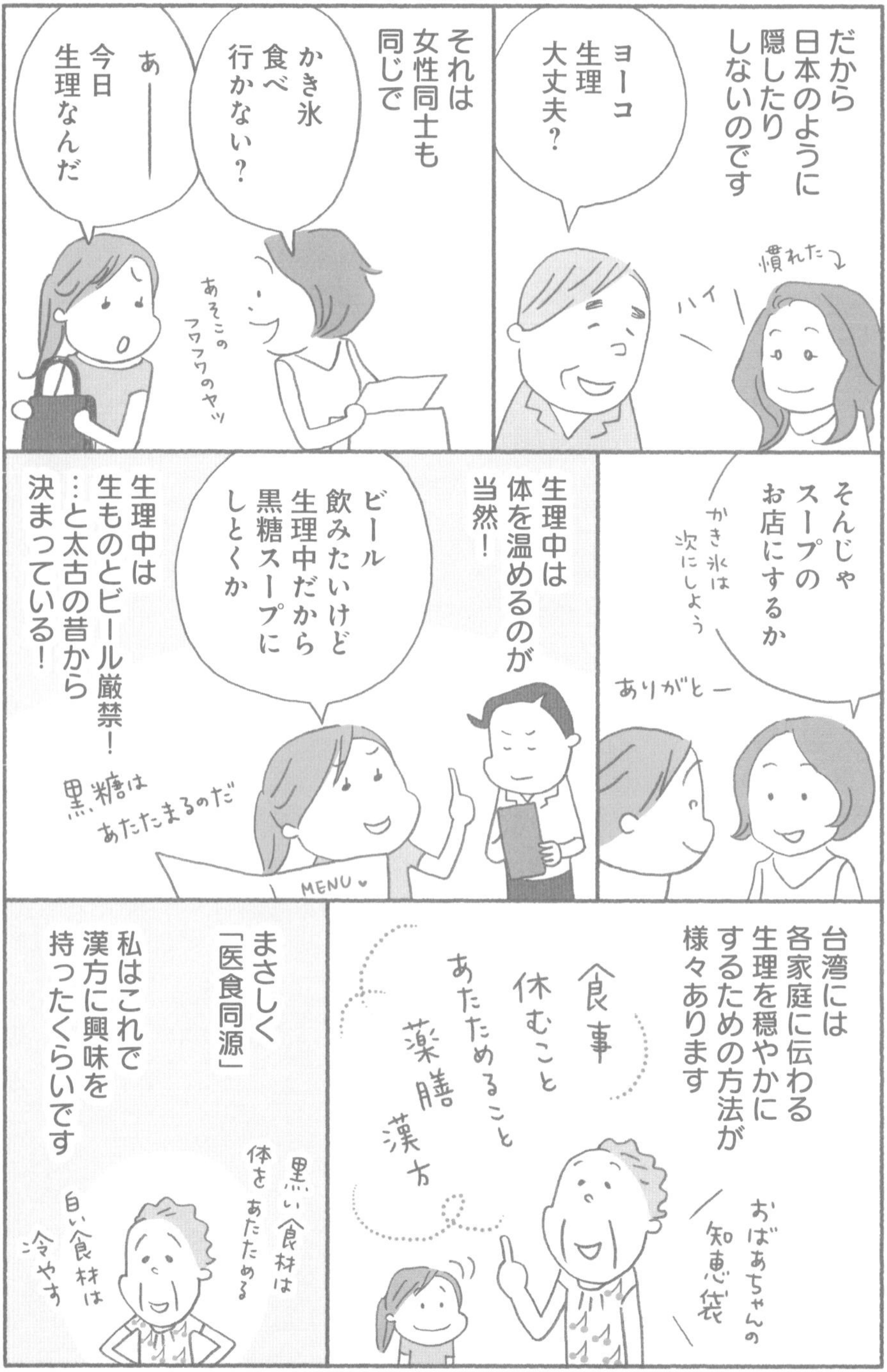
だから日本のように隠したりしないのです
ヨーコ 生理 大丈夫？
慣れた
ハイ
それは女性同士も同じで
かき氷食べ行かない？
あそこのフワフワのヤツ
あ―――今日生理なんだ
そんじゃスープのお店にするか
かき氷は次にしよう
ありがと―
生理中は体を温めるのが当然！
ビール飲みたいけど生理中だから黒糖スープにしとくか
黒糖はあたたまるのだ
MENU
生理中は生ものとビール厳禁！…と太古の昔から決まっている！
台湾には各家庭に伝わる生理を穏やかにするための方法が様々あります
食事
休むこと
あたためること
薬膳
漢方
おばあちゃんの知恵袋
まさしく「医食同源」
黒い食材は体をあたためる
白い食材は冷やす
私はこれで漢方に興味を持ったくらいです

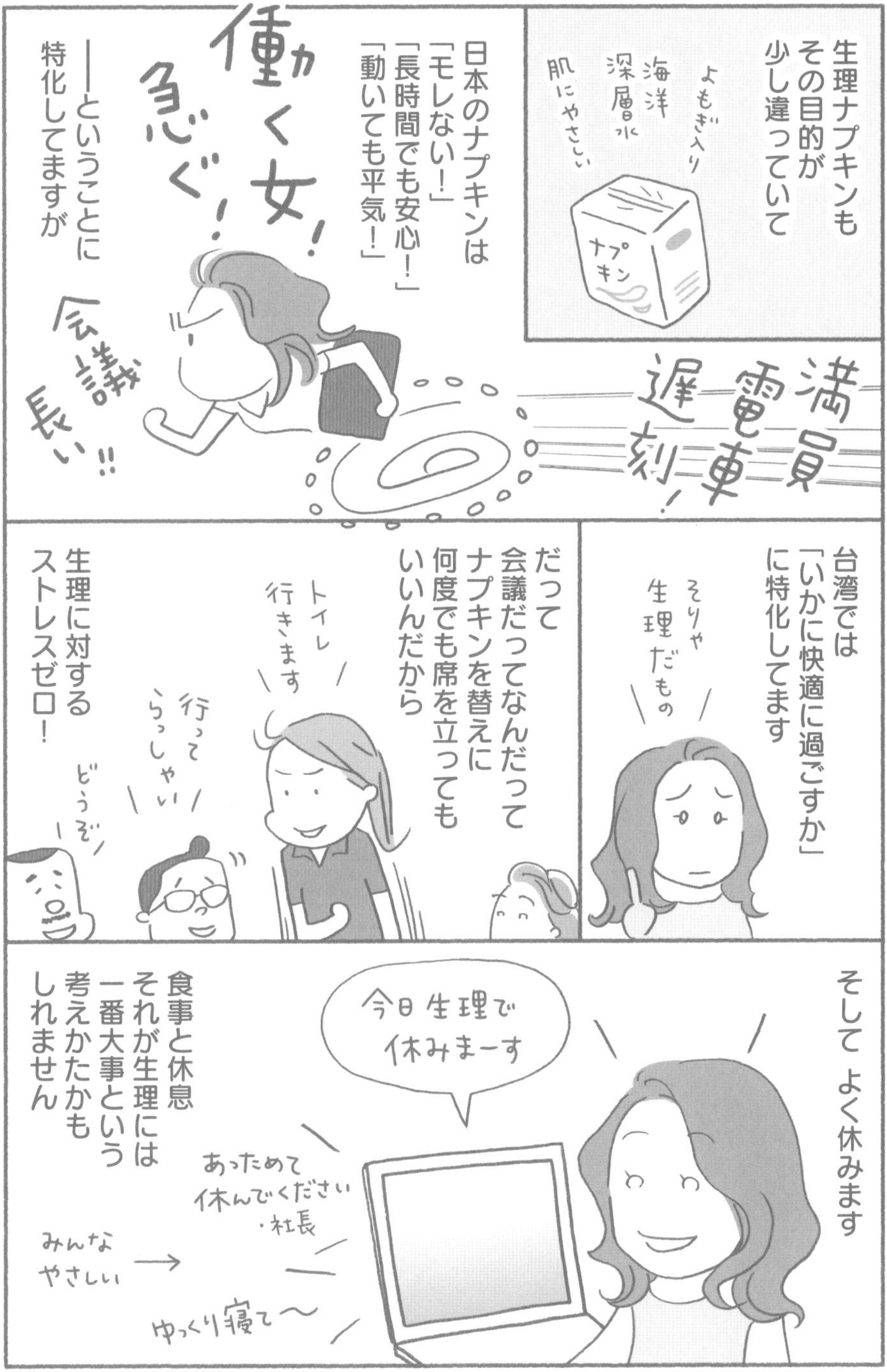
生理ナプキンも
その目的が
少し違っていて
よもぎ入り
海洋深層水
肌にやさしい
ナプキン
日本のナプキンは
「モレない！」
「長時間でも安心！」
「動いても平気！」
——ということに
特化してますが
働く女！
急ぐ！
満員電車
遅刻！
会議長い!!
台湾では
「いかに快適に過ごすか」
に特化してます
そりゃ生理だもの
だって
会議だってなんだって
ナプキンを替えに
何度でも席を立っても
いいんだから
トイレ行きます
行ってらっしゃい
どうぞ
生理に対する
ストレスゼロ！
そして　よく休みます
今日生理で休みまーす
あったためて休んでください・社長
ゆっくり寝て〜
みんなやさしい →
食事と休息
それが生理には
一番大事という
考えかたかも
しれません

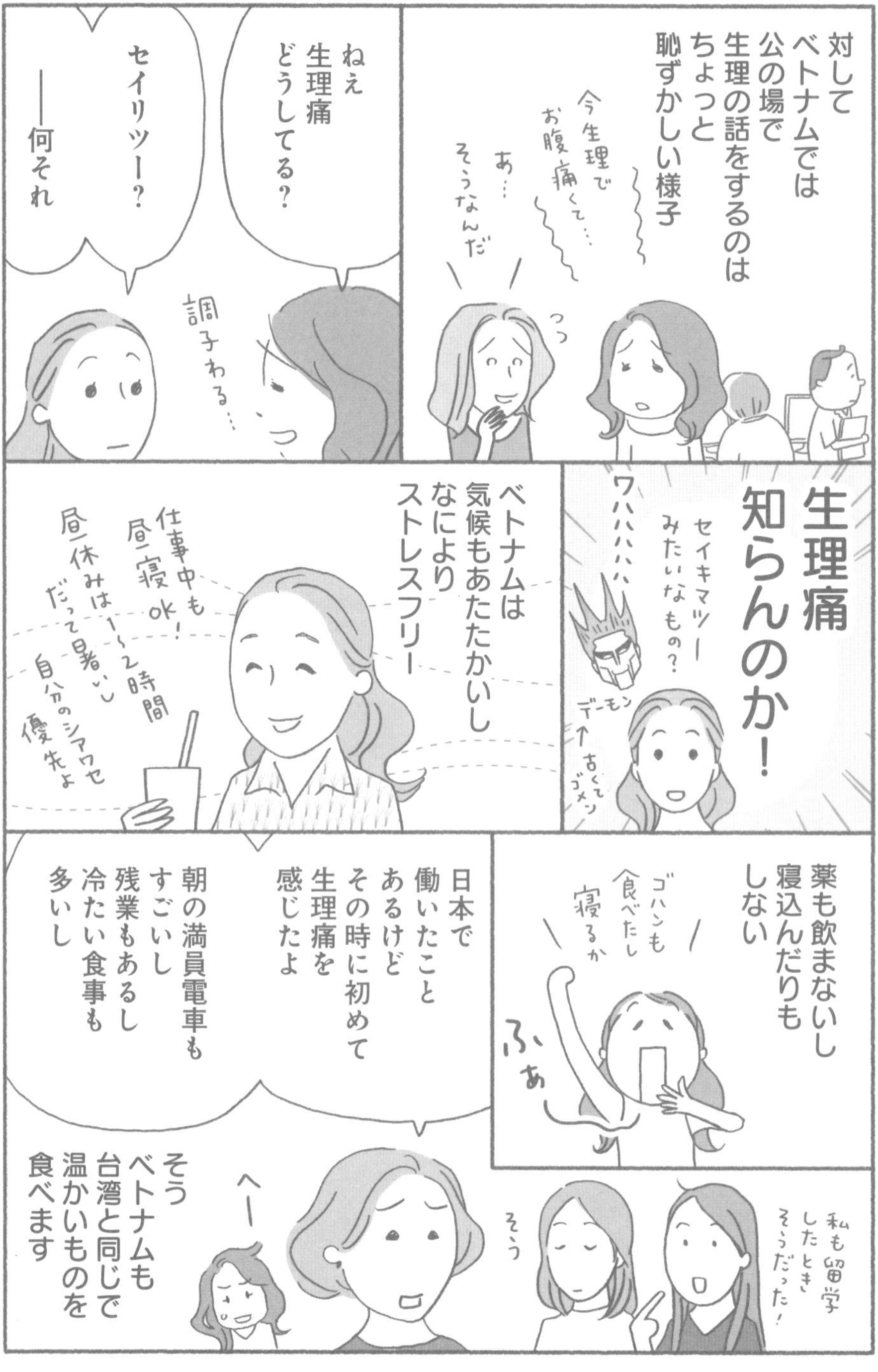
対して ベトナムでは 公の場で 生理の話をするのは ちょっと 恥ずかしい様子
今生理で お腹痛くて…
あ… そうなんだ
つっ
ねえ 生理痛 どうしてる？
調子わる…
セイリツー？ ——何それ
生理痛 知らんのか！
ワハハハハハ
セイキマツー みたいなもの？
デーモン
↑古くてゴメン
ベトナムは 気候もあたたかいし なにより ストレスフリー
仕事中も 昼寝OK！
昼休みは1〜2時間 だって暑いし
自分のシアワセ 優先よ
薬も飲まないし 寝込んだりも しない
ゴハンも 食べたし 寝るか
ふあ
日本で 働いたこと あるけど その時に初めて 生理痛を 感じたよ
朝の満員電車も すごいし 残業もあるし 冷たい食事も 多いし
私も留学 したとき そうだった！
そう
そう ベトナムも 台湾と同じで 温かいものを 食べます
へー

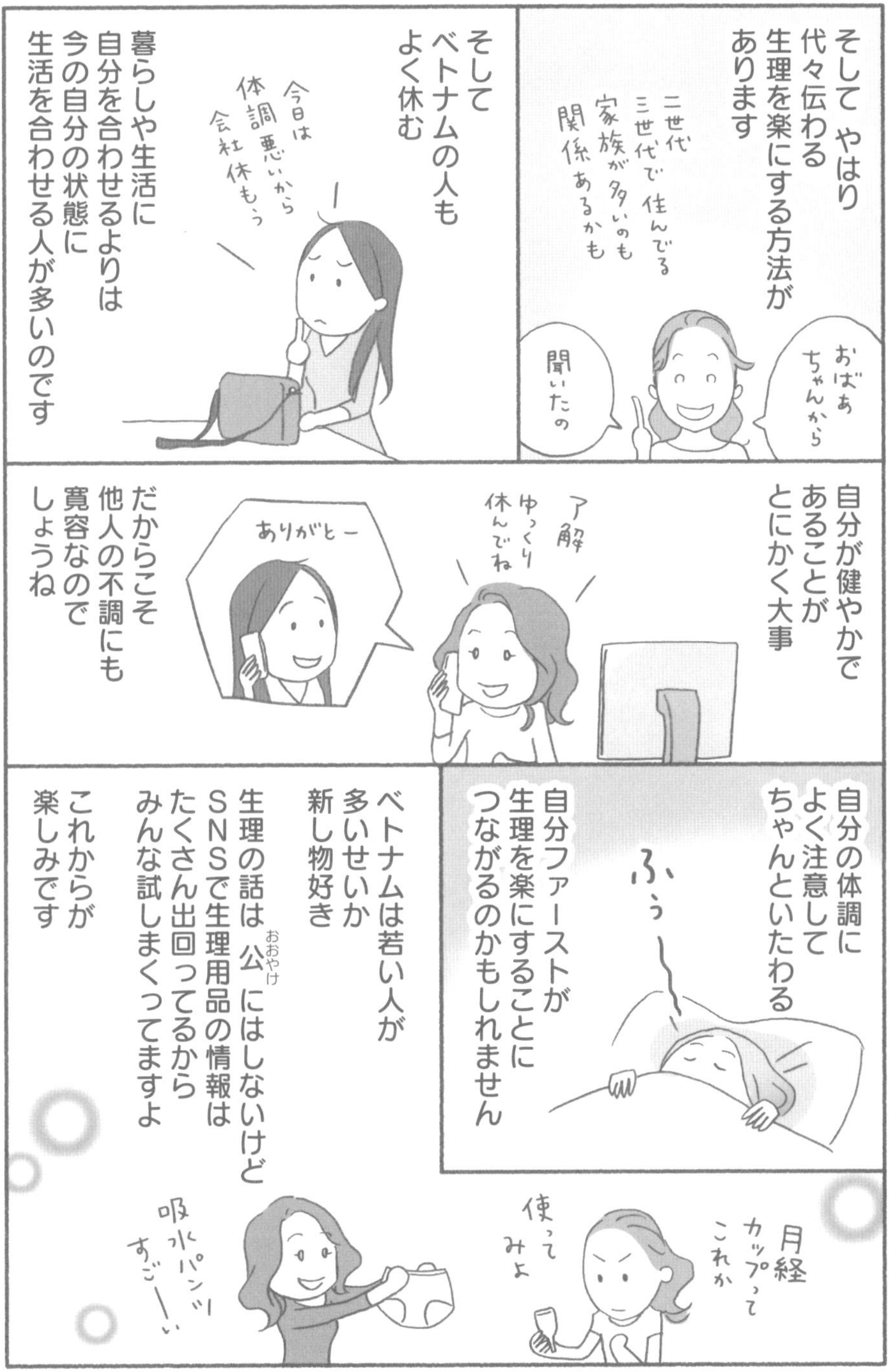
そして やはり代々伝わる生理を楽にする方法があります
二世代三世代で住んでる家族が多いのも関係あるかも
おばあちゃんから
聞いたの
そしてベトナムの人もよく休む
今日は体調悪いから会社休もう
暮らしや生活に自分を合わせるよりは今の自分の状態に生活を合わせる人が多いのです
自分が健やかであることがとにかく大事
了解ゆっくり休んでね
ありがとー
だからこそ他人の不調にも寛容なのでしょうね
自分の体調によく注意してちゃんといたわる
ふぅ〜〜
自分ファーストが生理を楽にすることにつながるのかもしれません
ベトナムは若い人が多いせいか新し物好き
生理の話は公《おおやけ》にはしないけどSNSで生理用品の情報はたくさん出回ってるからみんな試しまくってますよ
これからが楽しみです
月経カップってこれか
使ってみよ
吸水パンツすごーーい

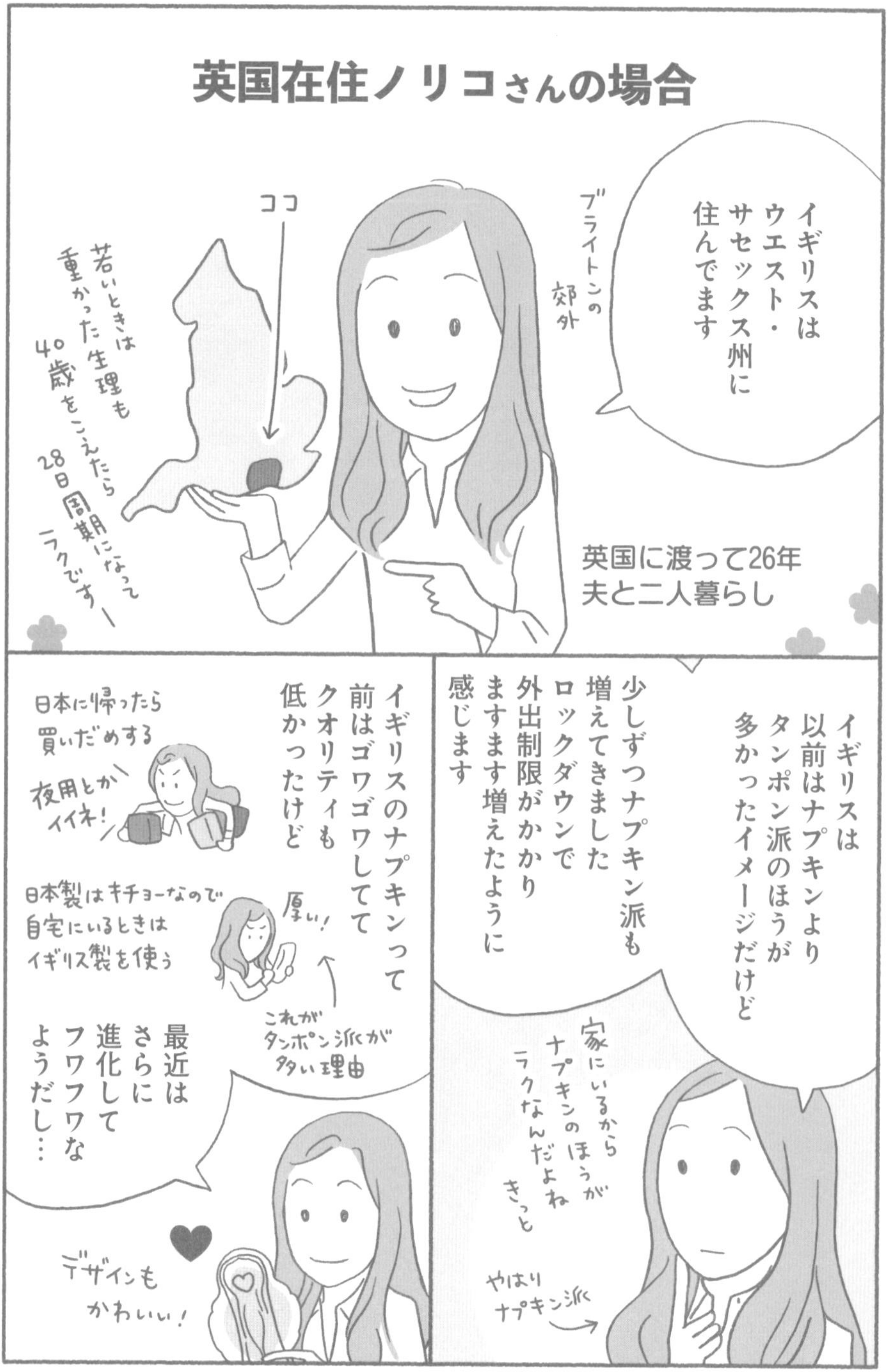
英国在住ノリコさんの場合
イギリスはウエスト・サセックス州に住んでます
ブライトンの郊外
ココ
若いときは重かった生理も40歳をこえたら28日周期になってラクです～
英国に渡って26年
夫と二人暮らし
イギリスは以前はタンポン派のほうが多かったイメージだけど
少しずつナプキン派も増えてきました ロックダウンで外出制限がかかりますます増えたように感じます
家にいるからナプキンのほうがラクなんだよね きっと
やはりナプキン派
イギリスのナプキンって前はゴワゴワしててクオリティも低かったけど
日本に帰ったら買いだめする
夜用とかイイネ!
日本製はキチョーなので自宅にいるときはイギリス製を使う
厚い!
これがタンポン派が多い理由
最近はさらに進化してフワフワなようだし…
デザインもかわいい!

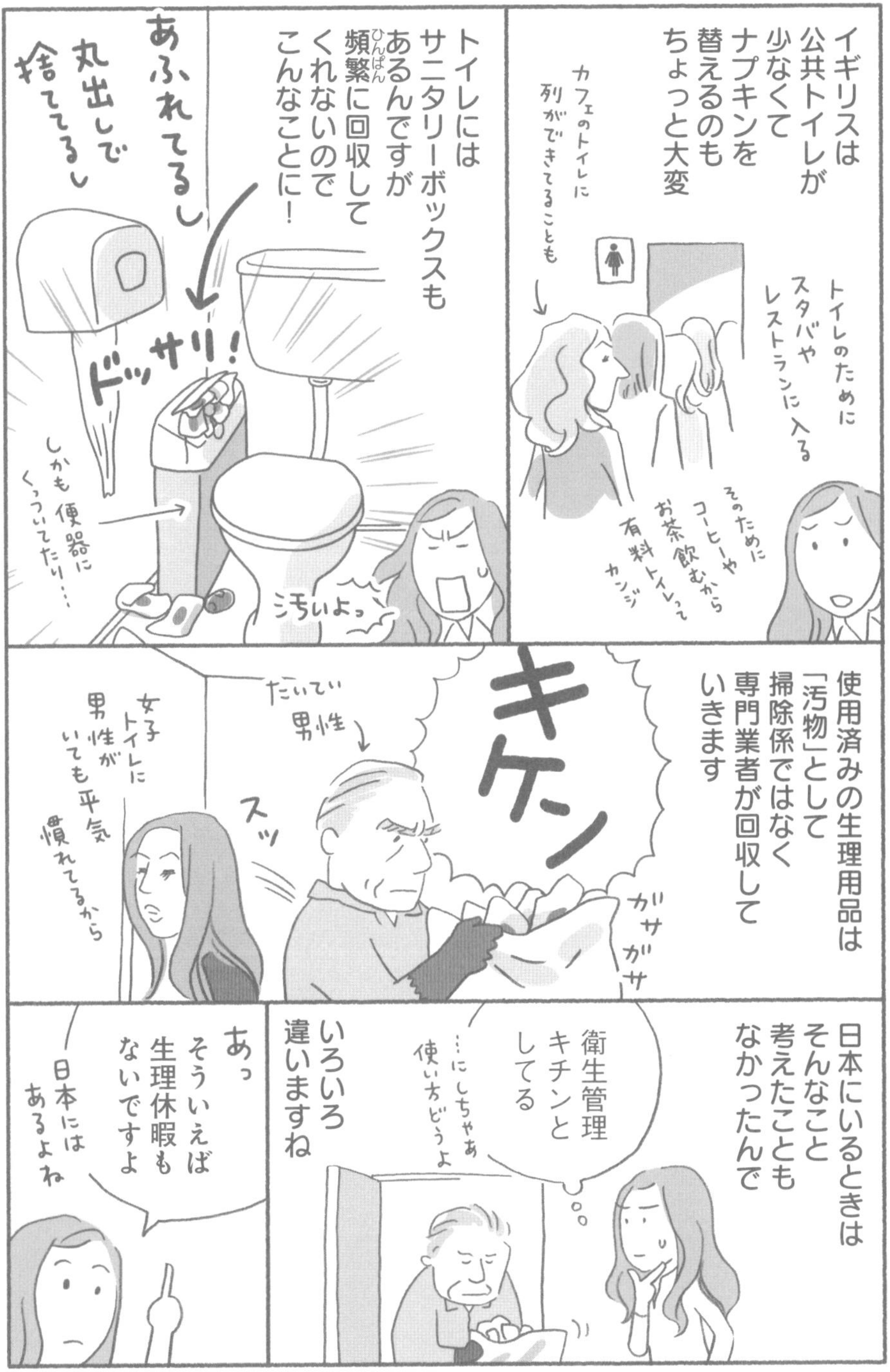
イギリスは公共トイレが少なくてナプキンを替えるのもちょっと大変
カフェのトイレに列ができてることも
トイレのためにスタバやレストランに入る
そのためにコーヒーやお茶飲むから有料トイレってカンジ
トイレにはサニタリーボックスもあるんですが頻繁《ひんぱん》に回収してくれないのでこんなことに！
あふれてるし
丸出しで捨ててるし
ドッサリ！
しかも便器にくっついてたり…
汚いよっ
使用済みの生理用品は「汚物」として掃除係ではなく専門業者が回収していきます
キケン
たいてい男性
女子トイレに男性がいても平気 慣れてるから
スッ
ガサガサ
日本にいるときはそんなこと考えたこともなかったんで
衛生管理キチンとしてる
…にしちゃあ使い方どうよ
いろいろ違いますね
あっ そういえば生理休暇もないですよ
日本にはあるよね

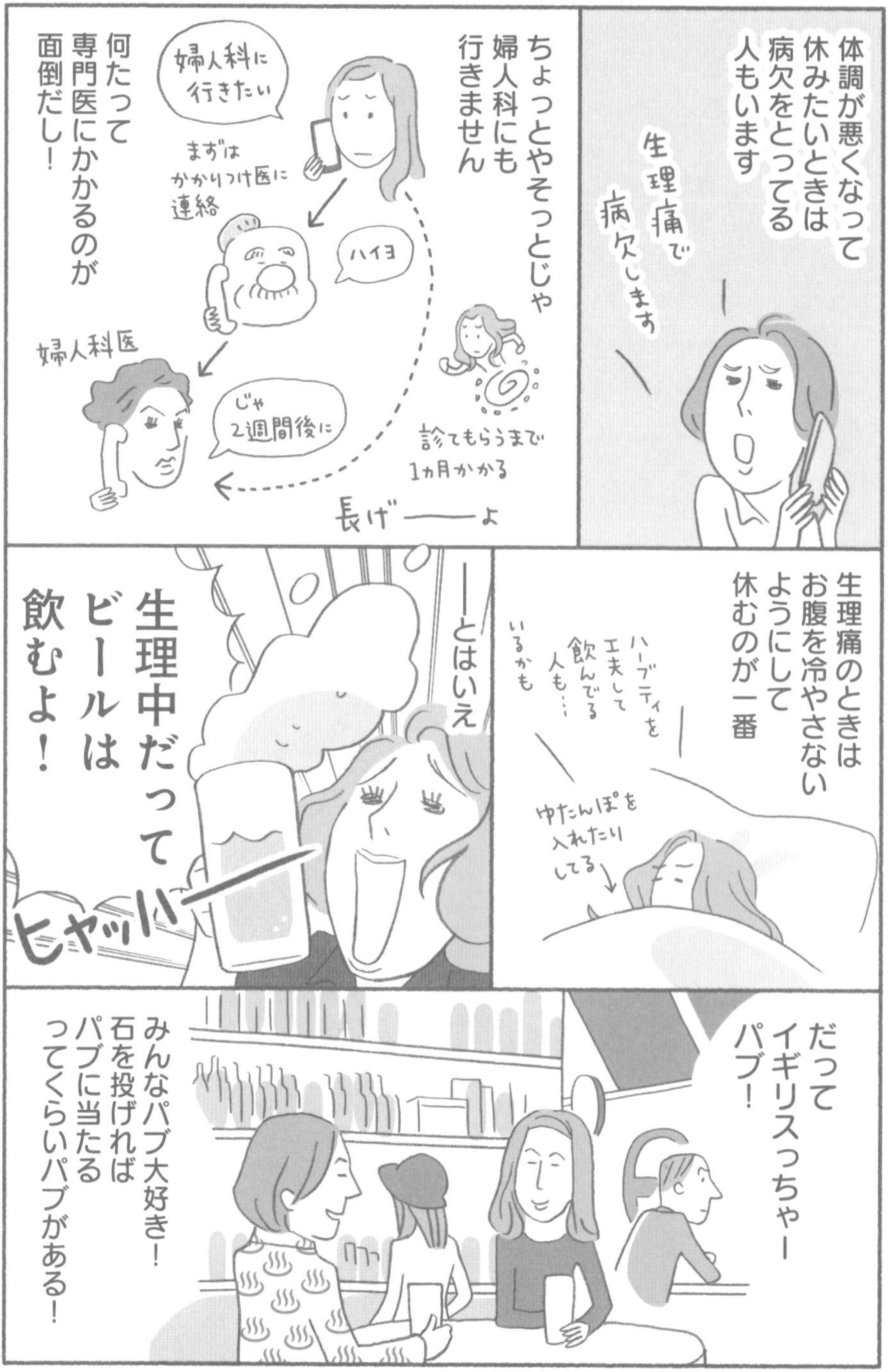

体調が悪くなって休みたいときは病欠をとってる人もいます
生理痛で病欠します
ちょっとやそっとじゃ婦人科にも行きません
婦人科に行きたい
まずはかかりつけ医に連絡
ハイヨ
婦人科医
じゃ2週間後に
診てもらうまで1カ月かかる
長げ——よ
何たって専門医にかかるのが面倒だし！
生理痛のときはお腹を冷やさないようにして休むのが一番
ハーブティを工夫して飲んでる人も…いるかも
ゆたんぽを入れたりしてる
——とはいえ
生理中だってビールは飲むよ！
ヒャッハー
だってイギリスっちゃーパブ！
みんなパブ大好き！石を投げればパブに当たるってくらいパブがある！

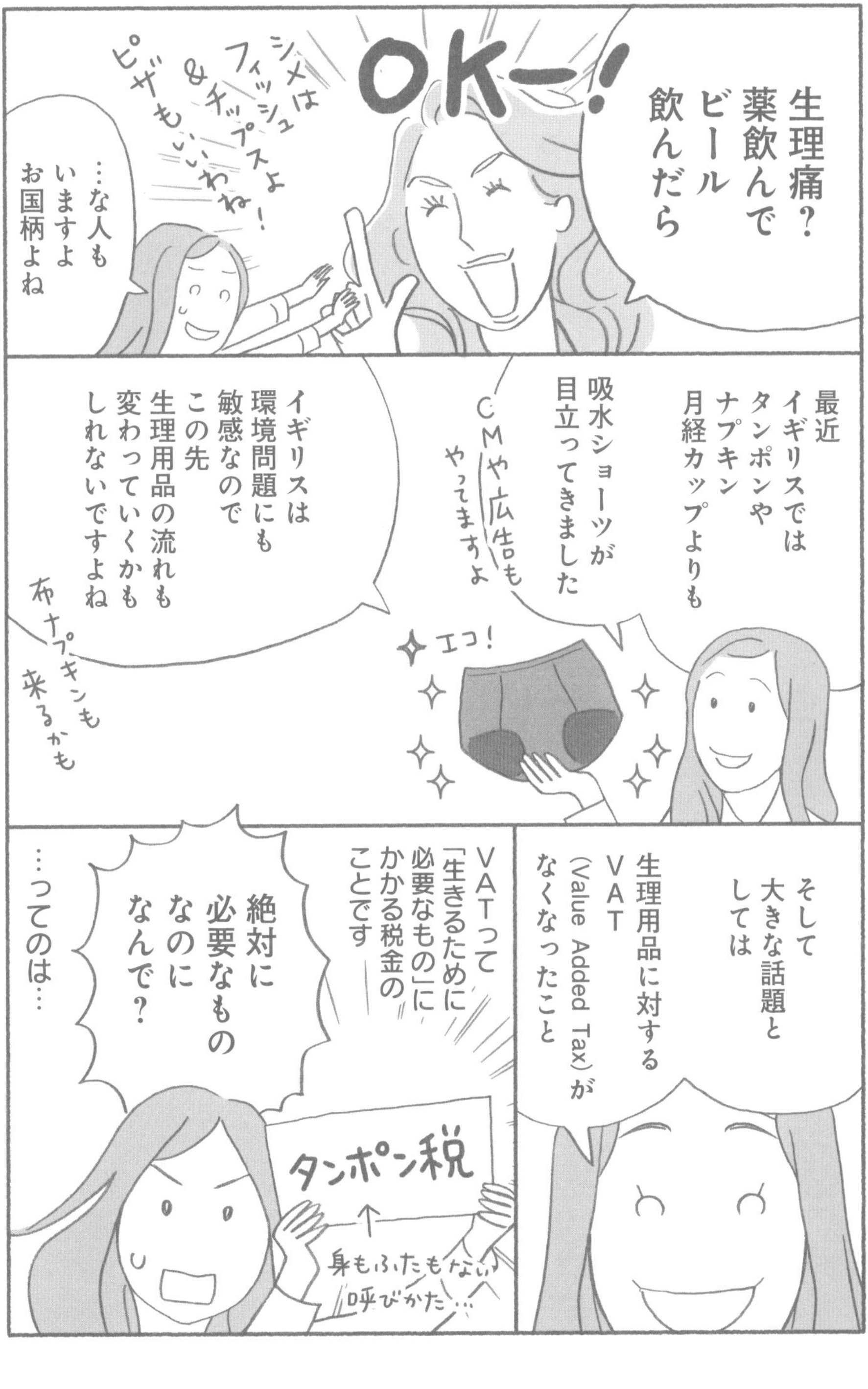
生理痛？薬飲んでビール飲んだら
OKー！
シメはフィッシュ&チップスよ
ピザもいいわね！
…な人もいますよお国柄よね
最近イギリスではタンポンやナプキン月経カップよりも
吸水ショーツが目立ってきました
CMや広告もやってますよ
エコ！
イギリスは環境問題にも敏感なのでこの先生理用品の流れも変わっていくかもしれないですよね
布ナプキンも来るかも
そして大きな話題としては
生理用品に対するVAT（Value Added Tax）がなくなったこと
VATって「生きるために必要なもの」にかかる税金のことです
絶対に必要なものなのになんで？
…ってのは…
タンポン税
↑
身もふたもない呼びかた…

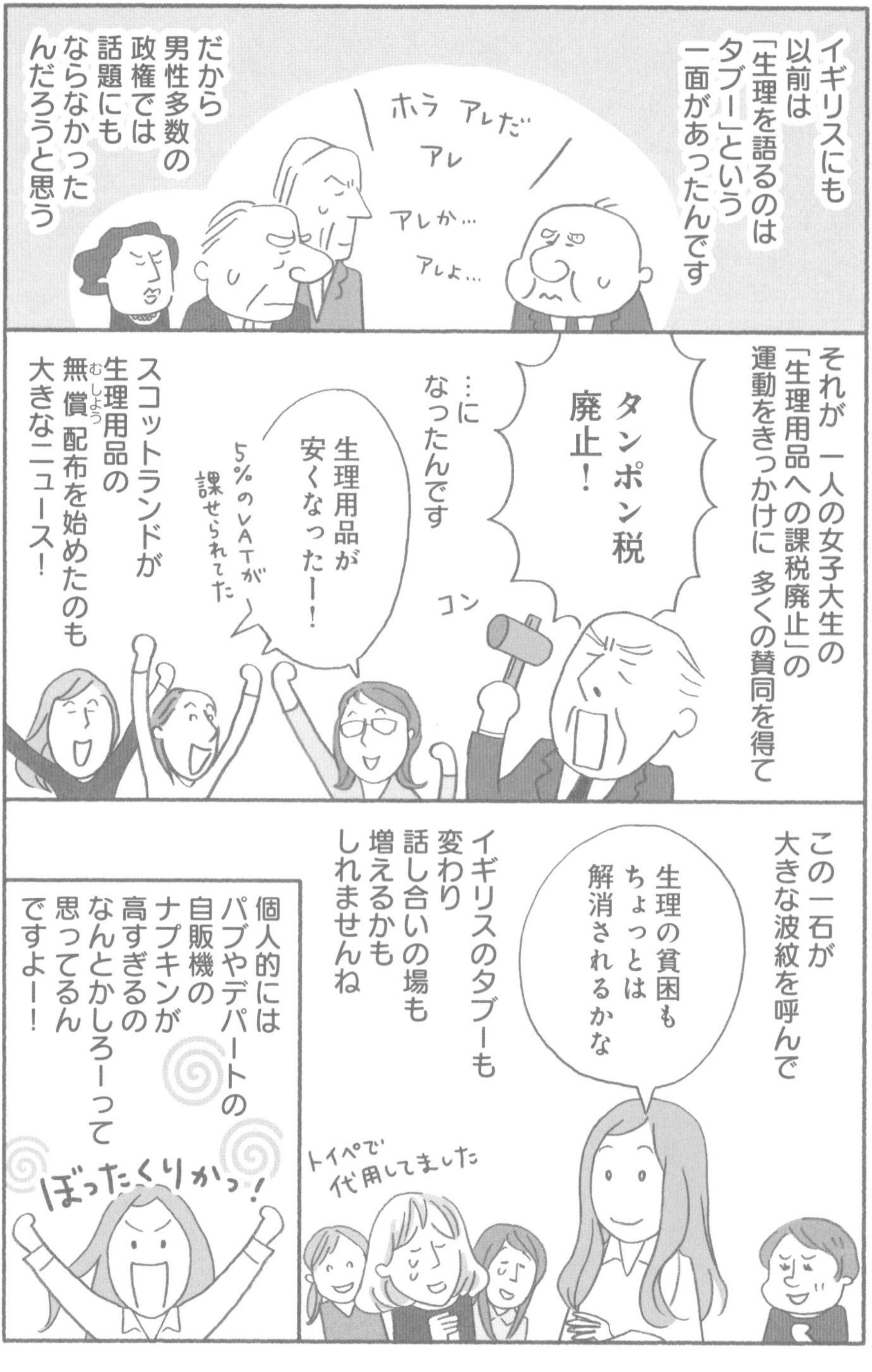

イギリスにも
以前は
「生理を語るのは
タブー」という
一面があったんです
ホラ アレだ
アレ
アレか…
アレよ…
だから
男性多数の
政権では
話題にも
ならなかった
んだろうと思う
それが 一人の女子大生の
「生理用品への課税廃止」の
運動をきっかけに 多くの賛同を得て
タンポン税
廃止！
…に
なったんです
コン
生理用品が
安くなったー！
5%のVATが
課せられてた
スコットランドが
生理用品の
無償《むしょう》配布を始めたのも
大きなニュース！
この一石が
大きな波紋を呼んで
生理の貧困も
ちょっとは
解消されるかな
イギリスのタブーも
変わり
話し合いの場も
増えるかも
しれませんね
トイペで
代用してました
個人的には
パブやデパートの
自販機の
ナプキンが
高すぎるの
なんとかしろーって
思ってるん
ですよー！
ぼったくりかっ！

コラム

SEIRI CAMP Coffee break
～国別生理事情～

生理用品をめぐる社会の対応

前のページのまんがに出てくる女子大生の運動がきっかけで、イギリスでは 11 ～ 18 歳の女子学生への生理用品の無償配布も始まっています。スコットランドでは、世界で初めて「生理用品を必要としているすべての人に無償提供」する法律を成立させ、ウェールズもこれに続きました。

フランスは「すべての大学生に生理用品を無償で配布する」、ニュージーランドは「学校で生理用品を無償で提供する」、韓国・京畿道は「18 歳未満の少女に生理用品の購入を支援する」など、若い世代向けの配慮が広がっています。

イギリスで「タンポン税」が廃止されたのは 2021 年ですが、生理用品を非課税としたのは 2004 年のケニアが最初です。その後、オーストラリア、カナダ、コロンビア、マレーシア、ニカラグア、ジャマイカ、ナイジェリア、ウガンダ、レバノン、トリニダード・トバゴ、アイルランド、インド、アメリカ（一部の州）など、税金を廃止する国が増えています。

日本では 2019 年秋に、当時大学 4 年生の谷口歩実さんが「生理用品を軽減税率(8％)対象にしてください！」と署名活動を立ちあげて、生理用品を買うのに苦労する「生理の貧困」に注目が集まるように。いくつかの区市町村で、生理用品の無償配布が始まるきっかけとなりました。

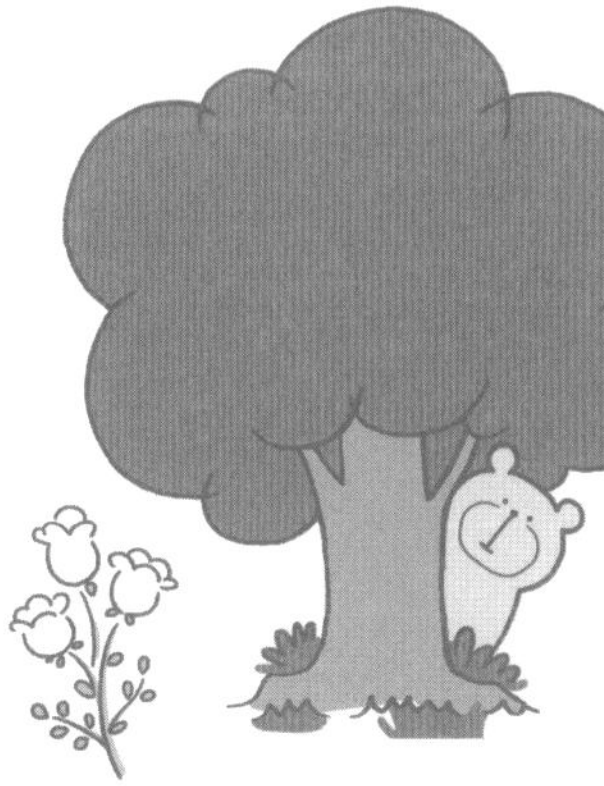

女性が出産への思いを募らせ……社会の仕組みの理不尽さを痛感できます。

テレビ東京で働きながら副業でまんが家もしている真船佳奈さんの『生理の“壁”～学校では教えてくれない性のトリセツ～』は、卵巣嚢腫《のうしゅ》と多嚢胞性卵巣症候群の手術など、自身の体験をふまえつつコミカルで情報満載なまんがです。

真船さんに作品にこめた思いを語っていただきました。

「『生理は“名前を言ってはいけないあの人”として扱われ、生理用ナプキンはヤバイクスリかのように取引される』――。私の描いたまんがのワンシーンですが、生理はかつてまさに禁忌でした。そんな生理を、みんなで語り合うような場にしたいと思い『生理の“壁”』を描き始めました。まんがで新しい生理用品を紹介するため、毎回自分の体を使って実験しています。今、人生で初めて、生理と本気で向き合っています。そして同時に、自分の体とうまく付き合えている気がします」

日本のクリエイターたちも、生理を真正面から取り上げ始めていますね。

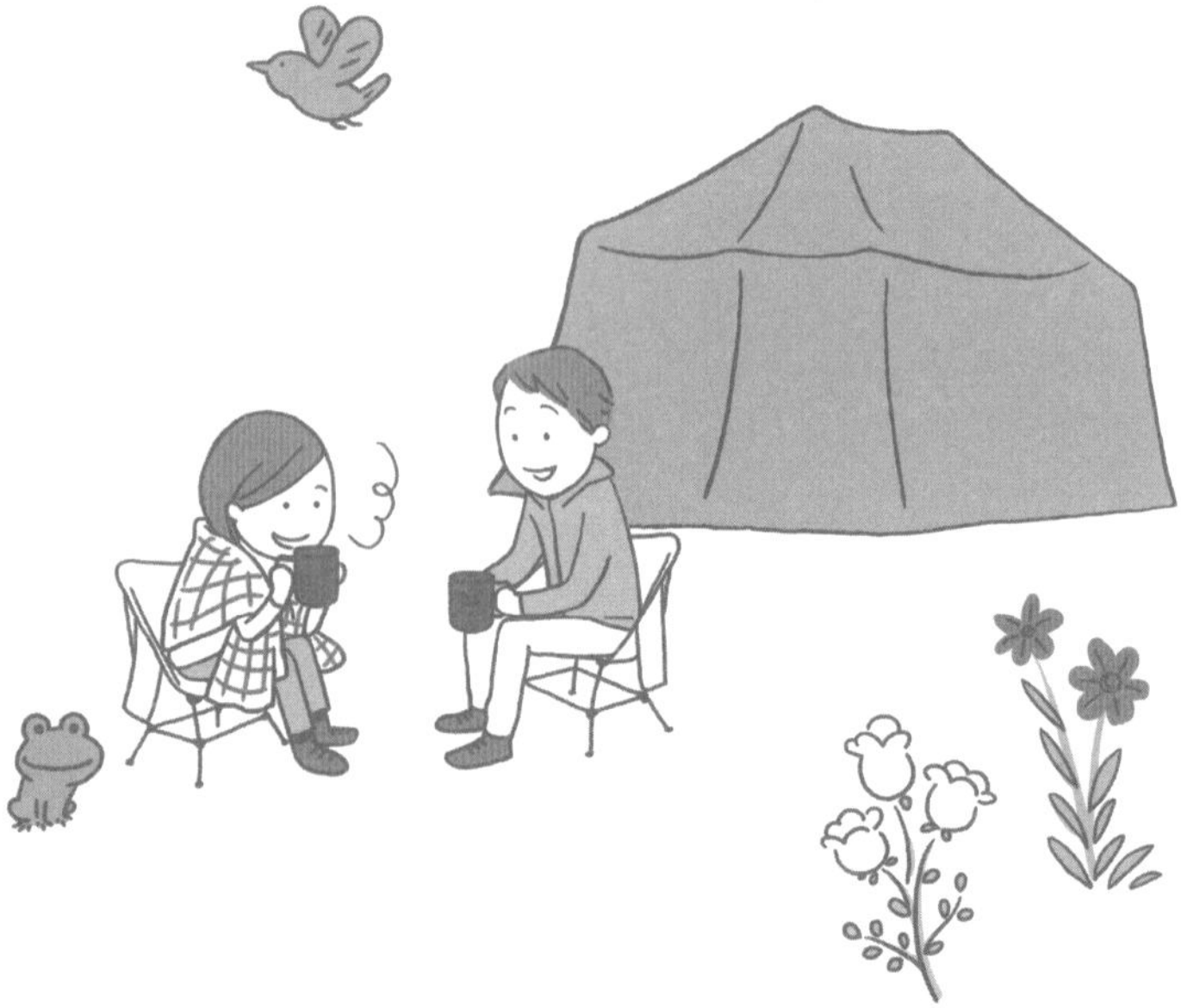

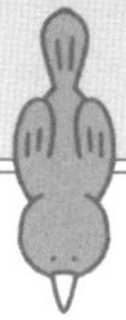

生理用品を扱うCMの変化

日本の生理用品CMはブルーやグリーンなど清涼感あるイメージで、吸水力や肌触りの紹介が中心ですが、海外では少しずつ変わり始めています。2017年にイギリスで、ナプキンのCMに経血のような赤い液体を用いて話題になりました。韓国では、生理中のつらさやイライラを口に出す女性を登場させ、インドでも、女性が持つ赤い風船から赤い液体が出てくるなど、CMでの表現はこれからさらに変化していきそうです。

生理をテーマとするエンタメ

インドでは、生理用品開発を目指す男性の奮闘を描いた映画『パッドマン　5億人の女性を救った男』（2018年）もあります。妻が雑巾なみに汚い布で生理の処置をしているのを知り、夫である主人公は清潔で安価なナプキンの開発を目指すことに。

でも、生理の話題がタブーとされるインドでは、周囲から奇異な目で見られ、妻すらも理解を示してくれません。孤独感に苛まれ、開発途中で技術的な問題に何度もぶつかりながらも、熱意と根性で乗り越えていく物語です。

映画監督の朴基浩さんが手がけた、生理についての女性の多様な声を届ける映画『LOOKING　FOR　THAT －アレを探して－』（2020年）は、東京ドキュメンタリー映画祭2020で上映されました。製作中、男性である朴さん自身も「生理を体験する」ため、トマトジュースをナプキンにたらして身に着けて生活してみたそうです。朴さんは、その後『乳がん、なう。』（2021年）という作品も発表しています。

LGBTQ＋の生理を描いた小説も。『ヒゲとナプキン』（乙武洋匡・著　杉山文野・原案／小学館）は、女として育てられ、現在は男として生きる主人公が、職場に過去を知られ、平穏な日常にさざなみが。私生活ではパートナー

インタビュー

オーサ・イエークストロムさん

漫画家

スウェーデンでは月経カップが人気、私も誕生日プレゼントにもらいました。

――スウェーデンでは、生理や性教育について授業で学びましたか？

中学生の頃に学びました。13歳くらいだったと思いますが、正直に言うとあまり覚えていないんです（笑）。性教育については2回くらいの授業で、男女は分けず、一緒に学んだ記憶があります。でも20年以上も前の話ですから、今はもっと変わっているかもしれませんね。

――生理のときの過ごし方や生理用品の選び方は、お母さんに教わりましたか？

生理そのものよりも、生理が始まった頃の体の変化について、すごく覚えています。最初に体の変化に気づいたのが胸でした。少し大きく痛くなって、「これって、ひょっとして癌《がん》とか病気？」ってすごく怖くなりました。でも、お母さんに話したら「大人になっていくだけだよ」って言われて、ほっとしました。そのあと、お母さんがきれいなブラジャーを買ってくれたんです。でも、胸がだんだん大きくなって、結局、2か月くらいしか使えなくて、とっても残念でした〜（笑）。

――日本に来たとき、スウェーデンと日本で、生理について何か違いに気づいたことはありますか？

実は、「ナプキン」という言葉について、結構困りました。英語では、「ｎａｐｋｉｎ（ナプキン）」は、レストランなどで使う食卓用のナプキンを指して、生理用ナプキンは「ｐａｄ（パッド）」と言うんです。

あるとき、突然生理が来たので、女性の友達に「パッドを買わなくちゃいけない」と言ったら、友達が「え、なんですか？」と。「パッドです」「え？」「だから、パッドです」「あ、ナプキン？」「いやいや、ナプキンじゃないですよ」って、もう、ぜんぜん通じなくて！　15分くらいコミュニケーションがとれませんでした（笑）。あとで、日本ではナプキンと言うことがわかって、すごく勉強になりました。

――日本の生理用品についての印象はいかがですか？

日本のナプキンは、普通に可愛いなと思いました。スウェーデンは、日本ほどナプキンの種類はない気がします。日本のナプキンはサイズが豊富で、とっても小さいものから大きいものまであるところが面白いです。「日本人の女性は体が小さいのに、こんなに大きいのをつけるの～!?」って、びっくりしましたから（笑）。また、一つずつラッピングされていて、ハイジーン（hygiene衛生）のことをすごく考えて作られていますよね。スウェーデンのナプキンは、袋を開けたらそのまま入っているんですよ。

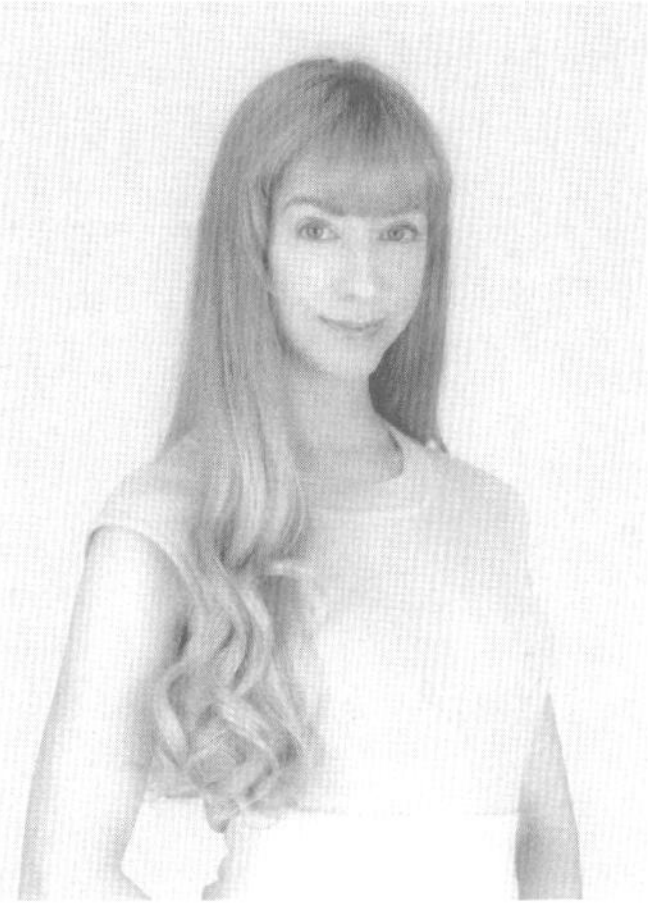

おーさ・いぇーくすとろむ
スウェーデン生まれ・東京在住の漫画家。2021年で在日10周年。著書に『北欧女子オーサが見つけた日本の不思議』1～5巻、『北欧女子オーサ日本を学ぶ』など。

ちなみに、タンポンも違います。日本のものはアプリケーターがついているので、手が汚くならないところがいいですね。スウェーデンのものはついていないので、手が汚れるのは、ちょっと苦痛です。

スウェーデン人は環境への意識が高いので、リサイクルできるという理由からも、最近はナプキンやタンポンより、月経カップのほうが人気です。私も誕生日プレゼントにもらったことがあります。まだ使いこなせていませんが……。

――日本で暮らしていてスウェーデン人と意識の違いを感じたことは？

日本人の男性とは、そもそも生理の話をしたことがありません。日本では、男性がいるところでそういう話はしないですよね。スウェーデンでは、私自身はお父さんとは生理の話をした記憶がないのですが、家族でドライブ中に「ナプキンを買いたいので、停まってもらってもいい？」くらいは、普通に話します。

自分のパートナーとも、普通に話題にしますが、ときどきびっくりするような質問をされるんです。「妊娠できる生理のサイクルはいつ？」とか。男性も、もっと女性の体について知っておいたほうがいいと本当に思います。ただ、私自身も、男性の体について詳しくないので、性教育が足りなかったと感じています。

——今、生理で悩んでいることはありますか？

私の場合、歳とともにだんだん生理の痛みがひどくなっていきますね。漫画家なので座り仕事が多いですが、生理になると、最初の1日は座るのも辛いので、だいたい横になっています。締切と重なってしまったら、がんばるしかない（笑）。

——生理中はこうしたほうがいいという習慣があれば教えてください。

スウェーデンに限った話ではないかもしれませんが、温めることと、痛み止めを飲むことです。小麦や豆の入った枕を電子レンジに入れて温めて、痛いところにあてます。あと、スウェーデンでは、生理痛がひどいときにピルをすすめられます。私も17～18歳頃から飲み始めて、来日するまではレギュラーで飲んでいました。でも、日本でどうやって手に入れればいいかわからなくて、面倒くさくなってピルを飲むのをやめてしまいました。

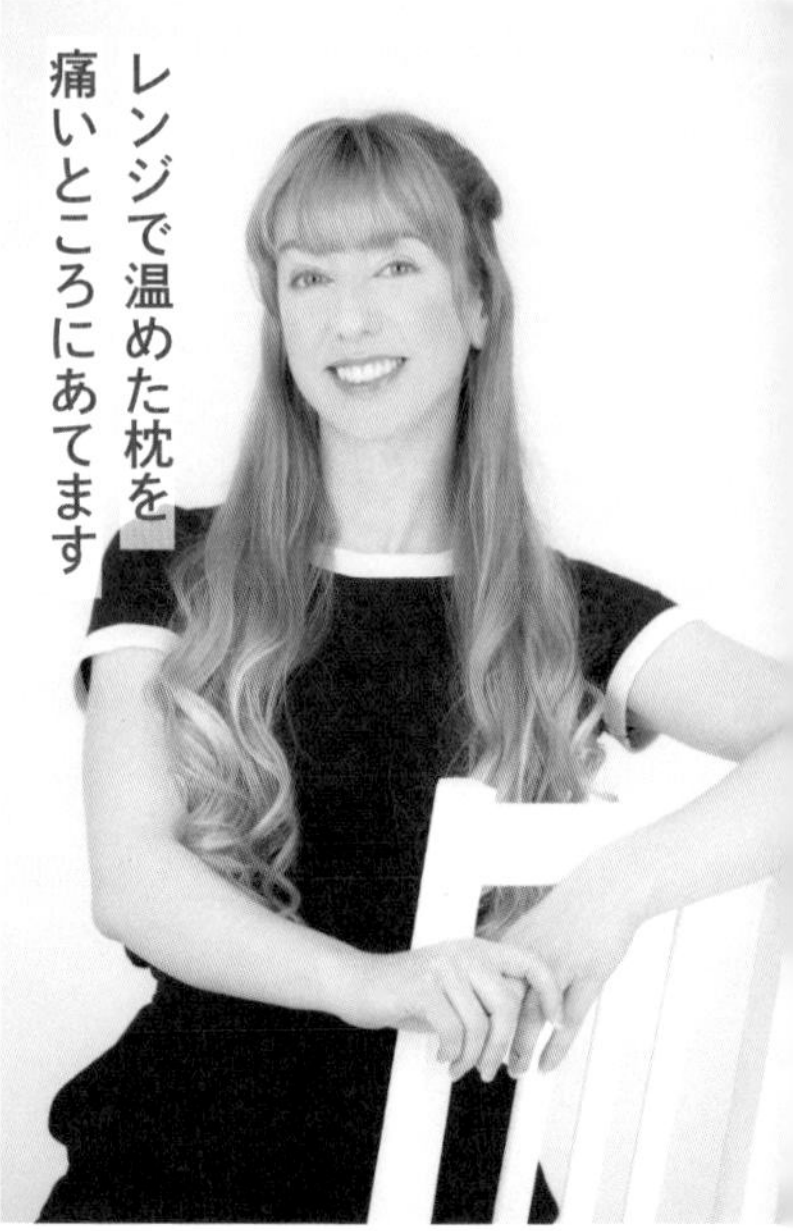
レンジで温めた枕を
痛いところにあてます

今、私が日本でたまに使うのはカイロです。洋服の上から貼って、温めています。

——日本では、初めて生理になるとお赤飯を炊いて家族で祝う風習がありました。スウェーデンでは生理にまつわる風習はありますか？

大人になったお祝いなんて、素晴らしいじゃないですか！　スウェーデンにもそういう文化があったらいいなあ～。ただ、日本ではもうあまり見られない習慣なんですか。それは少し、珍しいですね。昔はもっとオープンだったのに、だんだん恥ずかしくなって、なくなっていく……普通は逆のような気がしました。生理について、もっとオープンに話せる世の中になったらいいですね。

3章

アスリートは生理と どうつきあっているの?

大事な試合と生理が重なったら?　体調管理のコツは?

鈴木明子さん、川澄奈穂美さん、日本体育大学の須永美歌子教授に、種目別あるあるをお聞きします。

インタビュー

鈴木明子さん

プロフィギュアスケーター
元オリンピック日本代表

自分がいちばんいい状態でいられるよう たまには体を甘やかすのも、自然なこと

——現役時代、摂食障害が原因で生理が止まってしまったそうですね。

　初潮のときは、「ああ、きちゃったのか。これで選手として難しい時期がくるぞ」という感覚でした。生理がくる＝体重で悩むイメージがあって。海外の試合に出ると、みんな手足が長くてスタイルがいい。でも身長は変えられないし、変えられるのは体重だと思ってしまいました。

　高校生までは、親が食事管理をしてくれていましたし、毎朝走って体重が増えない努力をしていたんです。アスリートとしては浅はかなんですが、体を作るというよりは、女子高生にありがちな細ければいいやという考えで。

　大学生になって、一人暮らしを始めました。それまで「体型を保ててえらいね」と周りから褒められていたのが、強迫観念みたいになってしまって。自己管理ができないと見られるのが怖くて、より厳格に体重を気にするようになり、体重がどんどん落ちて、生理がこなくなりました。

　そこから2〜3年は生理がなかったと思います。レディースクリニックでは「体脂肪がある程度ないと生理はこないから」と言われて。ようやく生理がもどり、トレーニングを再開してからも不安定で、オリンピックに出ていた頃も、試合のシーズン半年間は生理がなかったんです。大きなストレスがかかったときは不順になりやすいですよね。私の場合はメンタル的な影響が大きかった気がします。

——生理がこないことをどう捉えていましたか？

　よくない考えなんですが、フィギュアの衣装を着ることにおいては、生理はないほうがいいんです。足を上げるときも気になりますし。むしろ、生理がこないことで、自分の体を追い込めている、試合への準備ができているという錯覚に陥ってしまって。本当はそこでまた病院に行くなどの対処をしなければいけなかったのに、放置し続けてしまいました。

おかしいということに気づけたのは、25歳を超えて、周りの友達が結婚や出産をするようになったからです。周囲の人生のステージが変わっていく中で、私も選手としての終わりが近づいて、次の人生を考えるようになりました。そこで、私の体は女性としてきちんとしているのだろうかと不安を感じたんです。

世界を目指す若い10代の選手にそれを感じろといっても難しいと思うんですよ。私自身もそうでした。でも、その先の人生の方が長いのに、未来に後悔を生んでしまうことは悲しいですよね。たとえば子どもが欲しいのに産めないなんてことになれば、がんばってきた選手時代を自分自身が認められなくなってしまう。

スポーツ選手に限らず、若い女性の無理なダイエットによる摂食障害の患者数、全然減りませんね。危険な考えだということが世の中に広まるといいなと思います。

——アスリートの目線で、どんな情報があるとよいと思いますか？

選手時代、コーチに生理のときは伝えていました。優しくしてほしいわけじゃなくて、今は動きが悪いけれど、生理が終わればまた動けるようになるとわかれば、トレーニングのスケジューリングがしやすいと思うので。もし試合と重なることがあっても、じゃあ淡い色の衣装は避けようか、みたいなことを話せるようになるので。自分の体の状況を知ってもらわないと、無理してケガにつながるかもしれないですから。

私自身はコーチが男性でも言える関係でしたが、言いづらい人もいるでしょうし、コーチとは別の角度からサポートできる女性がいることが大事かもしれません。私が所属していたスポーツクラブ（邦和スポーツランド）では、先生と選手である子どもたちと親を集めて、レディースクリニックの方を呼んで、生理について家庭でどうフ

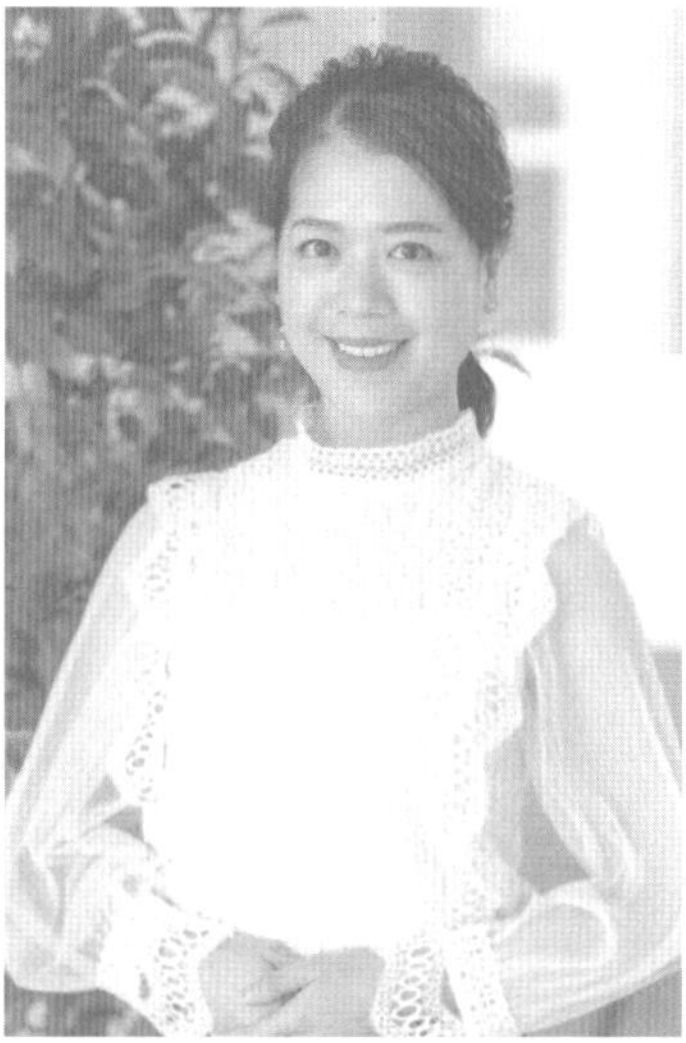

すずきあきこ
1985年愛知県生まれ。バンクーバー、ソチとオリンピックで2大会連続8位入賞。現在はプロフィギュアスケーターとしてアイスショー出演を軸に、振付師として国内・海外にて後進の指導にあたっている。

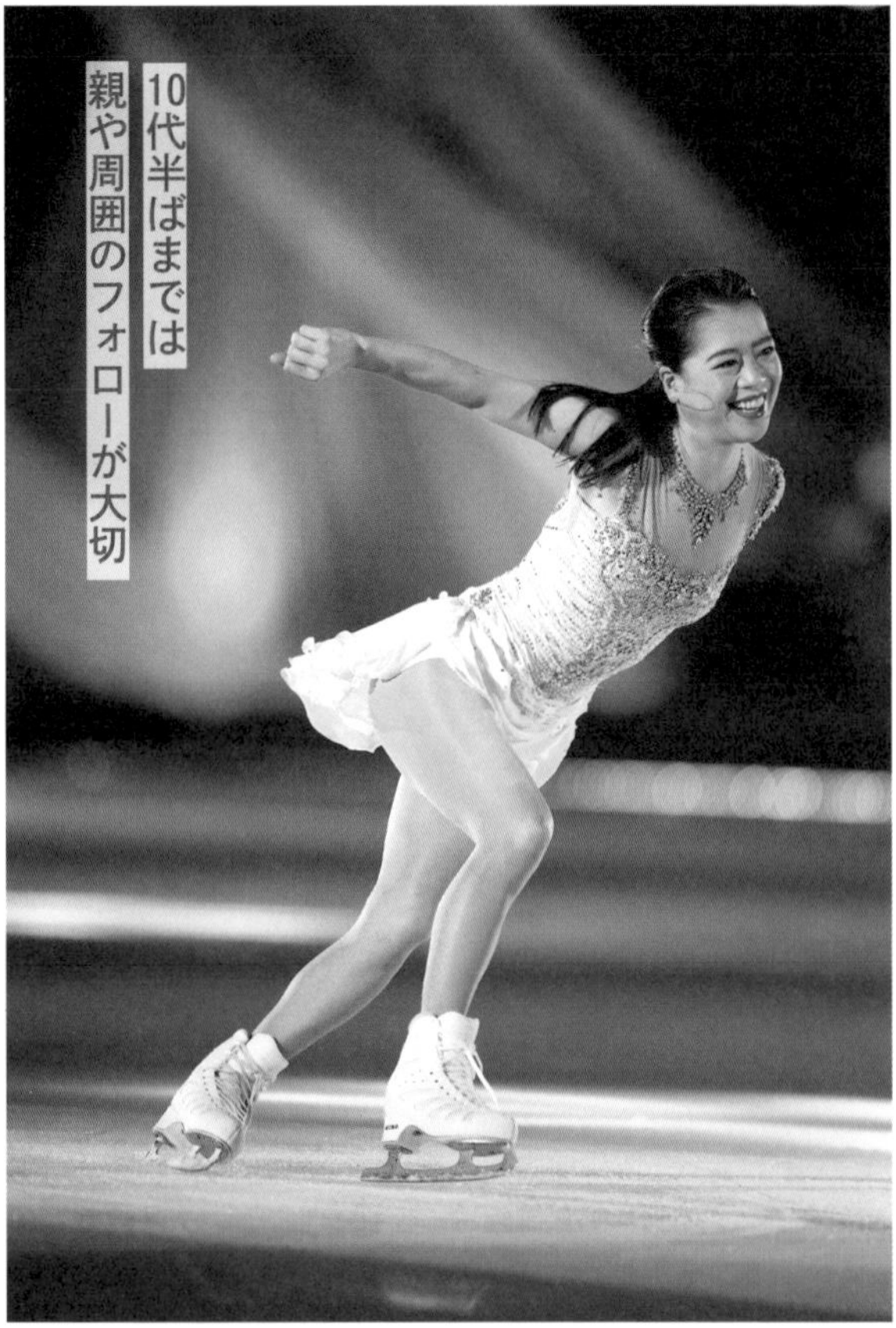

10代半ばまでは親や周囲のフォローが大切

ォローするか、生理の仕組みを伝える講習を開いています。10代半ばまでは親のフォローが大切です。

審美性を問われるスポーツに関しては、成長することが悪という考えがどこかにあって、極めようとするとどこかに犠牲が出てしまう……私みたいに体調を崩す選手が出てきてほしくないですし、世の中の認識も変わらなきゃだめだなと思い、積極的に発信を始めました。

――発信後、周囲の反響はいかがでしたか？

生理について話したことが記事になったとき、男性の友人からも「恥ずかしながら全然知らなかった」と言われました。日本ではオブラートに包んで話しますが、生理があるから子どもが生まれるわけだし、あって当たり前のものなので、オープンになればいいと思います。

以前、アイスショーの楽屋で、「なんで生理前ってあんなに食べたくなるんだろうね」とスケーター同士で話したことがあったんです。みんなもそうなんだって安心できるし、自分だけで抱え込むより周りの人と共有できるといいですね。

女性同士でも、母と子であっても、生理については本当に個人差があって、お互いのことはわからない。もっと気軽に話せるようになったらいいなと思います。

撮影・Masao Misaki (P85)　Nobuaki Tanaka (P86)

──鈴木さんご自身の生理の症状はいかがですか？

現役時代は、生理痛よりも排卵痛のほうがつらかったです。ふだんはナプキンで、演技をするときはタンポンを使用しています。引退後、オーガニックコットンのナプキンを使い始めたら、とてもよかったです。フィギュア選手は常に冷える環境にいるので、腹巻きをするなど冷え対策は非常に大事です。もし冷えに困っているのならば、試してみてほしいです。

──今の10代に伝えたいことはありますか？

私は半年に1回はレディースクリニックで定期検診を受けています。若い子はなかなか婦人科って行きづらいですよね。私は大学生のときに行くことになりましたが、最初はやはり怖かったです。

でも、気づかないうちに子宮周りにトラブルができていたらもっと怖いなと思って。もし何か不安があるのであれば、先送りしないで、相談できるお医者さんを作っておいてほしいです。

大学生で一人暮らしを始めた子なら、家のことも全部自分でやらなきゃいけないし、最近はコロナの影響もあって友だちには会えないし。そういう周りのことが生理に影響しやすいと思うので、生理周期をアプリでメモするだけでもいいし、自分の体に興味をもつようにしておけば、ちょっとした変化にも気づけると思います。

今のつらい時期を超えたら楽になるなとか、今はイライラする時期だから人を会う用事をずらそうとか、うまく自分の体と付き合えるようになるといいですね。

好きなものを食べて、眠いときは寝て、と自分を甘やかす時期を作ってあげたほうが、体にとっても自然だと思います。甘やかしたあとは、がんばるぞってメリハリがあれば問題ないと思います。

これまでの経験を経て、私は「どうしたら自分がいちばんいい状態でいられるか」を常に考えるようになりました。こうじゃなきゃ自分はよくなれないって固執してしまうと、違う状況のときにだめだと感じてしまうので、余裕も必要だなと思います。少しのほころびがあっても対応できるように、心にゆとりをもって体と向き合ってほしいですね。

インタビュー

川澄奈穂美さん

プロサッカー選手
（2011年FIFA女子W杯
優勝メンバー）

実は私、生理1日目、2日目の方が体の調子がいいんです。珍しいタイプだと思いますが。

——女子サッカー選手の生理事情についてお聞かせください。

タンポンを使っている選手が多い印象があります。でもタンポンが苦手でナプキンを使っている選手もいるというのが実情ですね。試合中、ハーフタイムで交換するというのは普通にあります。

私は今でこそピルを飲んでいますが、それまでは経血の量も多く、タンポンとナプキン両方しても間に合わないくらいのときもありました。白いユニフォームだと気が気じゃない、は女子サッカー選手あるあるですね。INAC《アイナック》神戸にいたときは、ホームのユニフォームが赤だったので、生理中の選手が「ホームゲームでよかった」と。

スポーツ選手って貧血気味のことが多いですし、生理中は特に貧血がひどくなるという選手もいます。練習に出られないくらいつらいという人も。

ロンドンオリンピックの決勝戦の前、チームメイトの熊谷紗希選手が散歩中に生理痛で急に倒れて救急車で運ばれてしまったんです。病院についたらすーっと痛みが引いたそうで、その後、普通に決勝戦を戦えました。

緊張とかメンタル面の影響もあったかもしれませんが、4年に一度の大舞台のときに、コンディションが最悪ってこともありえるということですよね。

——選手同士で生理についての情報交換はしますか？

ロッカールームには女性しかいないので「生理だから体が重いわー」とかみんなフランクに話していますね。

ただ、コーチなどの指導者には男性が多く、そこまで気が回らないというのが、女性スポーツの課題のひとつかなと考えています。

私は今、アメリカのリーグでプレーしていますが、自分の体調を毎朝フィジカルスタッフに伝えるアプリがあって、そこに睡眠時間や今日の気分や体の調子を記入するんです。その中に「今、生理中ですか？」という項目があって、スタッフに自分の状況を伝えることができるんです。私みたいなずぼらな選手は自分ではやらないので、こうしてチームでやってくれると習慣にもなりますし、小さな体調の変化にも気づけていいなと思います。

――アメリカで選手生活を続ける中で、食事や体調の管理はどうしていますか？

基本的に自分で食事は作ります。最初はシアトルのチームに所属していて、日本食が買えるスーパーが練習場の近くにありましたが、今いるニュージャージーは日本食のスーパーが遠いので、普通のスーパーで買える材料で工夫して作っています。今はもうこちらの食生活に慣れて、そんなにストレスは感じないですね。

生理用品は、実はアメリカのものは買ったことがないんですよ。10代の頃、初めて遠征でアメリカに行ったときに、飛行機にあった生理用品が大きくてぶ厚くて衝撃を受けたんです。今はそんなことはないと思うんですが、その印象が強すぎて日本のものを買って持ってきています。

でもチームのロッカールームには必ずタンポンなどが置いてあって、自分のがないときに使ったことがありますが、当たり前なんですが日本のものと同じような感じでした（笑）。

最近は月経カップが気になっています。生理用品って毎回買わないといけなくてお金もかかりますよね。コストの点でも魅力的に感じています。

――ピル服用のきっかけと、その後の変化について教えてください。

私は、２０１１年から始めました。日本代表チームのチームドクターだった松田先生（西別府病院の松田貴雄さん）から、ピルについて詳しくお話を聞けたことがき

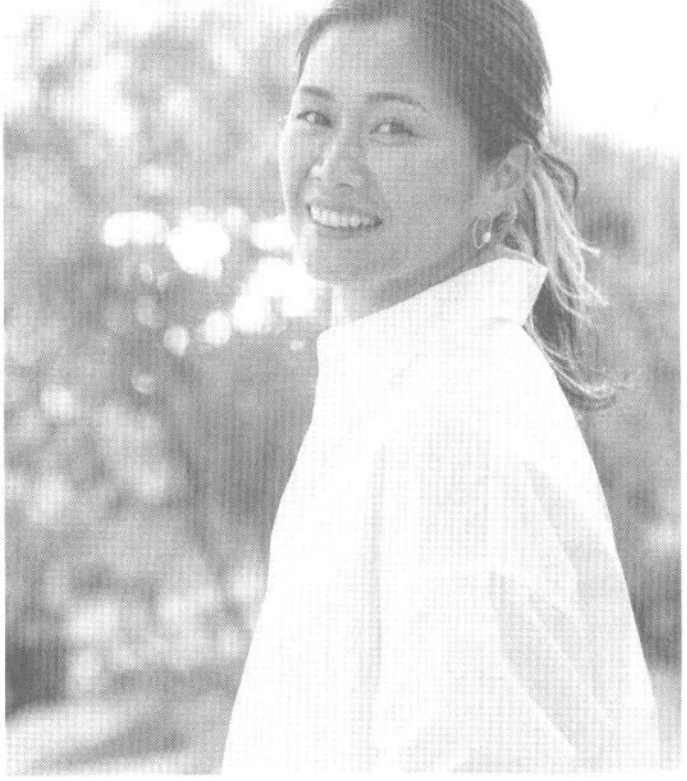

かわすみなほみ
1985年神奈川県生まれ。日本体育大学からINAC神戸レオネッサに入団。日本代表としてW杯、ロンドンオリンピックに出場し、チームとして国民栄誉賞を受賞。2014年より活動の場をアメリカに移し、現在はゴッサムFC在籍。

つかけです。そもそも私はプレーに大きな支障が出るほど生理がつらかったわけではなかったのですが、けっこう根性論タイプで、生理痛があっても痛み止めを飲んだ

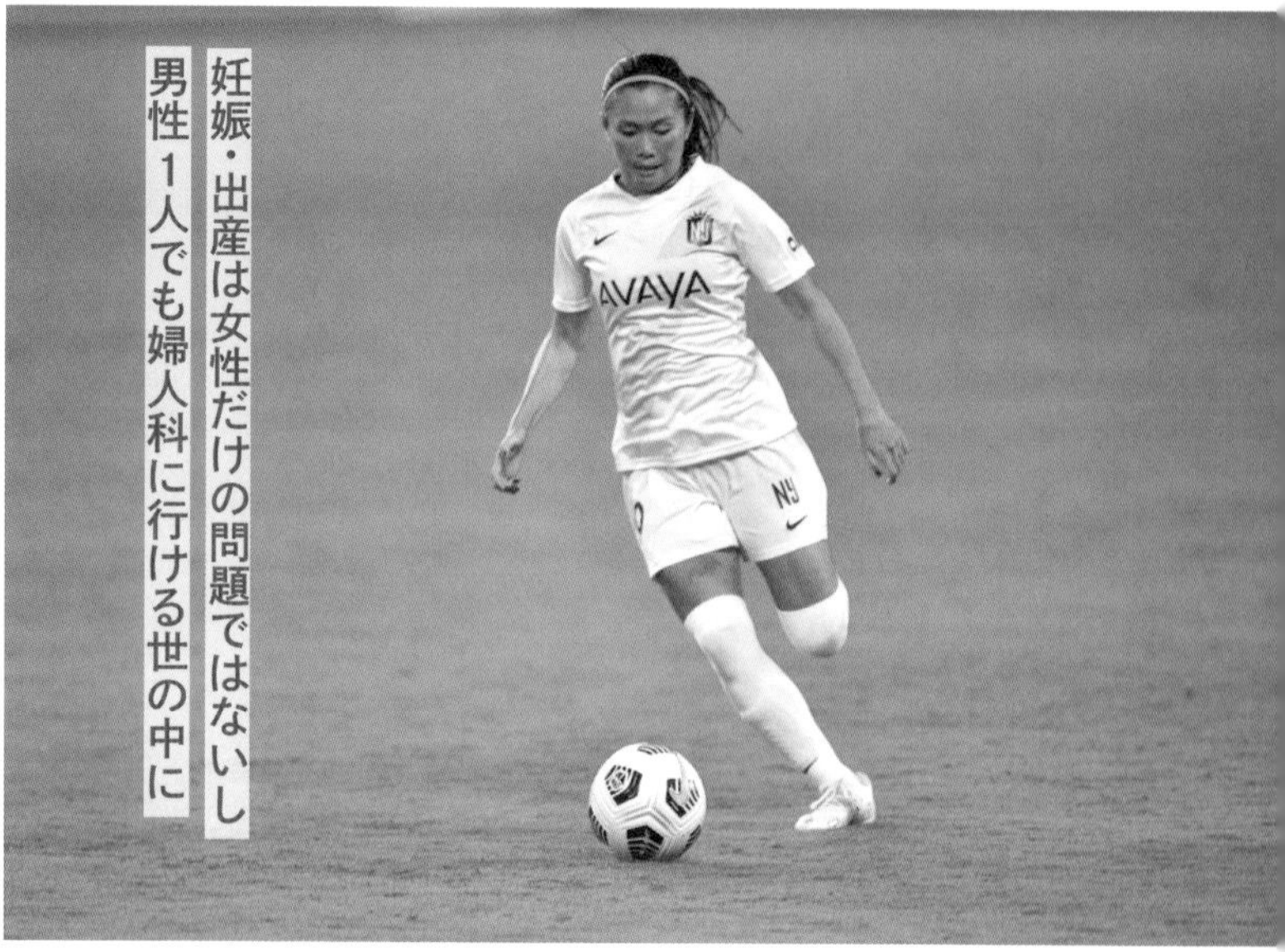
妊娠・出産は女性だけの問題ではないし
男性1人でも婦人科に行ける世の中に
AVAYA

ことが一度もないんです。でも、生理痛は子宮の病気にもつながると聞いて、経血の量も多かったので、試してみようと思いました。

実際に飲み始めてからは、経血の量がすごく減って、生理痛もなくなり、こんなに楽なんだって実感しています。何より、月経の周期をコントロールできるというのがすごく利点でした。やはり試合の日とかぶるのはすごく嫌ですし、生理用品をつけるわずらわしさや、荷物が増える……そんなメンタル面でも助けられています。

薬には抵抗がある方でしたが、ピルについて理解できたことで、マインドが変わりました。実際にピルが合わなくて服用を続けられなくなった選手もいますし、副作用についてもドクターにしっかり聞いて、納得できてから始めました。合うか合わないかは人それぞれなので、まずは相談をすること。そしてピルにもいろんな種類があるので変えてみることもできます。そういったことを話せるドクターがいると心強いですよね。

実は私は生理の1日目、2日目のほうが体の調子がいいんですよ。生理自体は嫌なんですが、体がめちゃくちゃ動くんです。珍しいタイプだと思うんですが。サッカー選手で1人だけ同じ感覚の選手に出会ったことがあり

ます。生理じゃないときの「体が軽い」という感覚とも少しちがって、体が浮いているような感じというか……。

松田先生がおっしゃるには、女性は生理中に体が弱くなる、ゆるくなるというのはあるみたいです。サッカー選手には、膝の前十字靱帯を断裂する怪我が多いんですが、それが生理中に起きる確率が高いのではないかといった研究もされているそうです。

イギリスのチェルシーのチームにいる友人の選手に聞いた話では、そのチームでは生理周期に合わせたトレーニングをしているそうなんです。そういう点ではヨーロッパは進んでいるなと感じますね。

――初潮を迎えたときのことは覚えていますか？

最初は茶色っぽいものが出たくらいで、その後半年くらいは何もなく。その後、友だちの家に泊まりにいったときに生理になって、あわてたのを覚えています。そのときは言い出せずにトイレットペーパーで応急処置をしましたね。どのタイミングで親に伝えたかは、忘れちゃいました。

――日本の性教育や生理事情はアメリカと比べるとどうでしょうか。

アメリカはピルが浸透しているので、何かしらのフィジカルチェックをするときに「ピル飲んでいるの？」という会話が普通にありますね。日本では処方してもらえるのが3か月分までのところが大半で、3か月ごとに病院に通わないといけないですし、まだまだ手を出しづらいのが現状だと思います。

そもそも「産婦人科」という名前を変えた方がいいんじゃないかとも思うことがあります。妊娠・出産することだけが産婦人科の役割ではないし、生理やピルについても相談できる場所だよという認識になるといいですよね。出産・子育ては女性だけの問題ではないですし、男性が1人でも行けるくらいになればいいなあと感じています。

性教育は人間全員が知っておく必要があることだと思います。日本の義務教育をうまく活用してほしいです。学校の先生が話しづらいのであれば、外部から講師を呼べたらいいですよね。外部の講師の方が生徒も質問しやすいかもしれないので。タブーじゃないんだよという姿勢を大人が子どもたちに伝えて、その子たちが大人になって……というサイクルをスタートさせたいです。

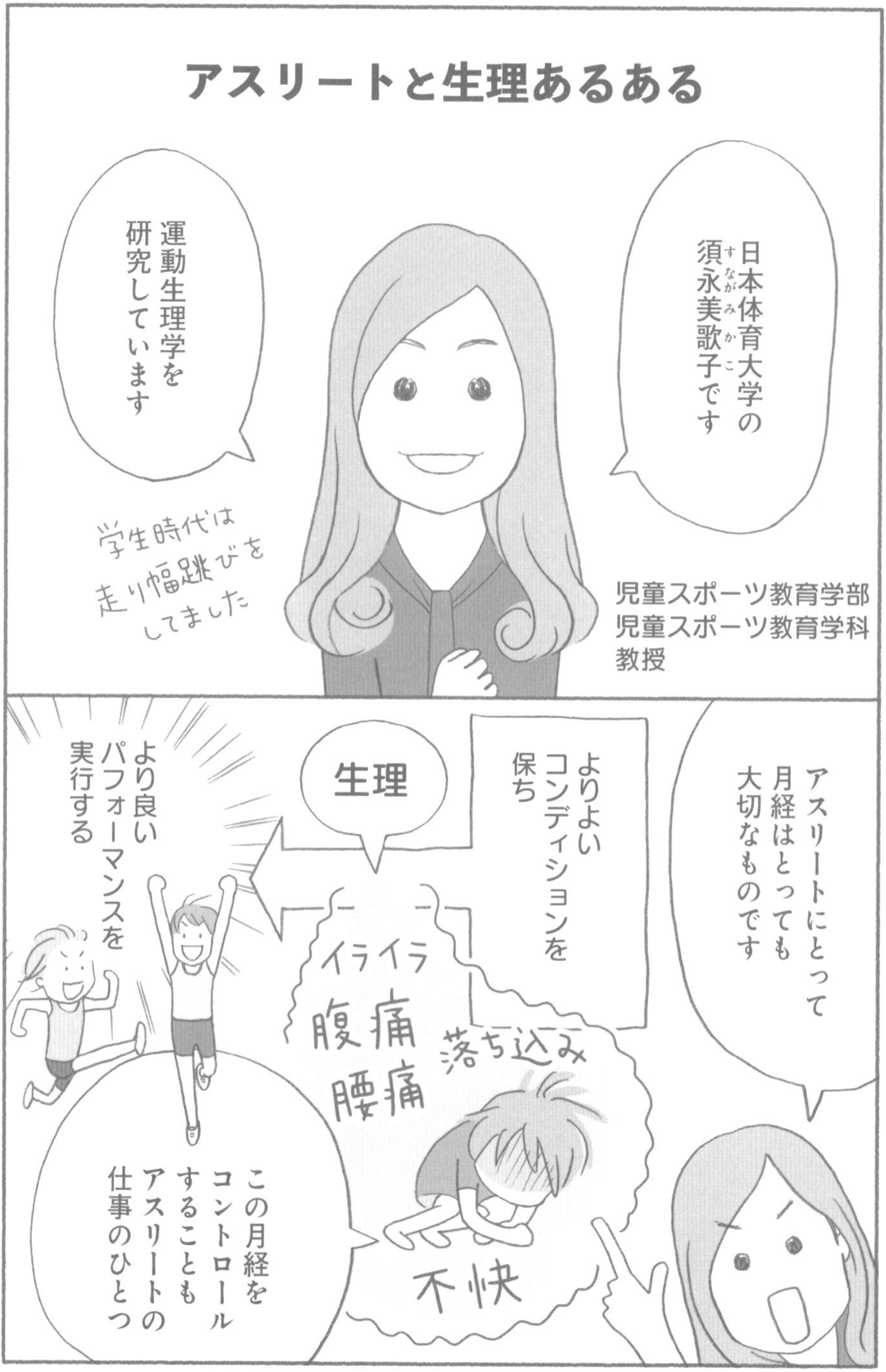
アスリートと生理あるある
日本体育大学の須《す》永《なが》美《み》歌《か》子《こ》です
児童スポーツ教育学部
児童スポーツ教育学科
教授
運動生理学を研究しています
学生時代は走り幅跳びをしてました
アスリートにとって月経はとっても大切なものです
よりよいコンディションを保ち
生理
イライラ
腹痛
腰痛
落ち込み
不快
より良いパフォーマンスを実行する
この月経をコントロールすることもアスリートの仕事のひとつ

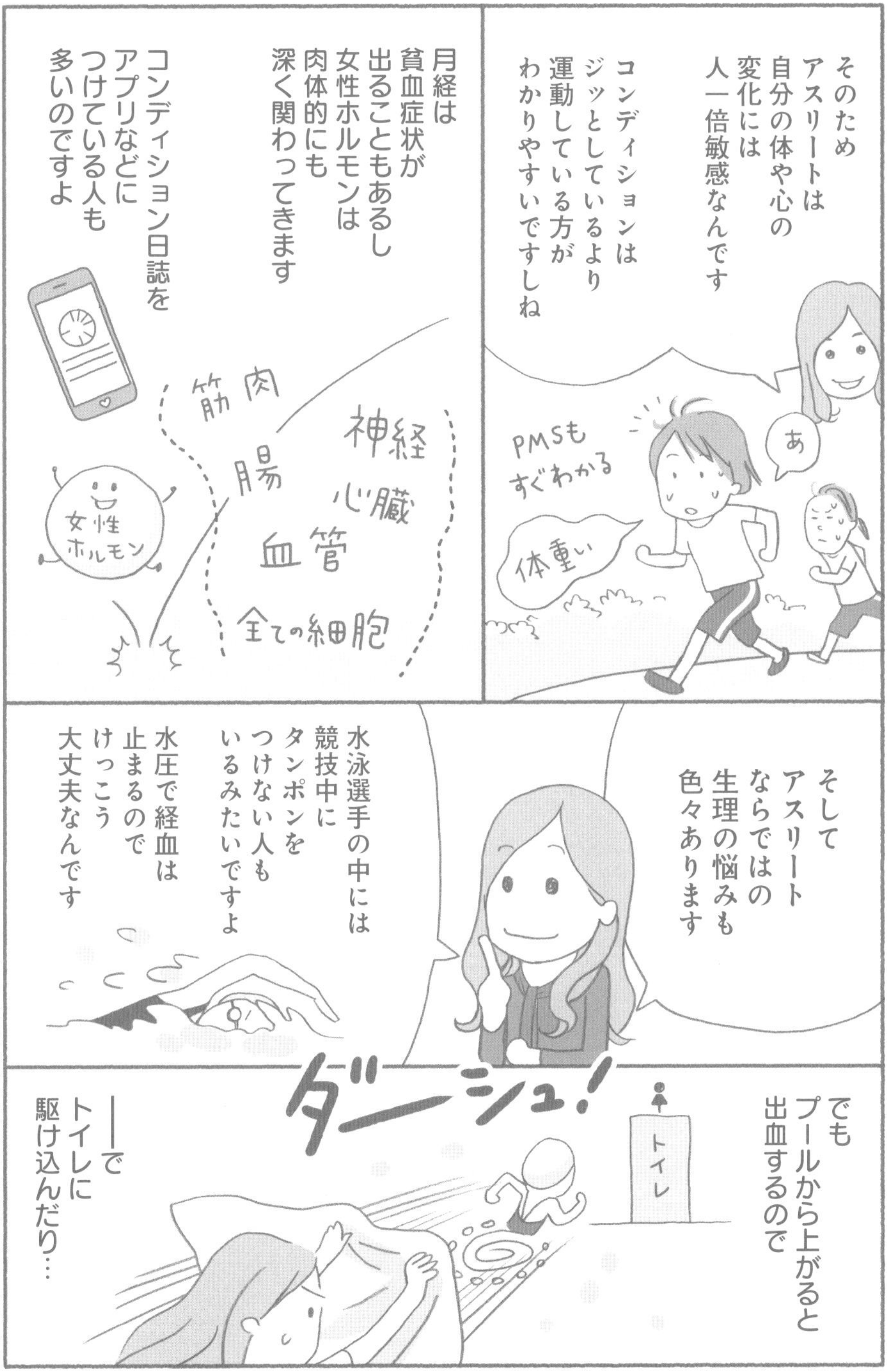
そのため アスリートは 自分の体や心の 変化には 人一倍敏感なんです
コンディションは ジッとしているより 運動している方が わかりやすいですしね
あ
PMSも すぐわかる
体重い
月経は 貧血症状が 出ることもあるし 女性ホルモンは 肉体的にも 深く関わってきます
コンディション日誌を アプリなどに つけている人も 多いのですよ
筋肉
神経
腸
心臓
血管
全ての細胞
女性ホルモン
そして アスリート ならではの 生理の悩みも 色々あります
水泳選手の中には 競技中に タンポンを つけない人も いるみたいですよ
水圧で経血は 止まるので けっこう 大丈夫なんです
でも プールから上がると 出血するので
ダーシュ!
トイレ
――で トイレに 駆け込んだり…

生理で腹痛と腰痛があって
練習するのがとてもツライのです…

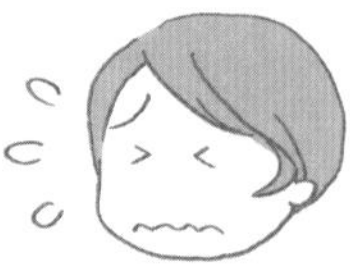

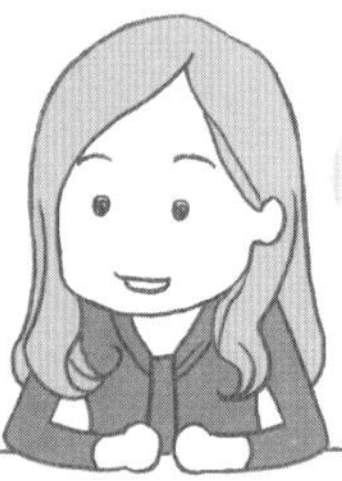

月経痛は
人によって全然
違いますよね

痛みや鈍痛
頭痛・腰痛

中でも
月経によって
日常生活に支障が
出るものを
「月経困難症」
といいます

月経痛が起こる仕組み

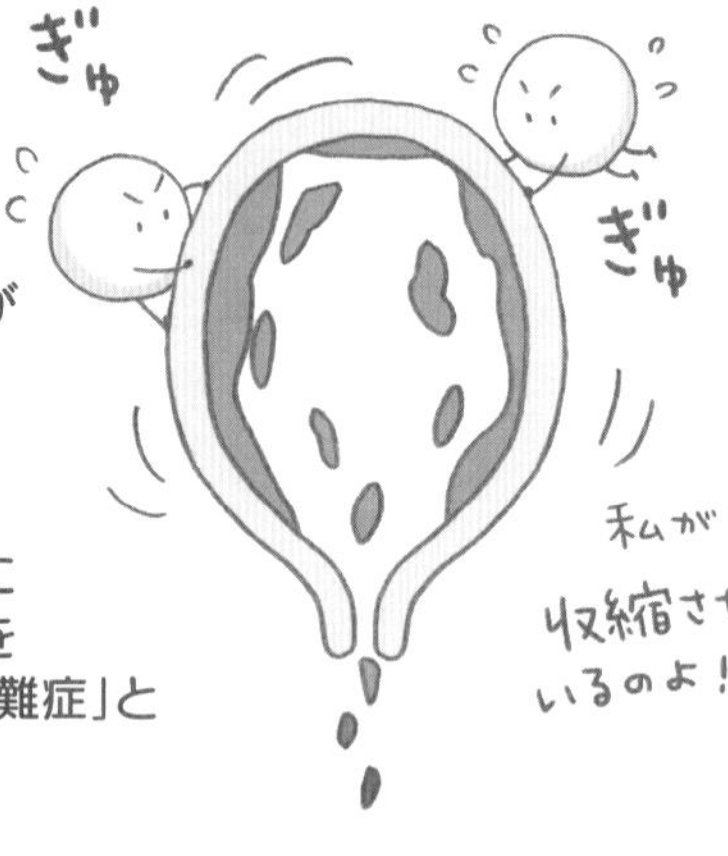

ぎゅ
ぎゅ

ひとつは
経血を押し出そうと
子宮を収縮させるのが
痛みの理由です

他にも
冷えやストレス
ホルモンの変化の
ためにに起こる不調が
原因なことも

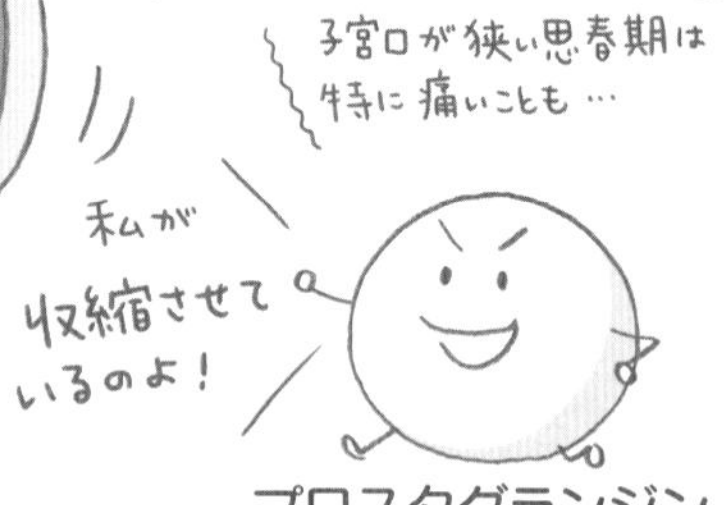

子宮口が狭い思春期は
特に痛いことも…
私が
収縮させて
いるのよ！

プロスタグランジン

このように
病気がないのに
起こる月経痛を
「機能性月経困難症」と
いいます

機能性月経困難症	器質性月経困難症
・プロスタグランジンの分泌が多く子宮の収縮が激しい ・子宮の出口が狭く経血が出にくくなるため子宮の収縮が激しい	・子宮内膜症や子宮筋腫などの病気の可能性もあり！

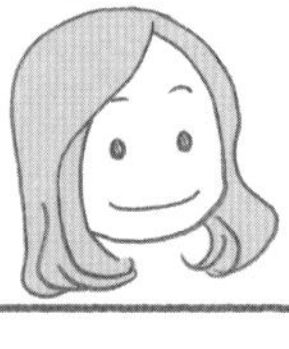

婦人科を受診してみてください！
鎮痛剤やホルモン剤による治療もあります

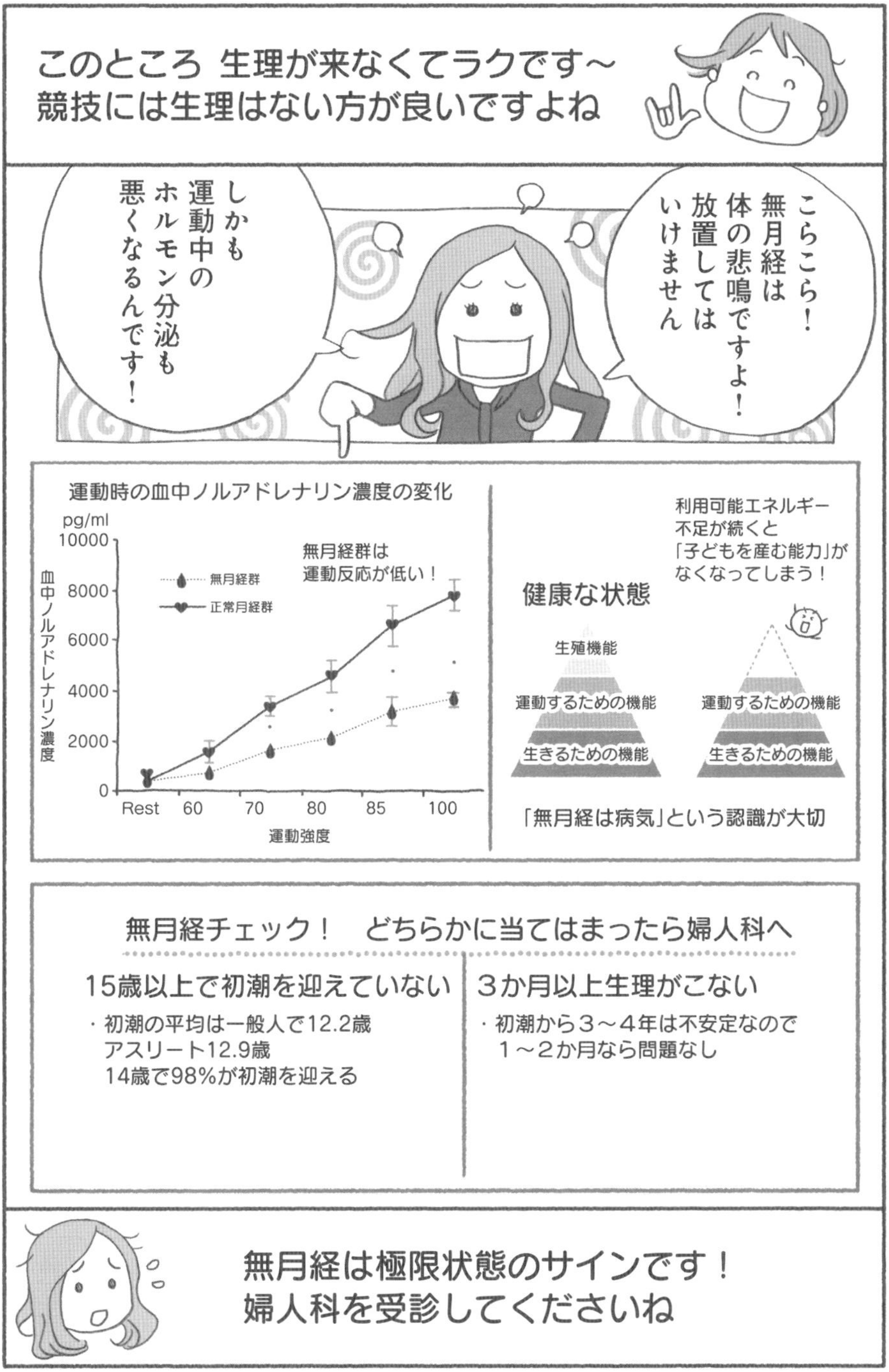
このところ 生理が来なくてラクです～
競技には生理はない方が良いですよね
こらこら！無月経は体の悲鳴ですよ！放置してはいけません
しかも運動中のホルモン分泌も悪くなるんです！
運動時の血中ノルアドレナリン濃度の変化
pg/ml
10000
8000
6000
4000
2000
0
血中ノルアドレナリン濃度
無月経群
正常月経群
無月経群は運動反応が低い！
Rest
60
70
80
85
100
運動強度
利用可能エネルギー不足が続くと「子どもを産む能力」がなくなってしまう！
健康な状態
生殖機能
運動するための機能
生きるための機能
運動するための機能
生きるための機能
「無月経は病気」という認識が大切
無月経チェック！　どちらかに当てはまったら婦人科へ
15歳以上で初潮を迎えていない
・初潮の平均は一般人で12.2歳
アスリート12.9歳
14歳で98%が初潮を迎える
3か月以上生理がこない
・初潮から3～4年は不安定なので
1～2か月なら問題なし
無月経は極限状態のサインです！
婦人科を受診してくださいね

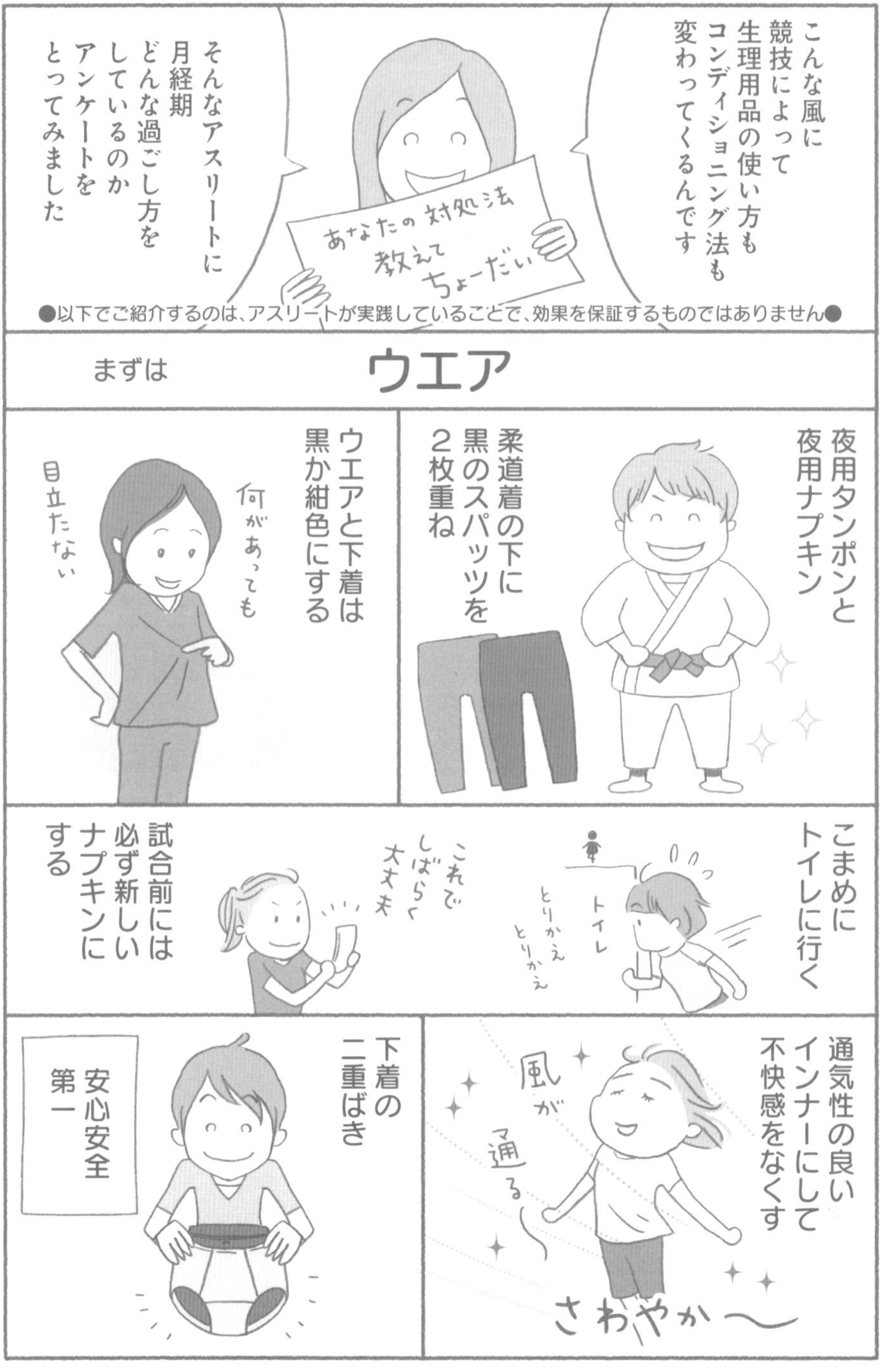

こんな風に
競技によって
生理用品の使い方も
コンディショニング法も
変わってくるんです
あなたの対処法
教えて
ちょーだい
そんなアスリートに
月経期
どんな過ごし方を
しているのか
アンケートを
とってみました
●以下でご紹介するのは、アスリートが実践していることで、効果を保証するものではありません●
まずは
ウエア
夜用タンポンと
夜用ナプキン
柔道着の下に
黒のスパッツを
2枚重ね
ウエアと下着は
黒か紺色にする
何があっても
目立たない
こまめに
トイレに行く
トイレ
とりかえ
とりかえ
試合前には
必ず新しい
ナプキンに
する
これで
しばらく
大丈夫
通気性の良い
インナーにして
不快感をなくす
風が
通る
さわやか〜
下着の
二重ばき
安心安全
第一

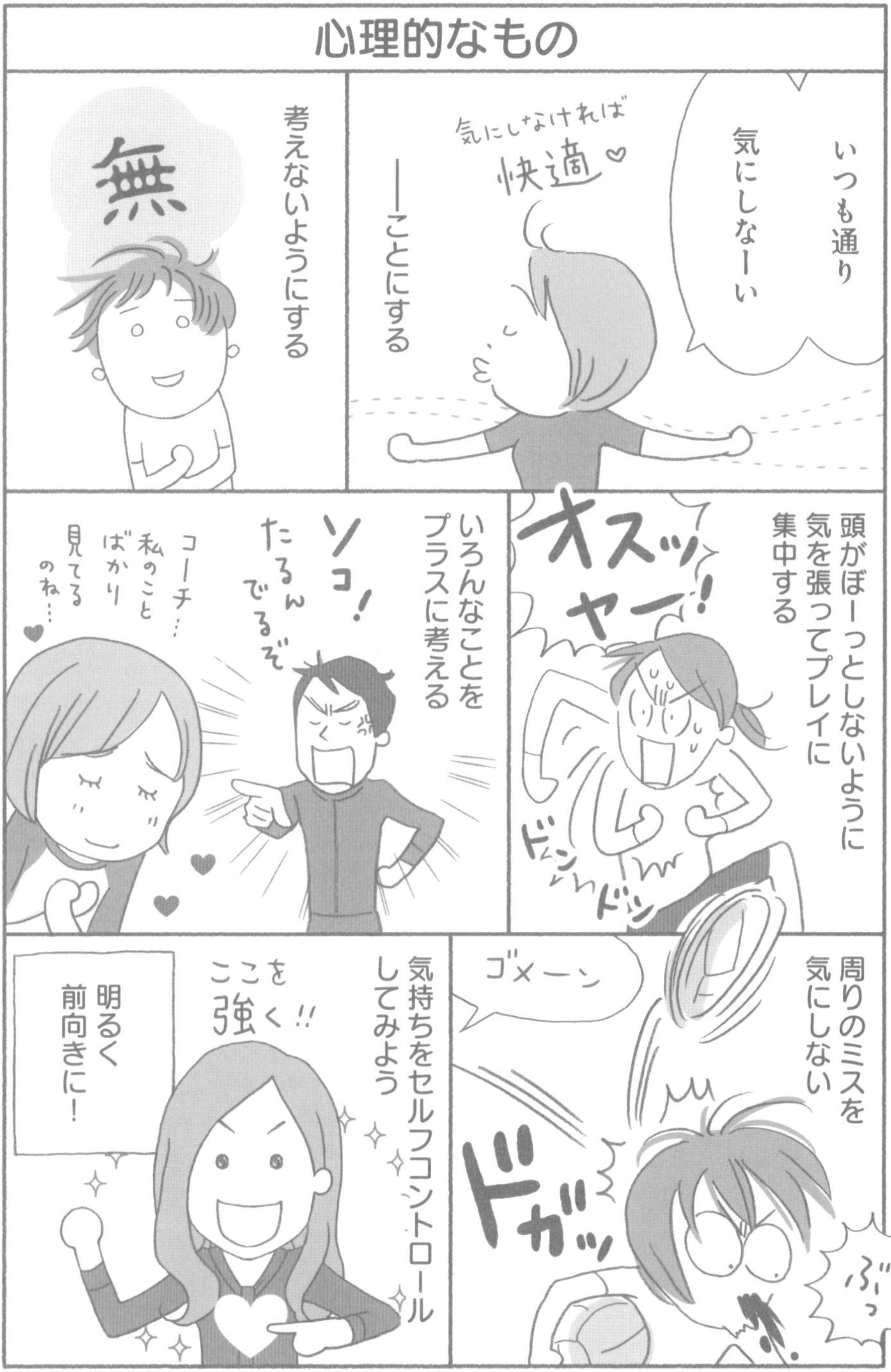
心理的なもの
いつも通り
気にしなーい
気にしなければ
快適♡
――ことにする
無
考えないようにする
頭がぼーっとしないように
気を張ってプレイに
集中する
オスッ
ヤー!
ドン
ドン
いろんなことを
プラスに考える
ソコ!
たるんでるぞ
コーチ…
私のこと
ばかり
見てる
のね…
周りのミスを
気にしない
ゴメーン
ドガッ
ぶっ
気持ちをセルフコントロール
してみよう
ここを
強く!!
明るく
前向きに!

食事・サプリメント

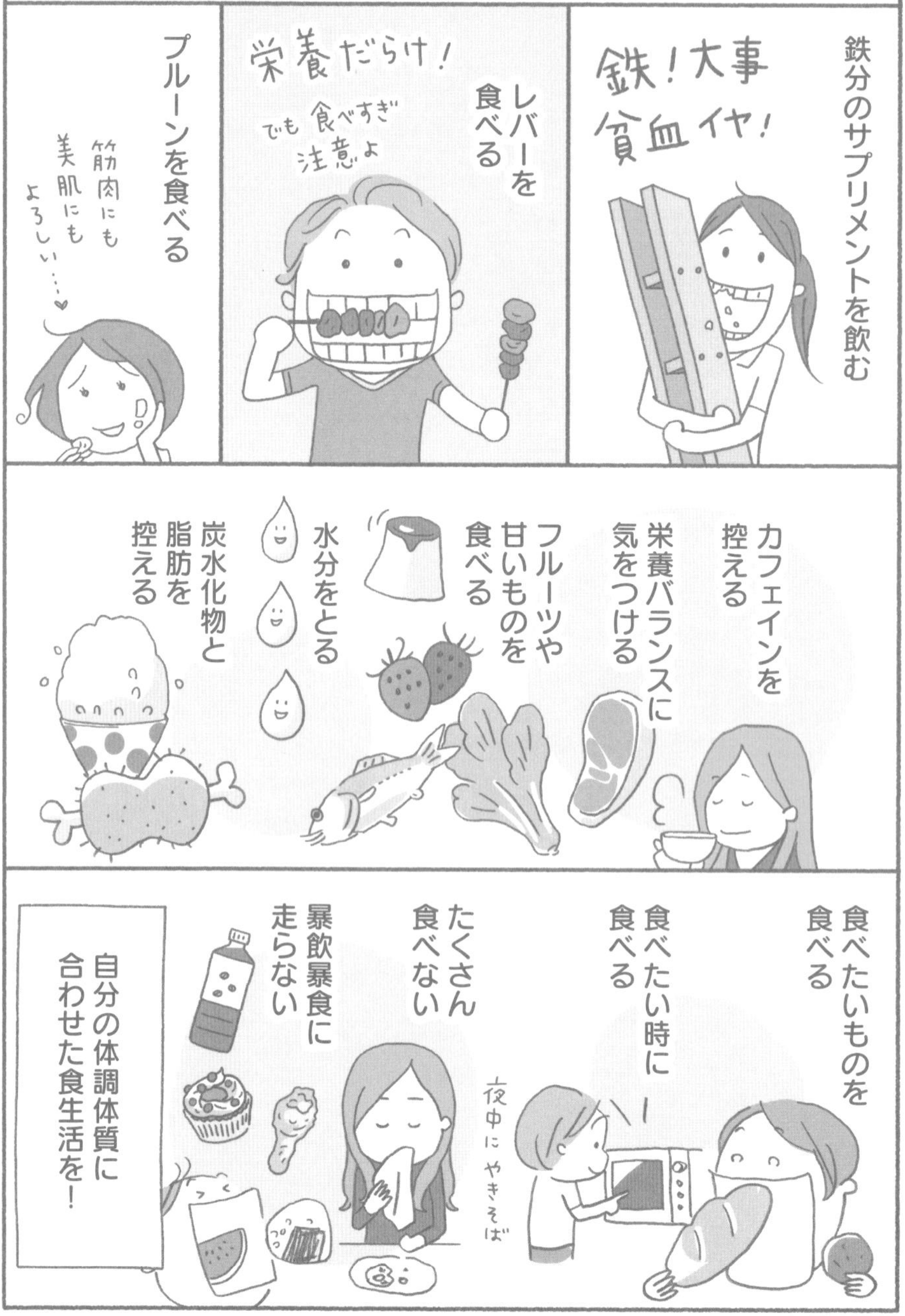

鉄分のサプリメントを飲む
鉄！大事
貧血イヤ！
レバーを食べる
栄養だらけ！
でも 食べすぎ注意よ
プルーンを食べる
筋肉にも美肌にもよろしい……♥
カフェインを控える
栄養バランスに気をつける
フルーツや甘いものを食べる
水分をとる
炭水化物と脂肪を控える
食べたいものを食べる
食べたい時に食べる
夜中にやきそば
たくさん食べない
暴飲暴食に走らない
自分の体調体質に合わせた食生活を！

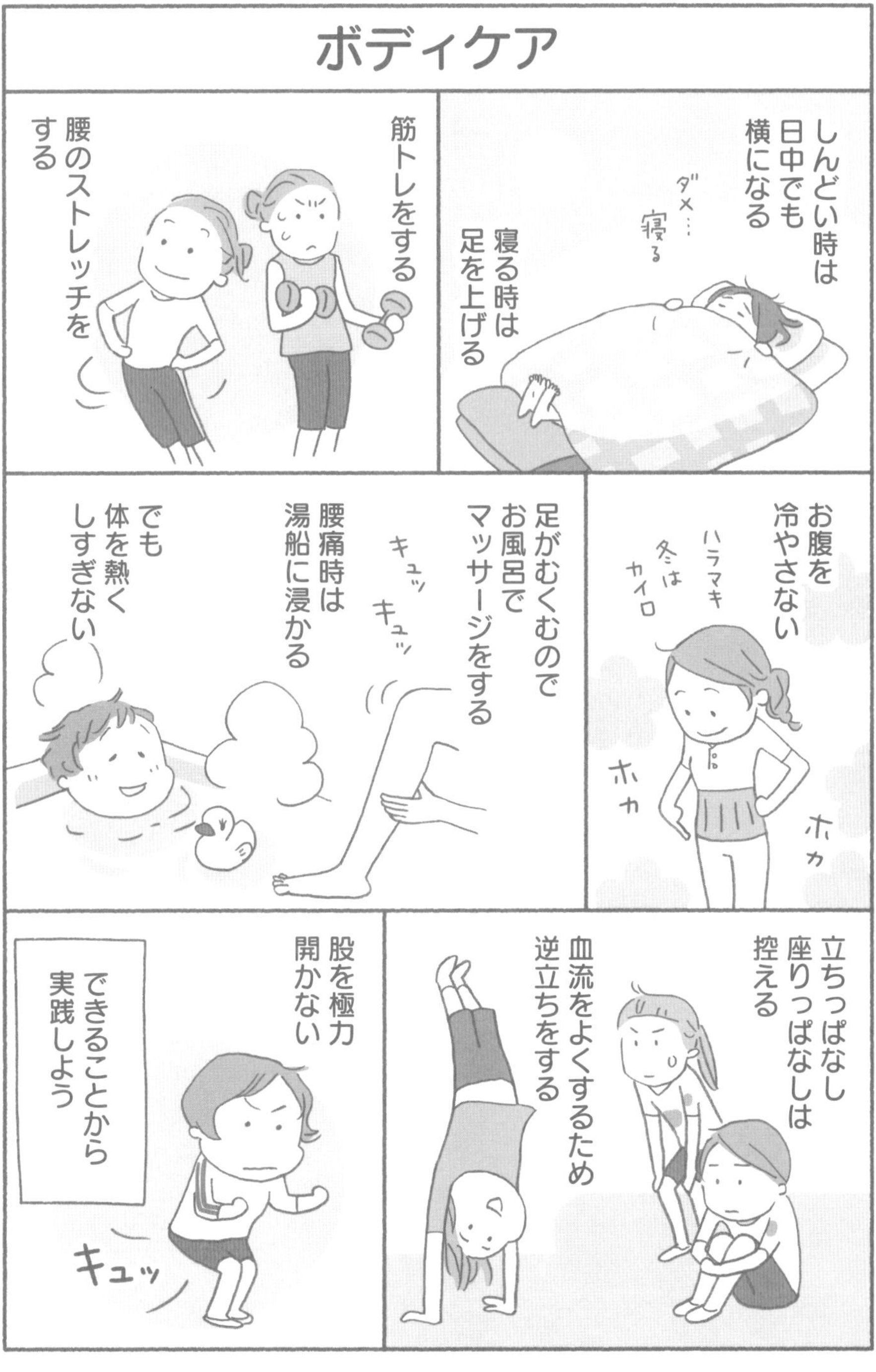
ボディケア
しんどい時は日中でも横になる
ダメ…寝る
寝る時は足を上げる
筋トレをする
腰のストレッチをする
お腹を冷やさない
ハラマキ
冬はカイロ
ホカ
ホカ
足がむくむのでお風呂でマッサージをする
キュッ
キュッ
腰痛時は湯船に浸かる
でも体を熱くしすぎない
立ちっぱなし座りっぱなしは控える
血流をよくするため逆立ちをする
股を極力開かない
キュッ
できることから実践しよう

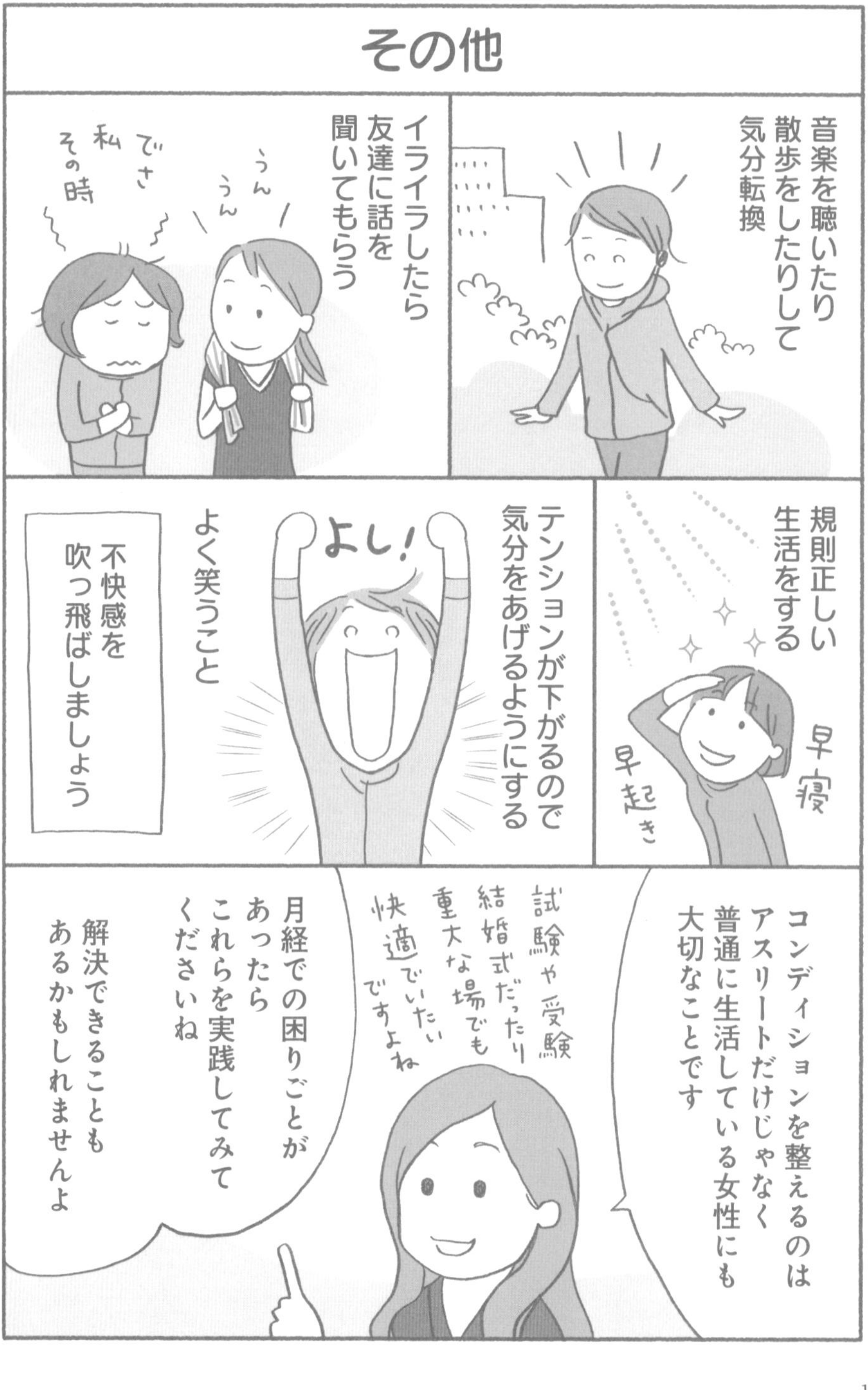

その他
音楽を聴いたり散歩をしたりして気分転換
イライラしたら友達に話を聞いてもらう
うんうん
でさ私その時
規則正しい生活をする
早寝
早起き
テンションが下がるので気分をあげるようにする
よし！
よく笑うこと
不快感を吹っ飛ばしましょう
コンディションを整えるのはアスリートだけじゃなく普通に生活している女性にも大切なことです
試験や受験結婚式だったり重大な場でも快適でいたいですよね
月経での困りごとがあったらこれらを実践してみてくださいね
解決できることもあるかもしれませんよ

4章

教えてドクター！
生理のソボクな疑問

『生理 CAMP』に出演の産婦人科医・稲葉可奈子先生に
生理の言いにくい悩みや疑問をぶつけてみました。

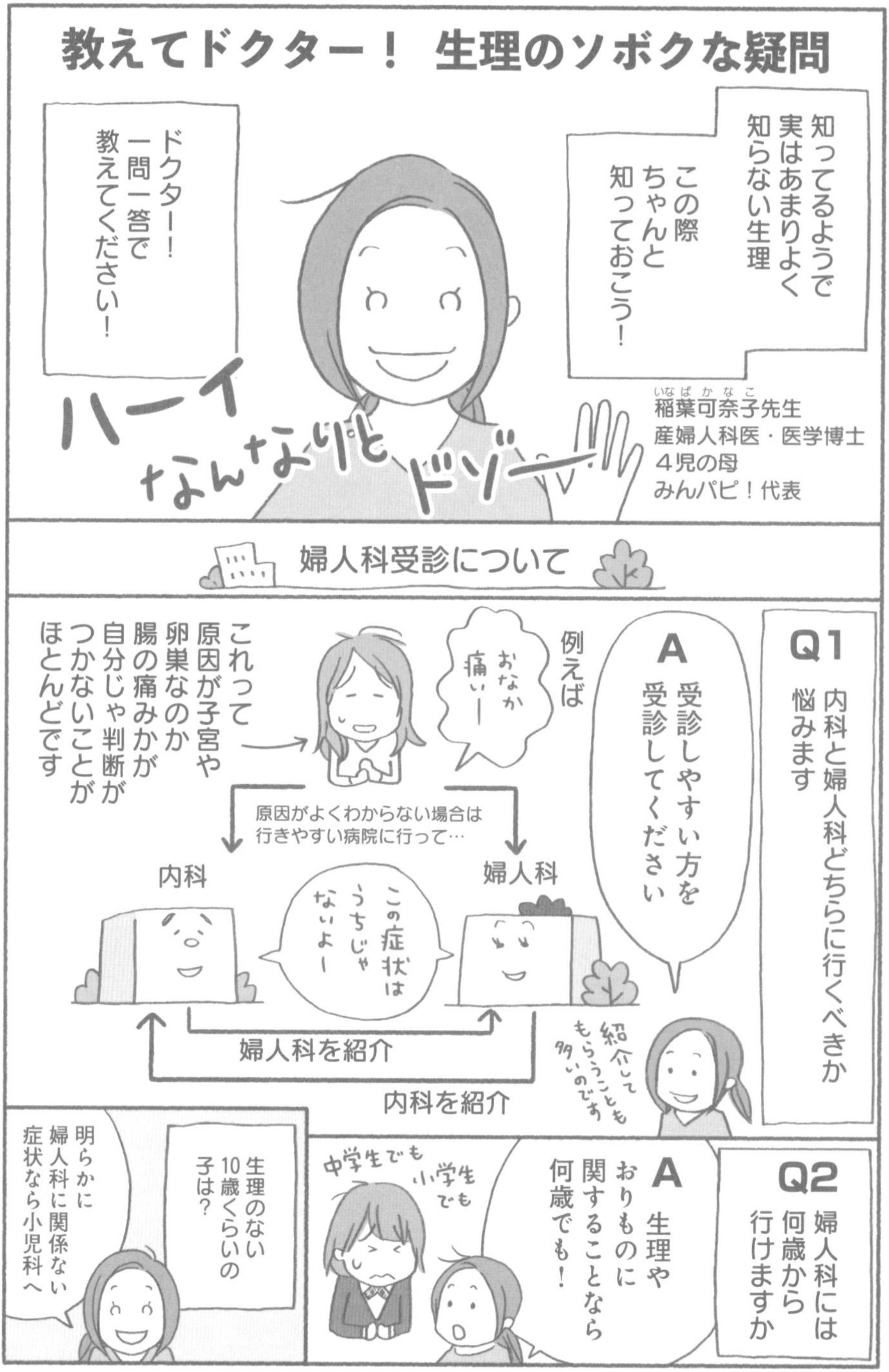
教えてドクター！　生理のソボクな疑問
知ってるようで実はあまりよく知らない生理
この際ちゃんと知っておこう！
ドクター！一問一答で教えてください！
ハーイ
なんなりとドゾー
稲葉可奈子《いなばかなこ》先生
産婦人科医・医学博士
4児の母
みんパピ！代表
婦人科受診について
Q1 内科と婦人科どちらに行くべきか悩みます
A 受診しやすい方を受診してください
例えば
おなか痛いーー
これって原因が子宮や卵巣なのか腸の痛みかが自分じゃ判断がつかないことがほとんどです
原因がよくわからない場合は行きやすい病院に行って…
内科
婦人科
この症状はうちじゃないよー
婦人科を紹介
内科を紹介
紹介してもらうことも多いのです
Q2 婦人科には何歳から行けますか
A 生理やおりものに関することなら何歳でも！
中学生でも
小学生でも
生理のない10歳くらいの子は？
明らかに婦人科に関係ない症状なら小児科へ

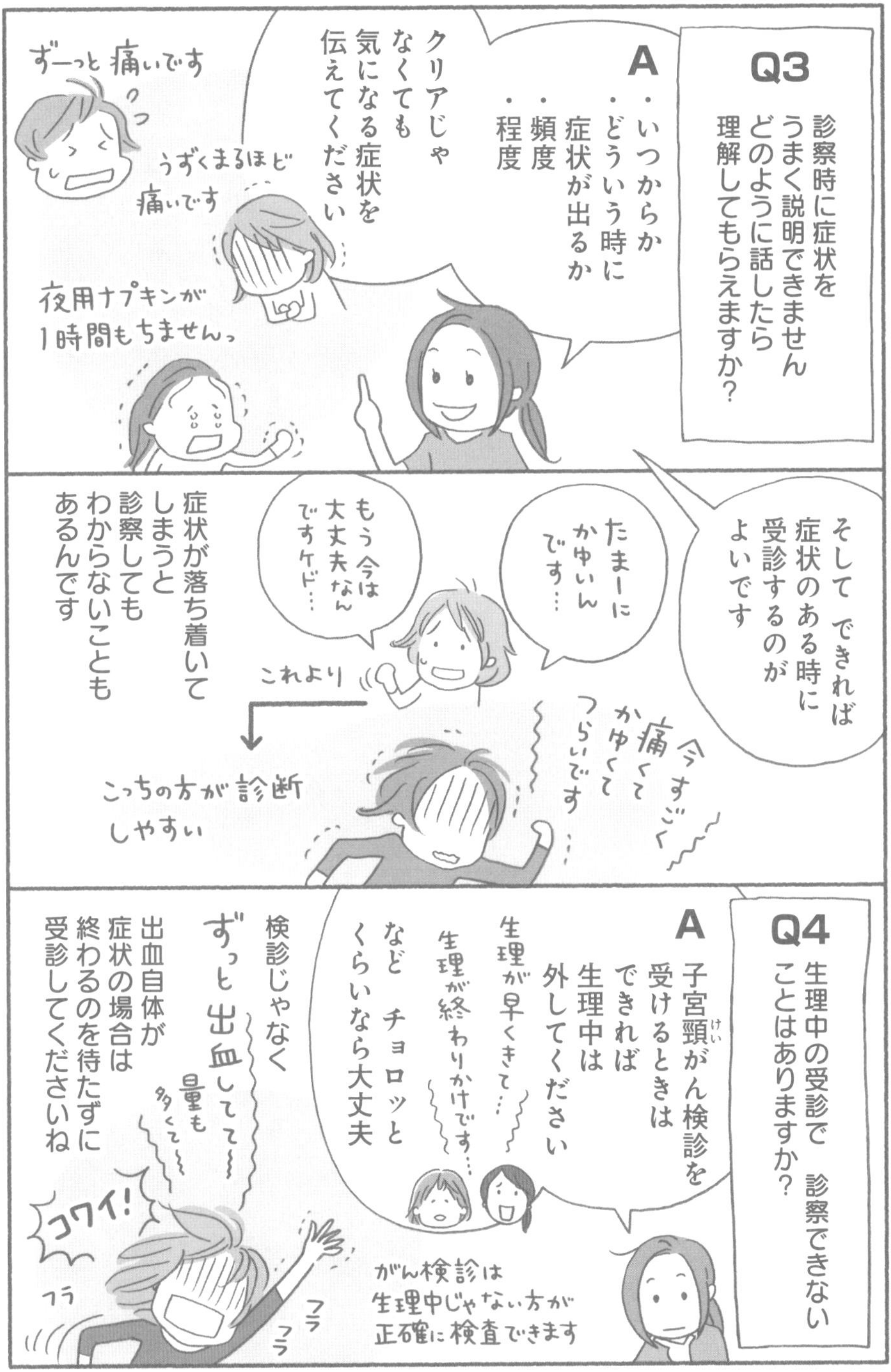
Q3
診察時に症状をうまく説明できません どのように話したら理解してもらえますか?
A
・いつからか
・どういう時に症状が出るか
・頻度
・程度
クリアじゃなくても気になる症状を伝えてください
ずーっと痛いです
うずくまるほど痛いです
夜用ナプキンが1時間ももちませんっ
そして できれば症状のある時に受診するのがよいです
たまーにかゆいんです…
もう今は大丈夫なんですケド…
症状が落ち着いてしまうと診察してもわからないこともあるんです
これより
こっちの方が診断しやすい
今すごく痛くてかゆくてつらいです
Q4
生理中の受診で診察できないことはありますか?
A
子宮頸《けい》がん検診を受けるときはできれば生理中は外してください
生理が早くきて…
生理が終わりかけです…
などチョロッとくらいなら大丈夫
がん検診は生理中じゃない方が正確に検査できます
検診じゃなくずっと出血してて~
量も多くて~
出血自体が症状の場合は終わるのを待たずに受診してくださいね
コワイ!
フラ
フラ
フラ

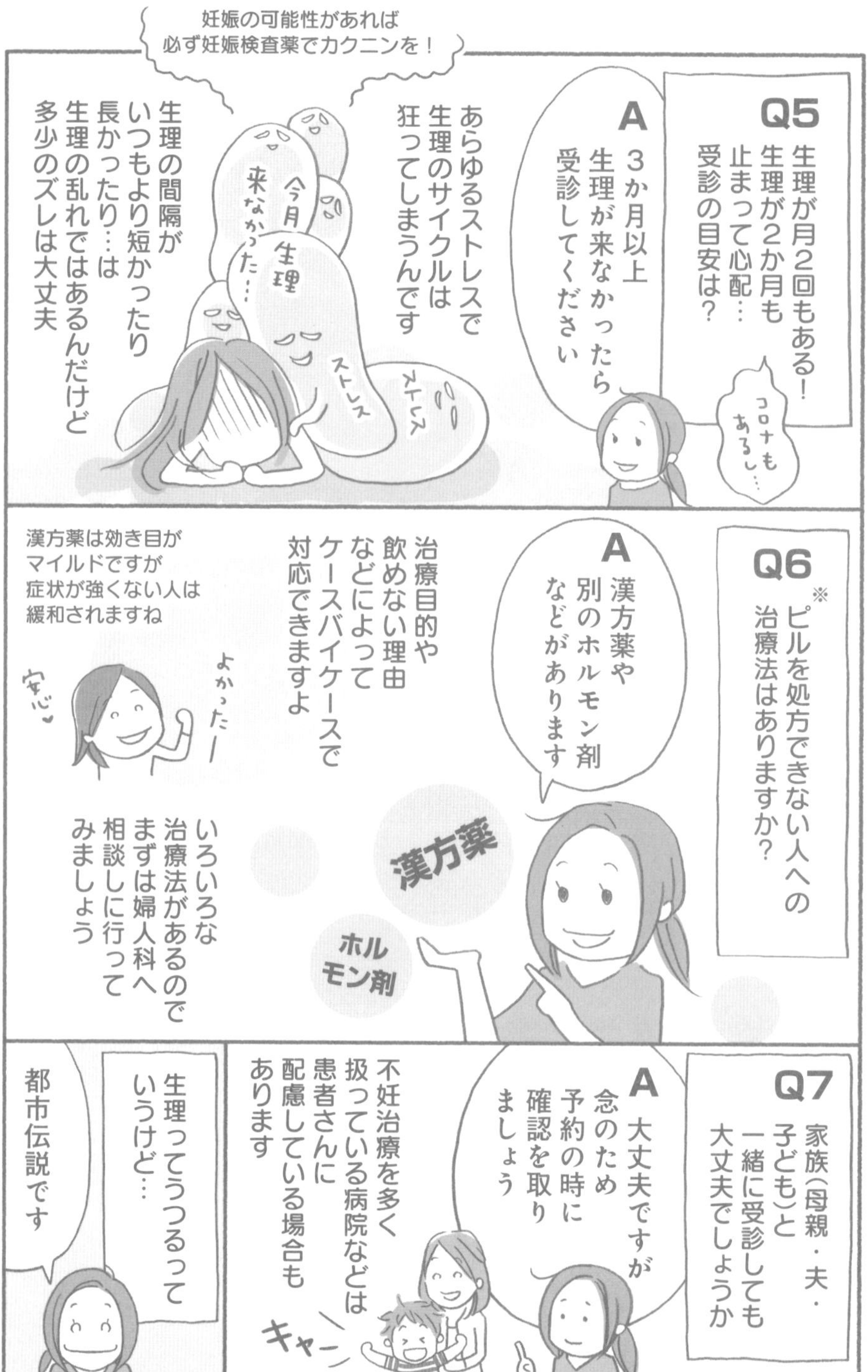
Q5
生理が月2回もある！
生理が2か月も止まって心配…
受診の目安は？
A
3か月以上生理が来なかったら受診してください
コロナもあるし…
あらゆるストレスで生理のサイクルは狂ってしまうんです
妊娠の可能性があれば必ず妊娠検査薬でカクニンを！
今月生理来なかった…
ストレス
ストレス
生理の間隔がいつもより短かったり長かったり…は生理の乱れではあるんだけど多少のズレは大丈夫
Q6
※ピルを処方できない人への治療法はありますか？
A
漢方薬や別のホルモン剤などがあります
漢方薬
ホルモン剤
治療目的や飲めない理由などによってケースバイケースで対応できますよ
よかったー
安心♥
漢方薬は効き目がマイルドですが症状が強くない人は緩和されますね
いろいろな治療法があるのでまずは婦人科へ相談しに行ってみましょう
Q7
家族（母親・夫・子ども）と一緒に受診しても大丈夫でしょうか
A
大丈夫ですが念のため予約の時に確認を取りましょう
不妊治療を扱っている病院などは患者さんに配慮している場合もあります
キャー
生理ってうつるっていうけど…
都市伝説です

※35歳以上の喫煙者、血栓症、高脂血症、肥満、子宮頸がん、肝機能や腎臓の働きが悪い人

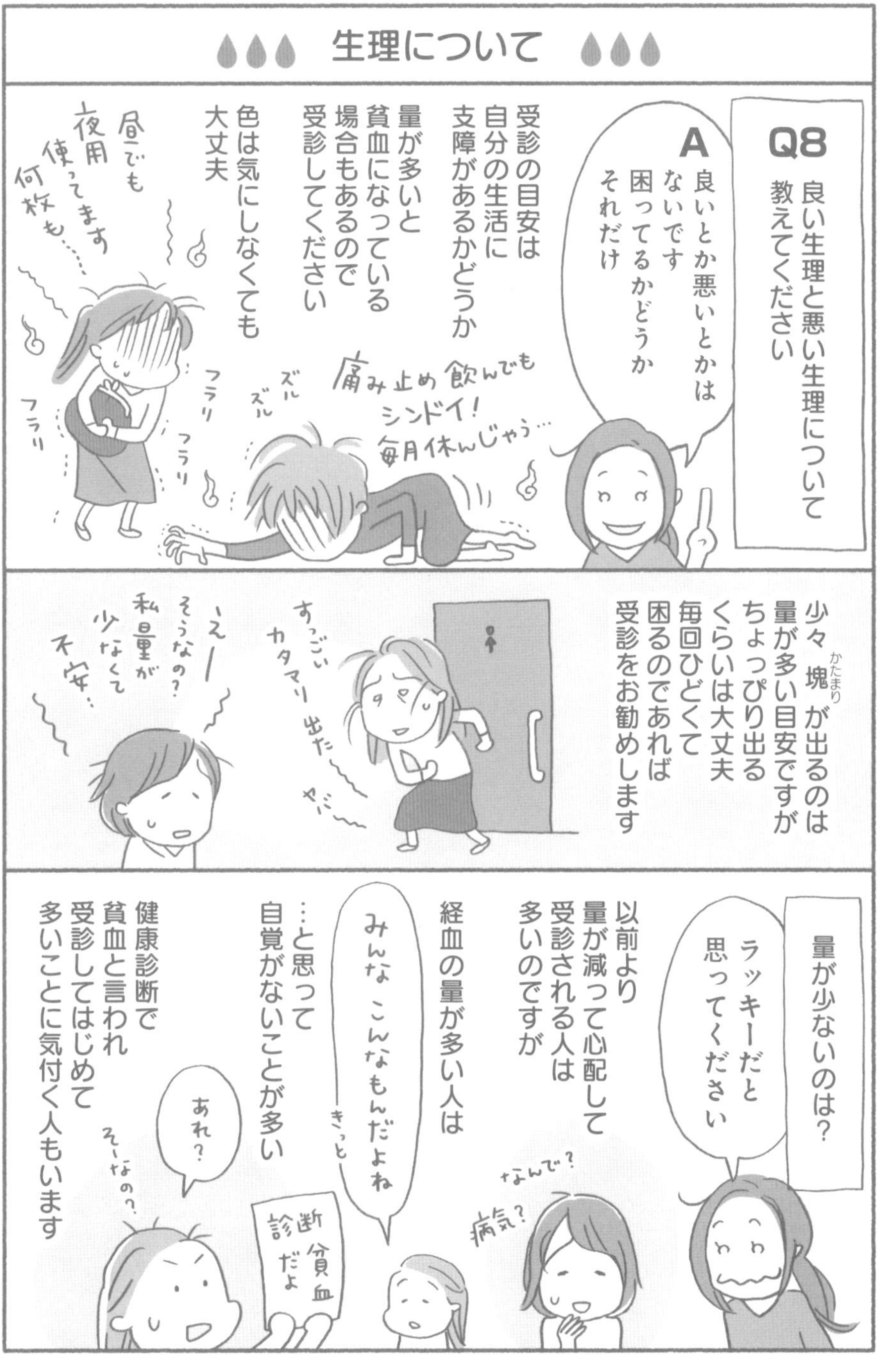
生理について
Q8 良い生理と悪い生理について教えてください
A 良いとか悪いとかはないです 困ってるかどうか それだけ
受診の目安は自分の生活に支障があるかどうか
量が多いと貧血になっている場合もあるので受診してください
色は気にしなくても大丈夫
痛み止め飲んでもシンドイ！ 毎月休んじゃう…
ズル ズル
昼でも夜用使ってます 何枚も……
フラリ フラリ フラリ
少々塊《かたまり》が出るのは量が多い目安ですがちょっぴり出るくらいは大丈夫
毎回ひどくて困るのであれば受診をお勧めします
すっごいカタマリ出た
やだ
えー そうなの？
私量が少なくて不安…
量が少ないのは？
ラッキーだと思ってください
以前より量が減って心配して受診される人は多いのですが
なんで？
病気？
経血の量が多い人は
みんな こんなもんだよね
きっと
…と思って自覚がないことが多い
健康診断で貧血と言われ受診してはじめて多いことに気付く人もいます
あれ？
そーなの？
診断 貧血だよ

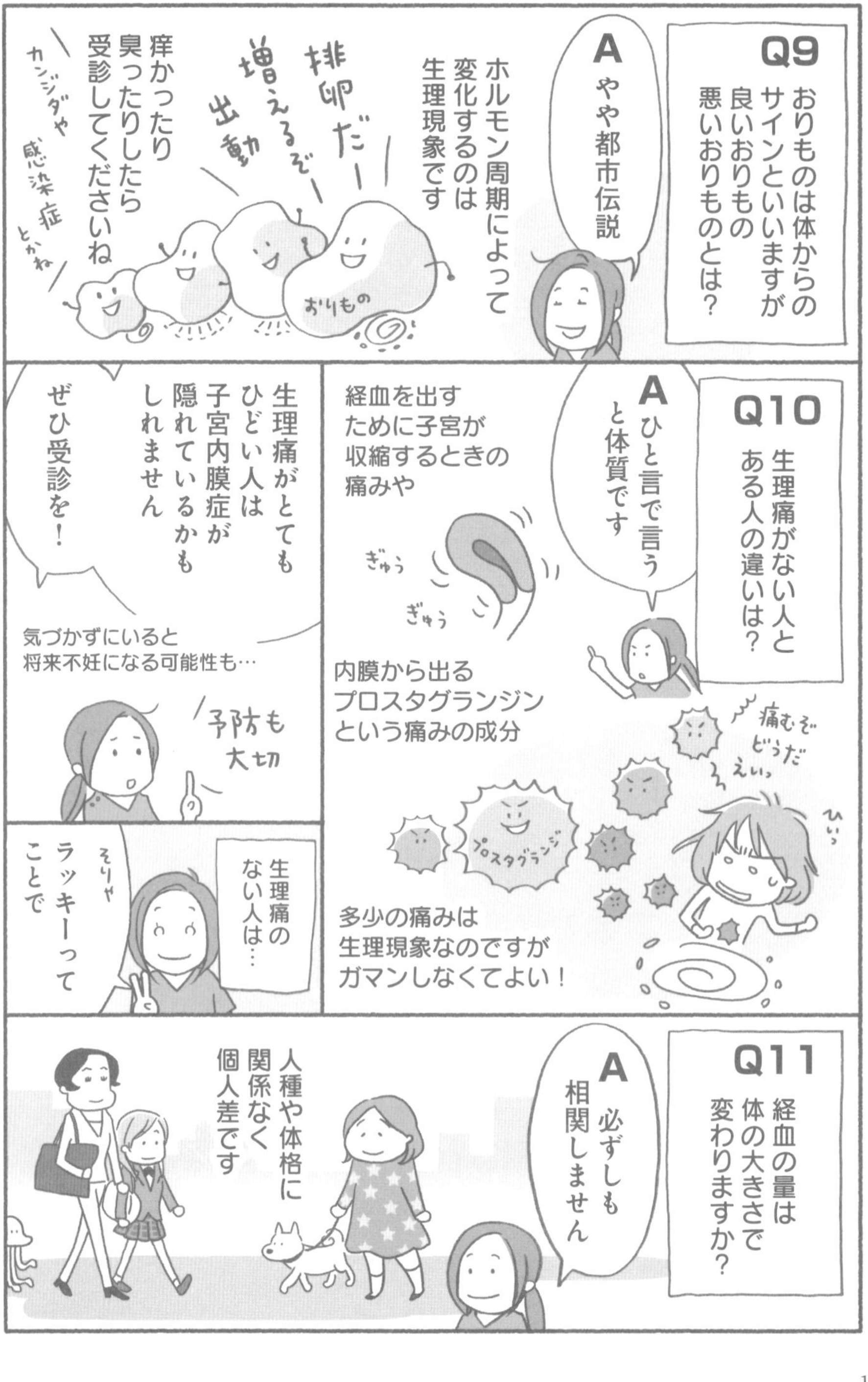
Q9
おりものは体からのサインといいますが良いおりもの悪いおりものとは？
A やや都市伝説
ホルモン周期によって変化するのは生理現象です
排卵だー
増えるぞー
出動
おりもの
痒かったり臭ったりしたら受診してくださいね
カンジダや感染症とかね
Q10
生理痛がない人とある人の違いは？
A ひと言で言うと体質です
経血を出すために子宮が収縮するときの痛みや
ぎゅう
ぎゅう
内膜から出るプロスタグランジンという痛みの成分
痛むぞ
どうだ
えいっ
ひぃっ
プロスタグランジ
多少の痛みは生理現象なのですがガマンしなくてよい！
生理痛がとてもひどい人は子宮内膜症が隠れているかもしれません
ぜひ受診を！
気づかずにいると将来不妊になる可能性も…
予防も大切
生理痛のない人は…
そりゃラッキーってことで
Q11
経血の量は体の大きさで変わりますか？
A 必ずしも相関しません
人種や体格に関係なく個人差です

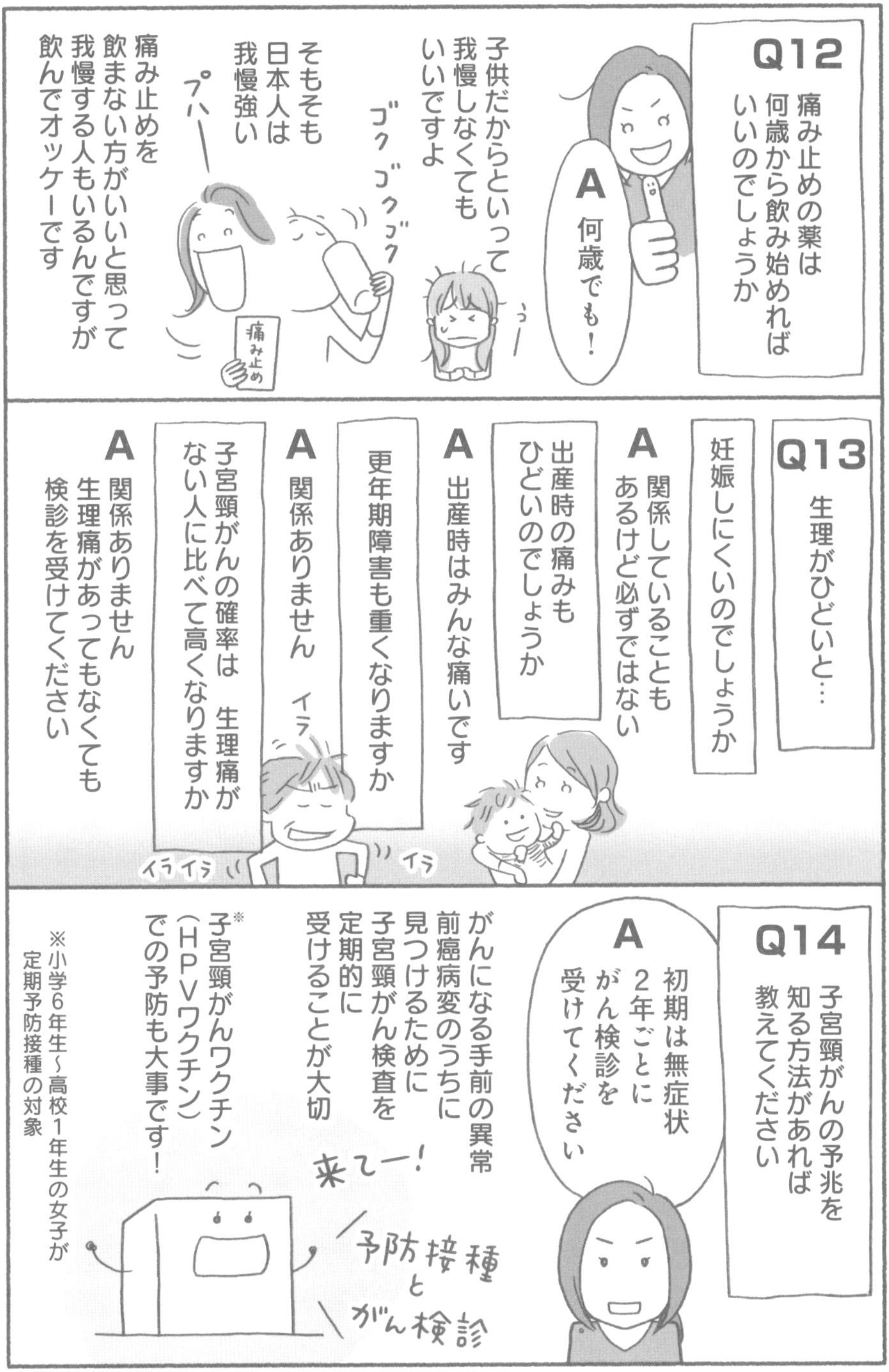
Q12
痛み止めの薬は何歳から飲み始めればいいのでしょうか
A
何歳でも！
う…
子供だからといって我慢しなくてもいいですよ
ゴクゴクゴクゴク
そもそも日本人は我慢強い
プハー
痛み止め
痛み止めを飲まない方がいいと思って我慢する人もいるんですが飲んでオッケーです
Q13
生理がひどいと…
妊娠しにくいのでしょうか
A
関係していることもあるけど必ずではない
出産時の痛みもひどいのでしょうか
A
出産時はみんな痛いです
更年期障害も重くなりますか
A
関係ありません
イラ
子宮頸がんの確率は 生理痛がない人に比べて高くなりますか
A
関係ありません 生理痛があってもなくても検診を受けてください
イラ
イライラ
Q14
子宮頸がんの予兆を知る方法があれば教えてください
A
初期は無症状 2年ごとにがん検診を受けてください
がんになる手前の異常前癌病変のうちに見つけるために子宮頸がん検査を定期的に受けることが大切
※子宮頸がんワクチン（HPVワクチン）での予防も大事です！
来てー！
予防接種とがん検診
※小学6年生～高校1年生の女子が定期予防接種の対象

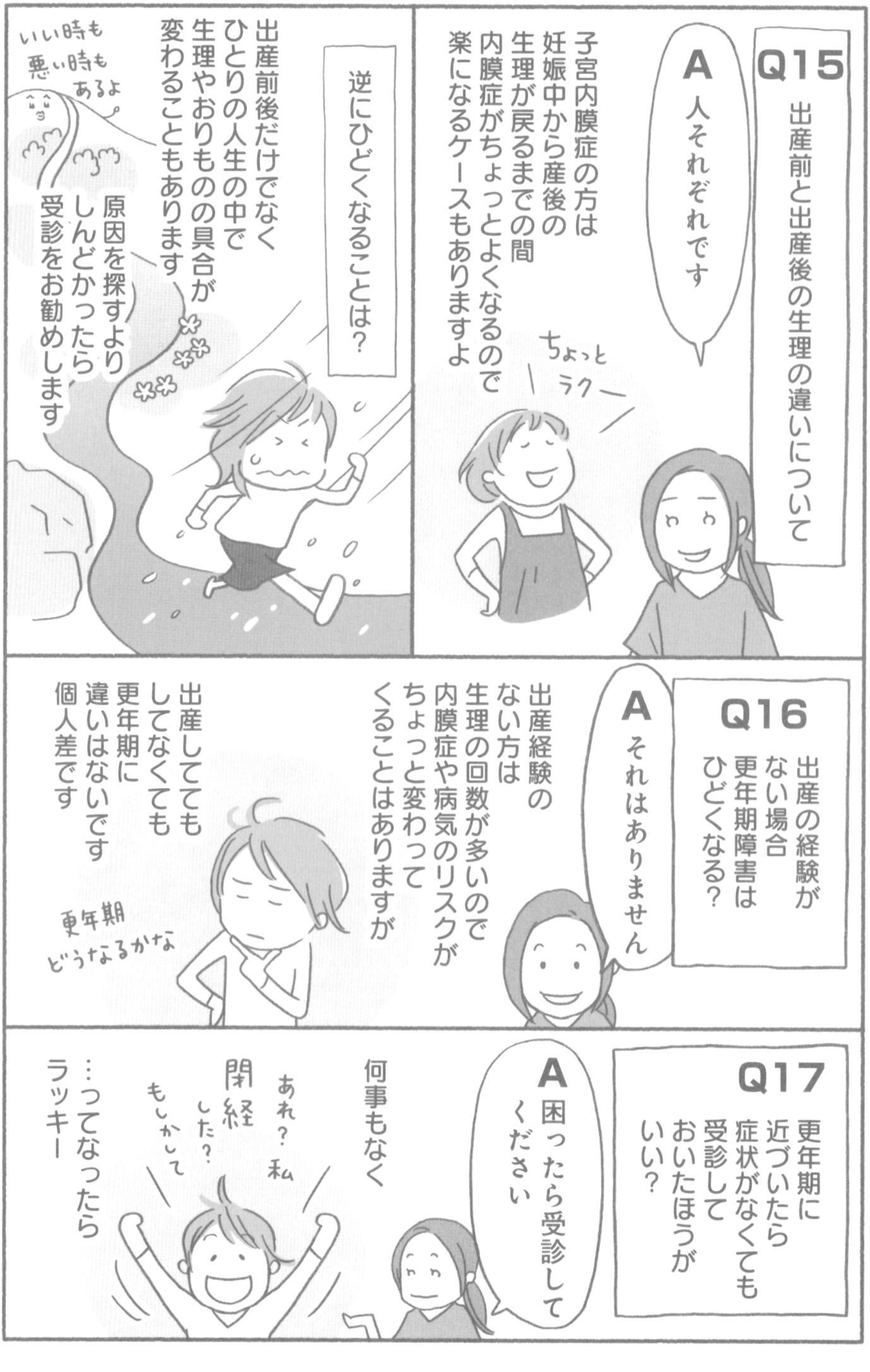
Q15
出産前と出産後の生理の違いについて
A 人それぞれです
子宮内膜症の方は妊娠中から産後の生理が戻るまでの間内膜症がちょっとよくなるので楽になるケースもありますよ
ちょっと ラク
逆にひどくなることは？
出産前後だけでなくひとりの人生の中で生理やおりものの具合が変わることもあります
原因を探すよりしんどかったら受診をお勧めします
いい時も悪い時もあるよ
Q16
出産の経験がない場合更年期障害はひどくなる？
A それはありません
出産経験のない方は生理の回数が多いので内膜症や病気のリスクがちょっと変わってくることはありますが
出産してもしてなくても更年期に違いはないです個人差です
更年期どうなるかな
Q17
更年期に近づいたら症状がなくても受診しておいたほうがいい？
A 困ったら受診してください
何事もなく
あれ？私閉経した？もしかして
…ってなったらラッキー

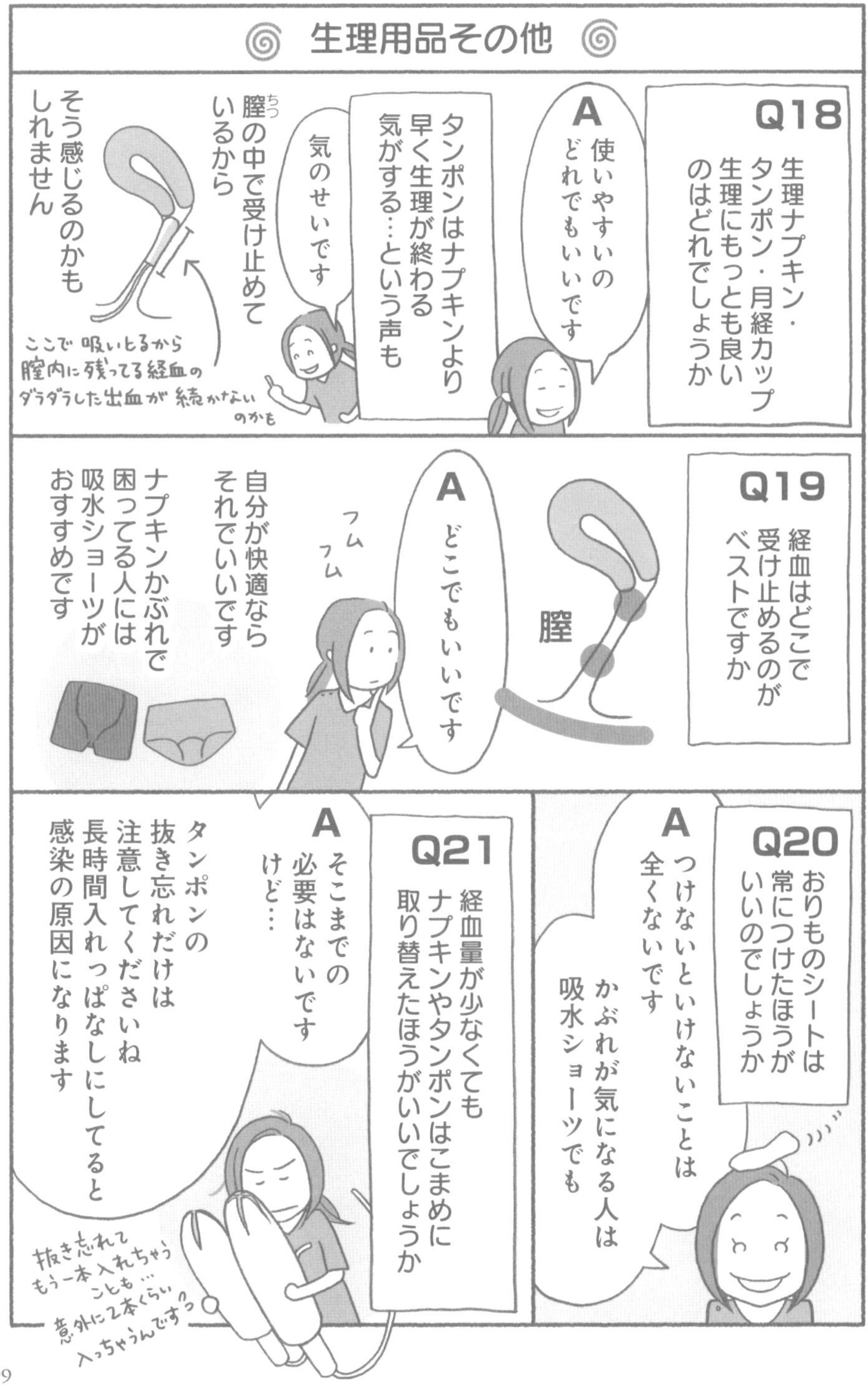
生理用品その他
Q18
生理ナプキン・タンポン・月経カップ生理にもっとも良いのはどれでしょうか
A
使いやすいのどれでもいいです
タンポンはナプキンより早く生理が終わる気がする…という声も
気のせいです
膣《ちつ》の中で受け止めているから
そう感じるのかもしれません
ここで吸いとるから膣内に残ってる経血のダラダラした出血が続かないのかも
Q19
経血はどこで受け止めるのがベストですか
膣
A
どこでもいいです
フム フム
自分が快適ならそれでいいです
ナプキンかぶれで困ってる人には吸水ショーツがおすすめです
Q20
おりものシートは常につけたほうがいいのでしょうか
A
つけないといけないことは全くないです
かぶれが気になる人は吸水ショーツでも
Q21
経血量が少なくてもナプキンやタンポンはこまめに取り替えたほうがいいでしょうか
A
そこまでの必要はないですけど…
タンポンの抜き忘れだけは注意してくださいね長時間入れっぱなしにしてると感染の原因になります
抜き忘れてもう一本入れちゃうことも…意外に2本くらい入っちゃうんですっ

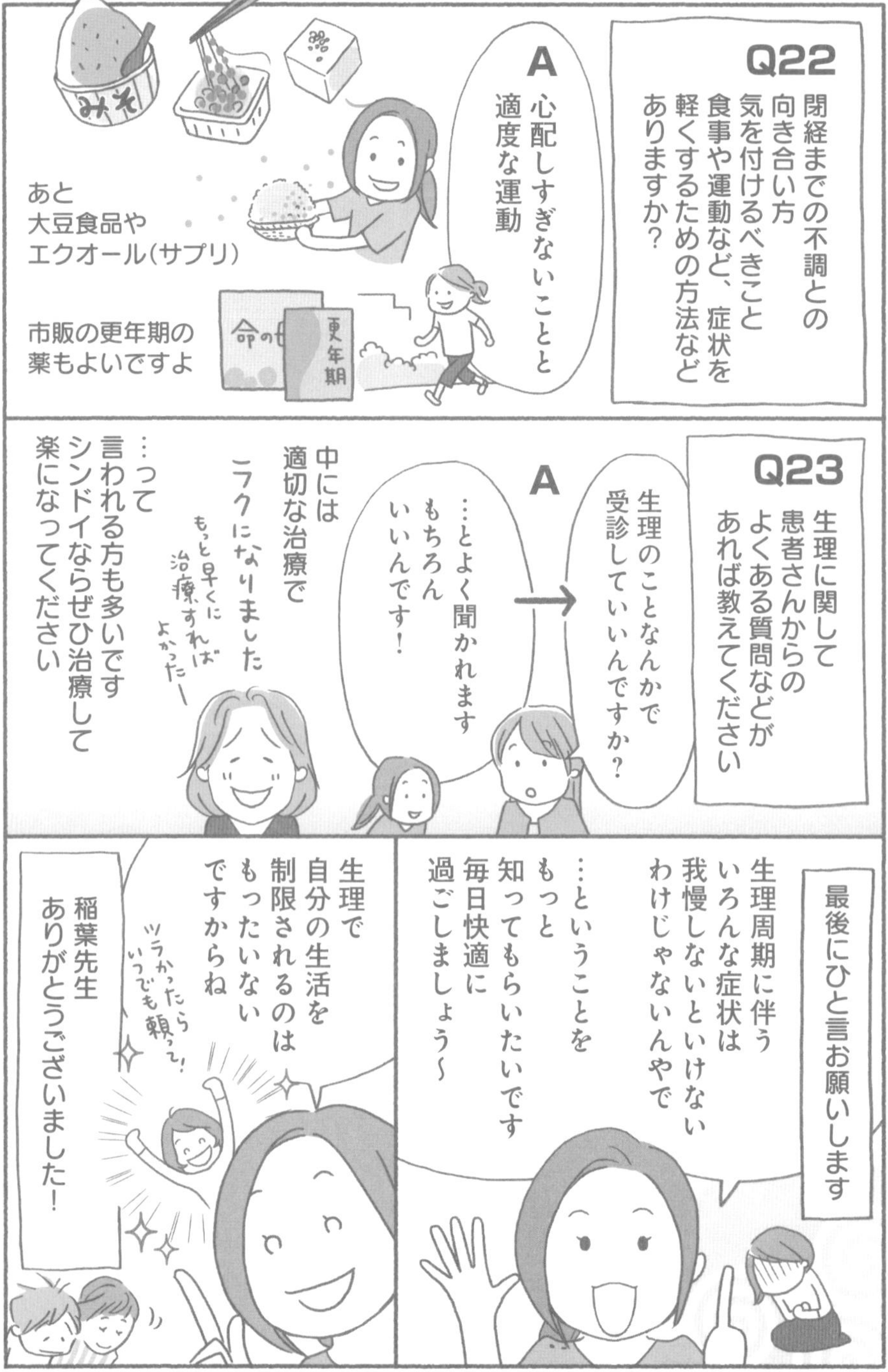
Q22
閉経までの不調との向き合い方 気を付けるべきこと 食事や運動など、症状を軽くするための方法などありますか？
A
心配しすぎないことと 適度な運動
みそ
あと 大豆食品や エクオール（サプリ）
更年期
市販の更年期の 薬もよいですよ
Q23
生理に関して 患者さんからの よくある質問などが あれば教えてください
生理のことなんかで 受診していいんですか？
A
…とよく聞かれます もちろん いいんです！
中には 適切な治療で ラクになりました
もっと早くに 治療すれば よかったー
…って 言われる方も多いです シンドイならぜひ治療して 楽になってください
最後にひと言お願いします
生理周期に伴う いろんな症状は 我慢しないといけない わけじゃないんやで
…ということを もっと 知ってもらいたいです 毎日快適に 過ごしましょう〜
生理で 自分の生活を 制限されるのは もったいない ですからね
ツラかったら いつでも頼って！
稲葉先生 ありがとうございました！

5章

始まりから卒業まで生理あれこれ

選択肢が増えた生理用品、状況に応じてうまく使い分けるには?　早発閉経や更年期の体験談もご紹介します。

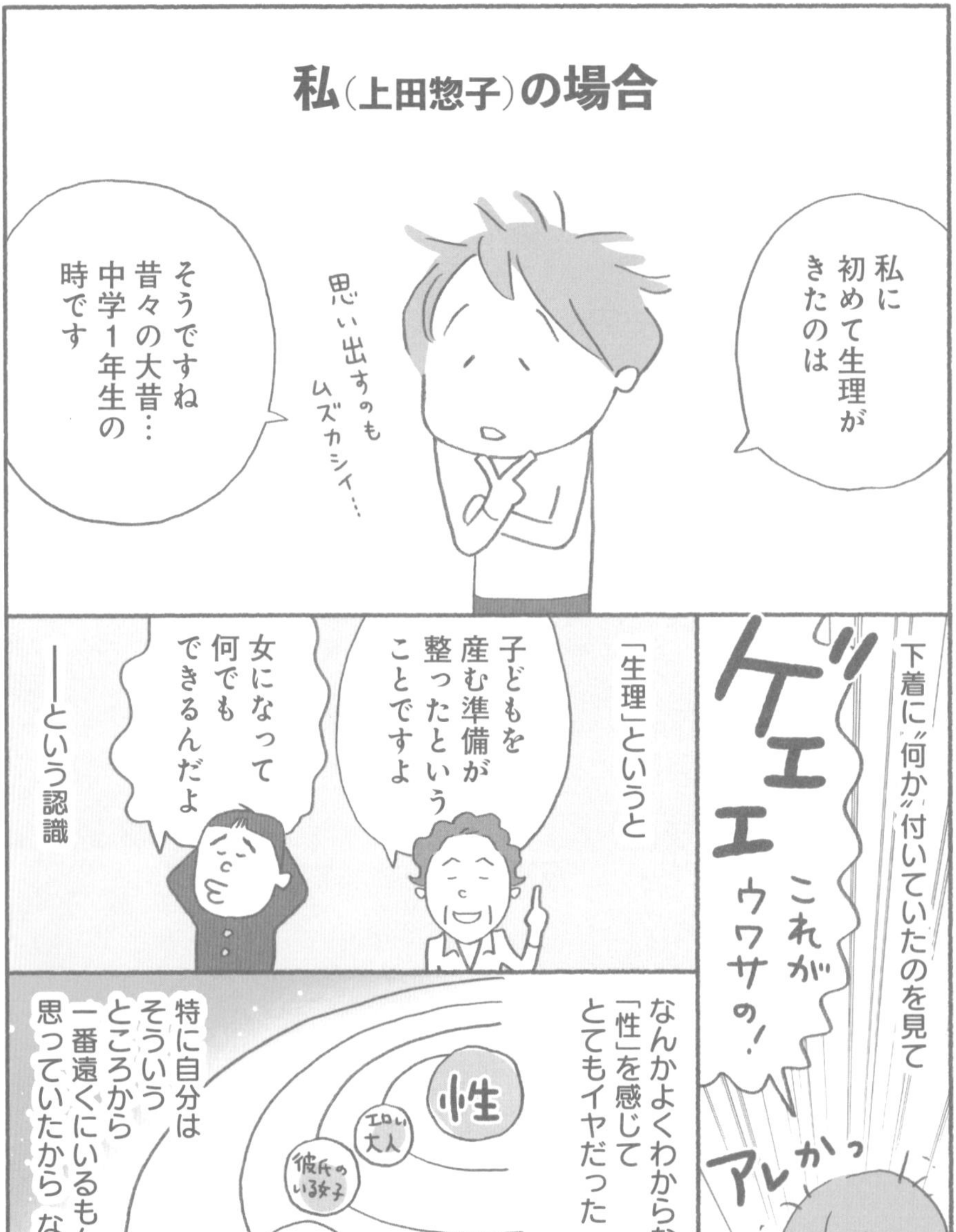
私（上田惣子）の場合
私に初めて生理がきたのは
思い出すのもムズカシイ…
そうですね 昔々の大昔… 中学1年生の時です
下着に〝何か〟付いていたのを見て
ゲェエ
これがウワサの！
アレかっ
「生理」というと
子どもを産む準備が整ったということですよ
女になって何でもできるんだよ
――という認識
なんかよくわからないけど「性」を感じてとてもイヤだった
特に自分はそういうところから一番遠くにいるもんだと思っていたから なおさら
性
エロい大人
彼氏のいる女子
エロイ女子
オタク女子
自分↗
性にまつわる小惑星

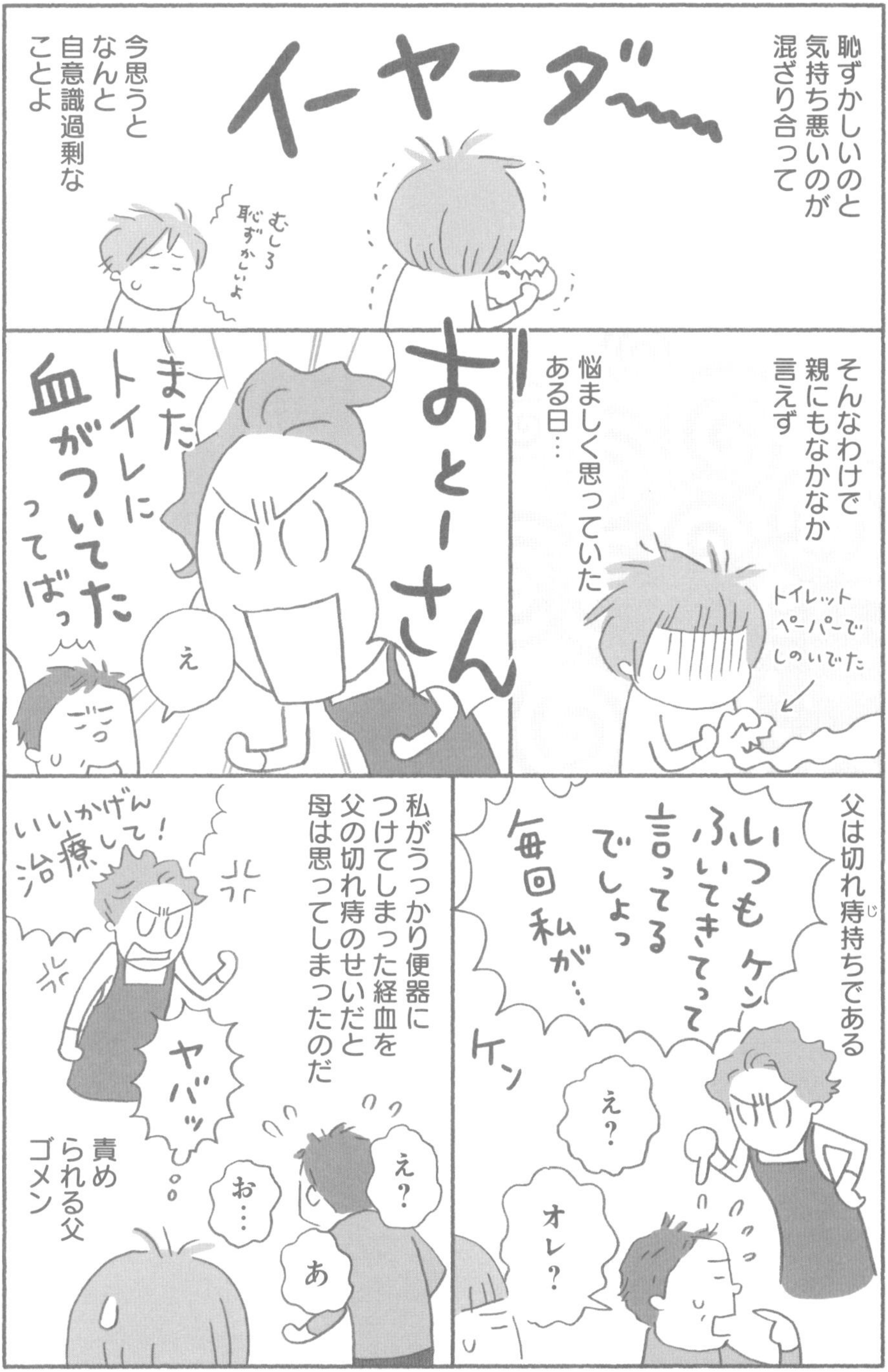

恥ずかしいのと気持ち悪いのが混ざり合って
イーヤーダ〜
むしろ恥ずかしいよ
今思うとなんと自意識過剰なことよ
そんなわけで親にもなかなか言えず
悩ましく思っていたある日…
トイレットペーパーでしのいでた
おとーさん
またトイレに血がついてたってばっ
え
父は切れ痔《じ》持ちである
いつもふいてきてって言ってるでしょっ
毎回私が…
ケン
ケン
え？
オレ？
私がうっかり便器につけてしまった経血を父の切れ痔のせいだと母は思ってしまったのだ
いいかげん治療して！
ヤバッ
え？
お…
あ
責められる父ゴメン

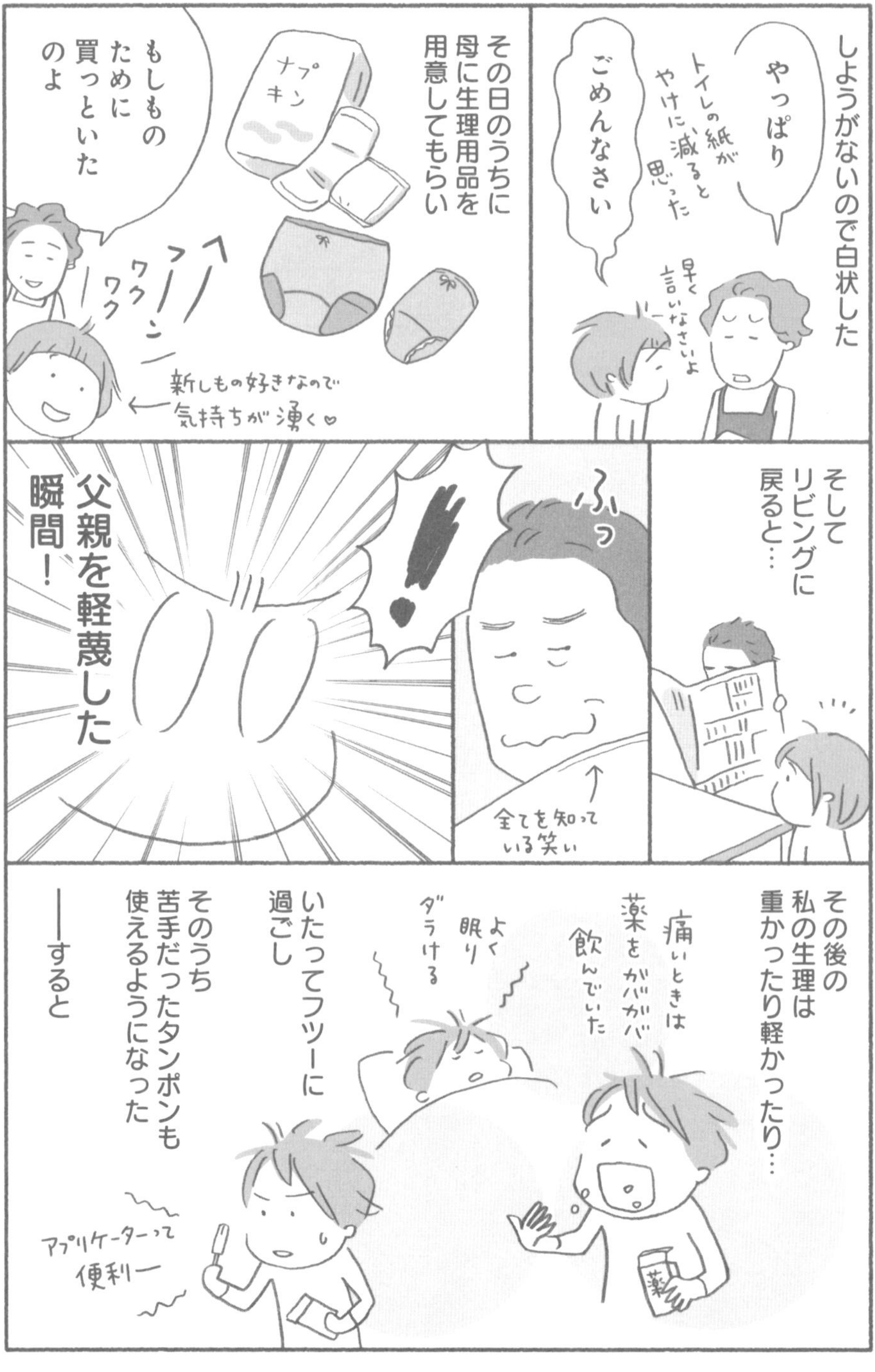
しようがないので白状した
やっぱり
トイレの紙が
やけに減ると
思った
ごめんなさい
早く
言いなさいよ
その日のうちに
母に生理用品を
用意してもらい
ナプキン
もしもの
ために
買っといた
のよ
フーン
ワク
ワク
新しもの好きなので
気持ちが湧く♡
そして
リビングに
戻ると…
ふっ
全てを知って
いる笑い
!
父親を軽蔑した
瞬間!
その後の
私の生理は
重かったり軽かったり…
痛いときは
薬をガバガバ
飲んでいた
よく
眠り
ダラける
いたってフツーに
過ごし
そのうち
苦手だったタンポンも
使えるようになった
アプリケーターって
便利ー
薬
──すると

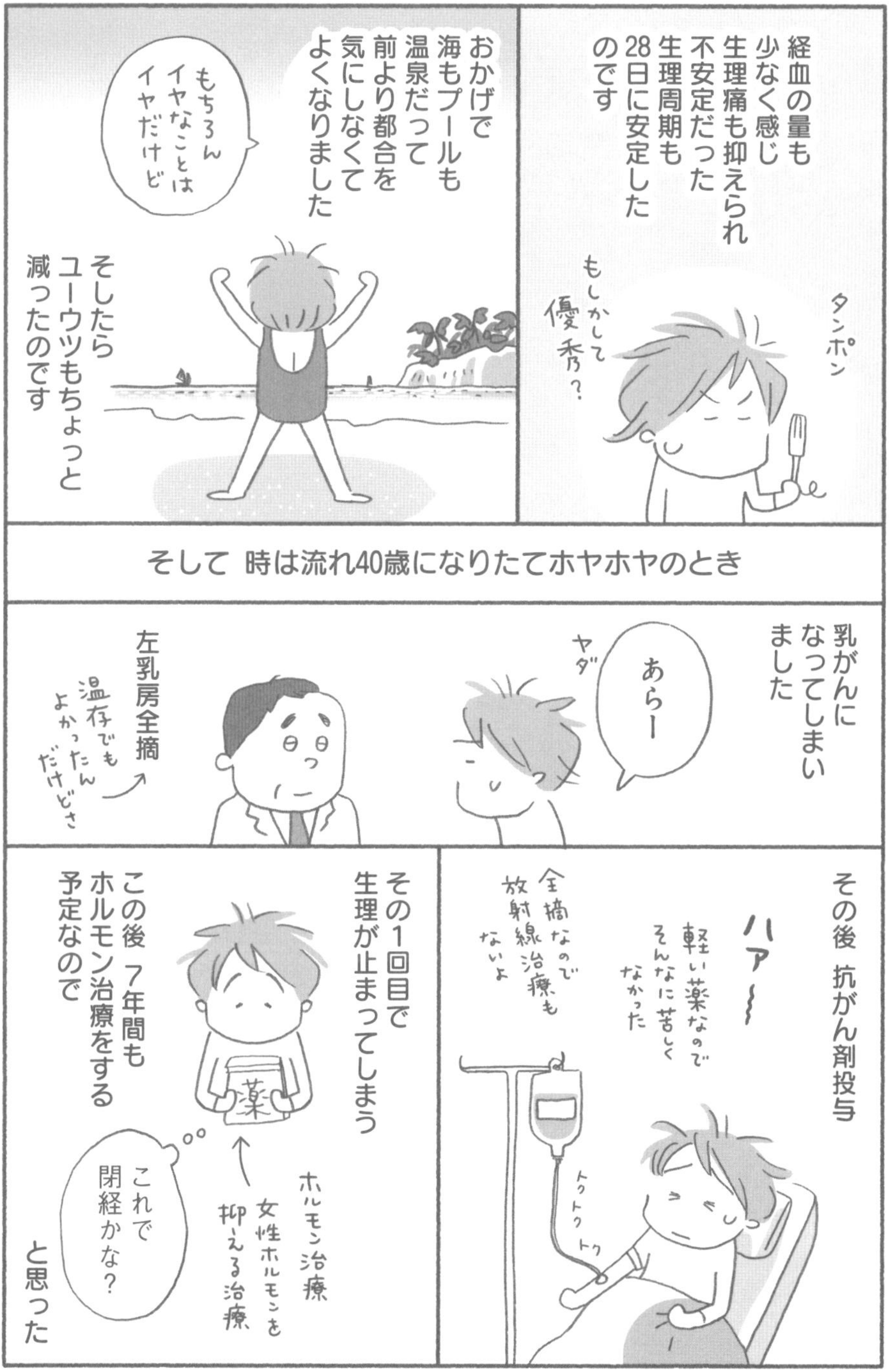
経血の量も少なく感じ
生理痛も抑えられ
不安定だった生理周期も
28日に安定したのです
タンポン
もしかして優秀?
おかげで海もプールも温泉だって前より都合を気にしなくてよくなりました
もちろんイヤなことはイヤだけど
そしたらユーウツもちょっと減ったのです
そして 時は流れ40歳になりたてホヤホヤのとき
乳がんになってしまいました
ヤダ
あらー
左乳房全摘
温存でもよかったんだけどさ
その後 抗がん剤投与
ハアー~
軽い薬なのでそんなに苦しくなかった
全摘なので放射線治療もないよ
トクトクトク
その1回目で生理が止まってしまう
この後 7年間もホルモン治療をする予定なので
薬
ホルモン治療 女性ホルモンを抑える治療
これで閉経かな?
と思った

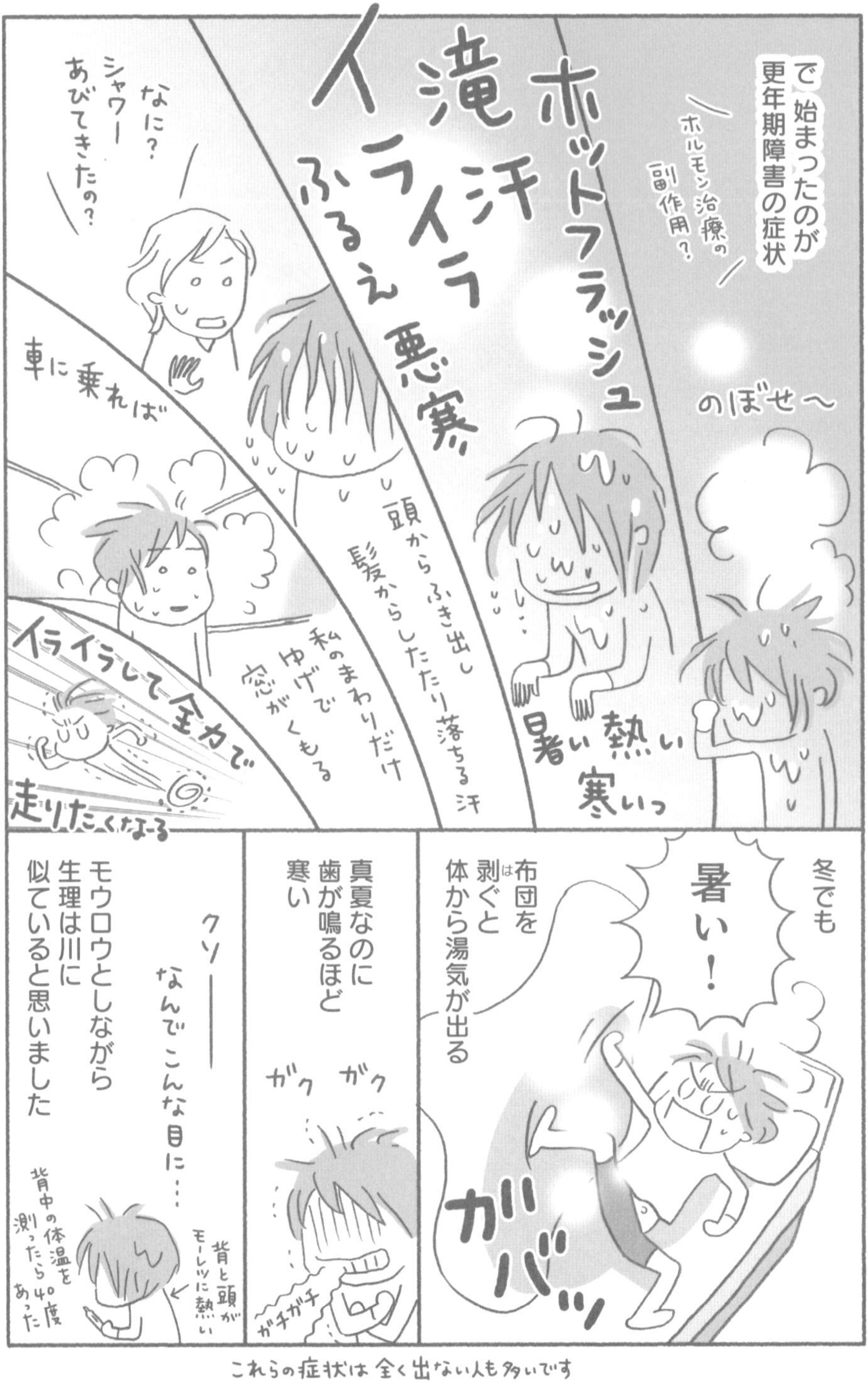
で始まったのが
更年期障害の症状
ホルモン治療の
副作用？
ホットフラッシュ
のぼせ〜
暑い熱い
寒いっ
滝汗
頭からふき出し
髪からしたたり落ちる汗
イライラ
ふるえ
悪寒
なに？
シャワー
あびてきたの？
車に乗れば
私のまわりだけ
ゆげで
窓がくもる
イライラして全力で
走りたくなる
冬でも
暑い！
布団を
剥《は》ぐと
体から湯気が出る
ガバッ
真夏なのに
歯が鳴るほど
寒い
ガク　ガク
ガチガチ
クソ――
なんでこんな目に…
モウロウとしながら
生理は川に
似ていると思いました
背と頭が
モーレツに熱い
背中の体温を
測ったら40度
あった

これらの症状は全く出ない人も多いです

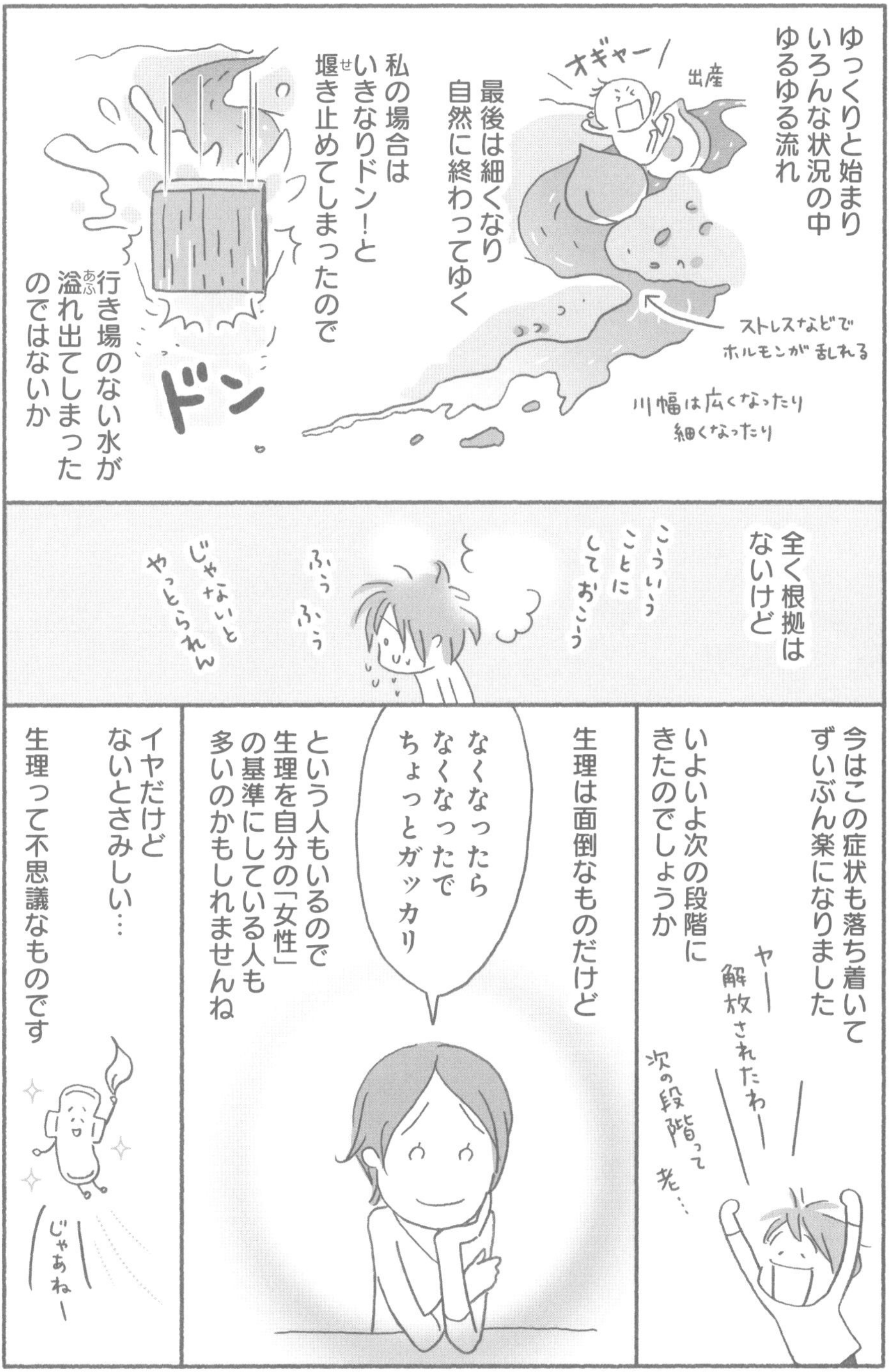
ゆっくりと始まり
いろんな状況の中
ゆるゆる流れ
オギャー
出産
最後は細くなり
自然に終わってゆく
ストレスなどで
ホルモンが乱れる
川幅は広くなったり
細くなったり
私の場合は
いきなりドン！と
堰《せ》き止めてしまったので
ドン
行き場のない水が
溢《あふ》れ出てしまった
のではないか
全く根拠は
ないけど
こういう
ことに
しておこう
ふぅ
ふぅ
じゃないと
やっとられん
今はこの症状も落ち着いて
ずいぶん楽になりました
いよいよ次の段階に
きたのでしょうか
ヤー
解放されたわー
次の段階って
老…
生理は面倒なものだけど
なくなったら
なくなったで
ちょっとガッカリ
という人もいるので
生理を自分の「女性」
の基準にしている人も
多いのかもしれませんね
イヤだけど
ないとさみしい…
生理って不思議なものです
じゃあねー

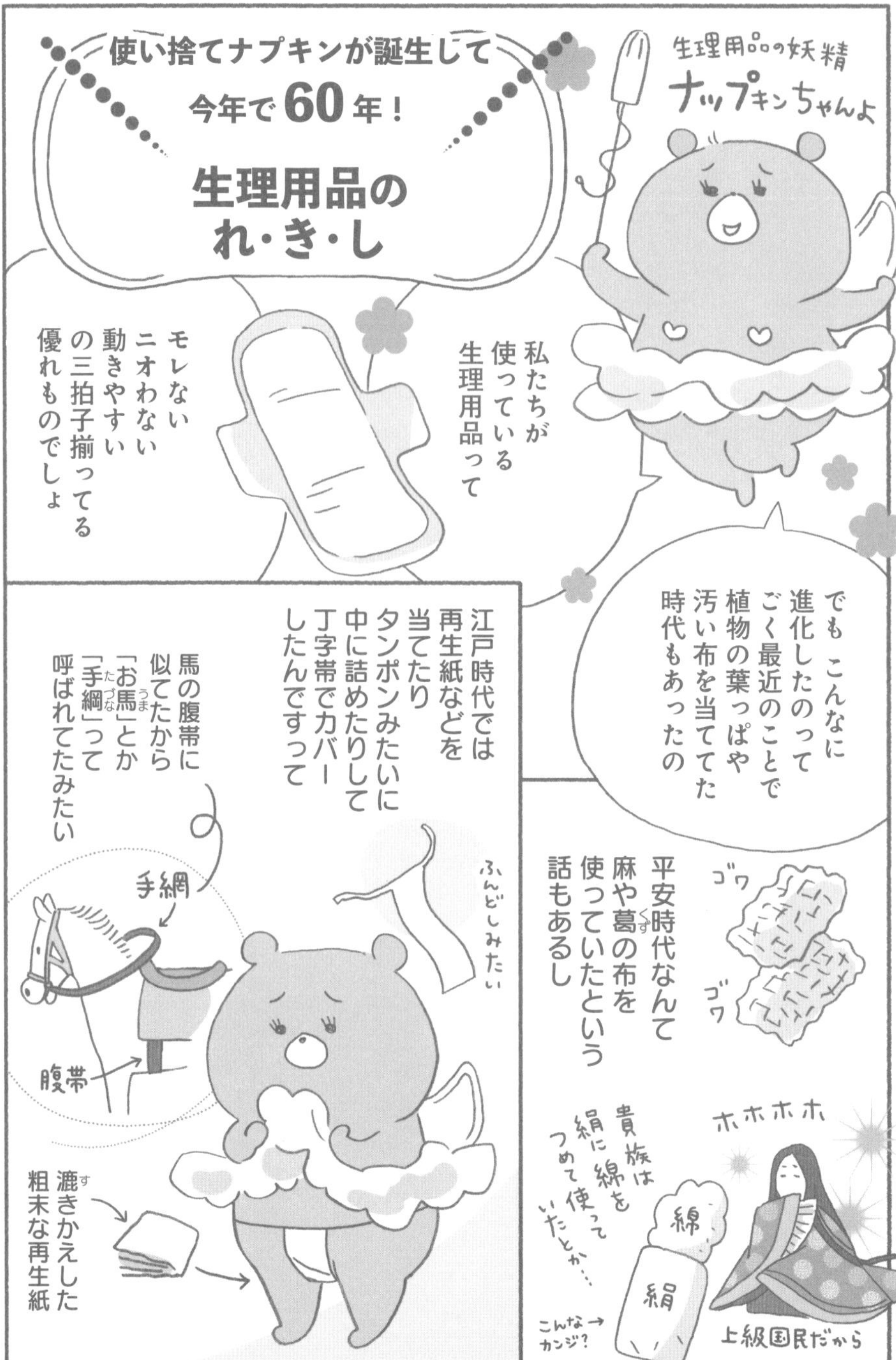
使い捨てナプキンが誕生して
今年で60年！
生理用品の
れ・き・し
生理用品の妖精
ナップキンちゃんよ
私たちが使っている生理用品って
モレない
ニオわない
動きやすい
の三拍子揃ってる優れものでしょ
でも こんなに進化したのってごく最近のことで植物の葉っぱや汚い布を当ててた時代もあったの
平安時代なんて麻や葛《くず》の布を使っていたという話もあるし
ゴワ
ゴワ
ホホホホ
貴族は絹に綿をつめて使っていたとか…
綿
絹
こんなカンジ？
上級国民だから
江戸時代では再生紙などを当てたりタンポンみたいに中に詰めたりして丁字帯でカバーしたんですって
ふんどしみたい
馬の腹帯に似てたから「お馬《うま》」とか「手綱《たづな》」って呼ばれてたみたい
手綱
腹帯
漉《す》きかえした粗末な再生紙

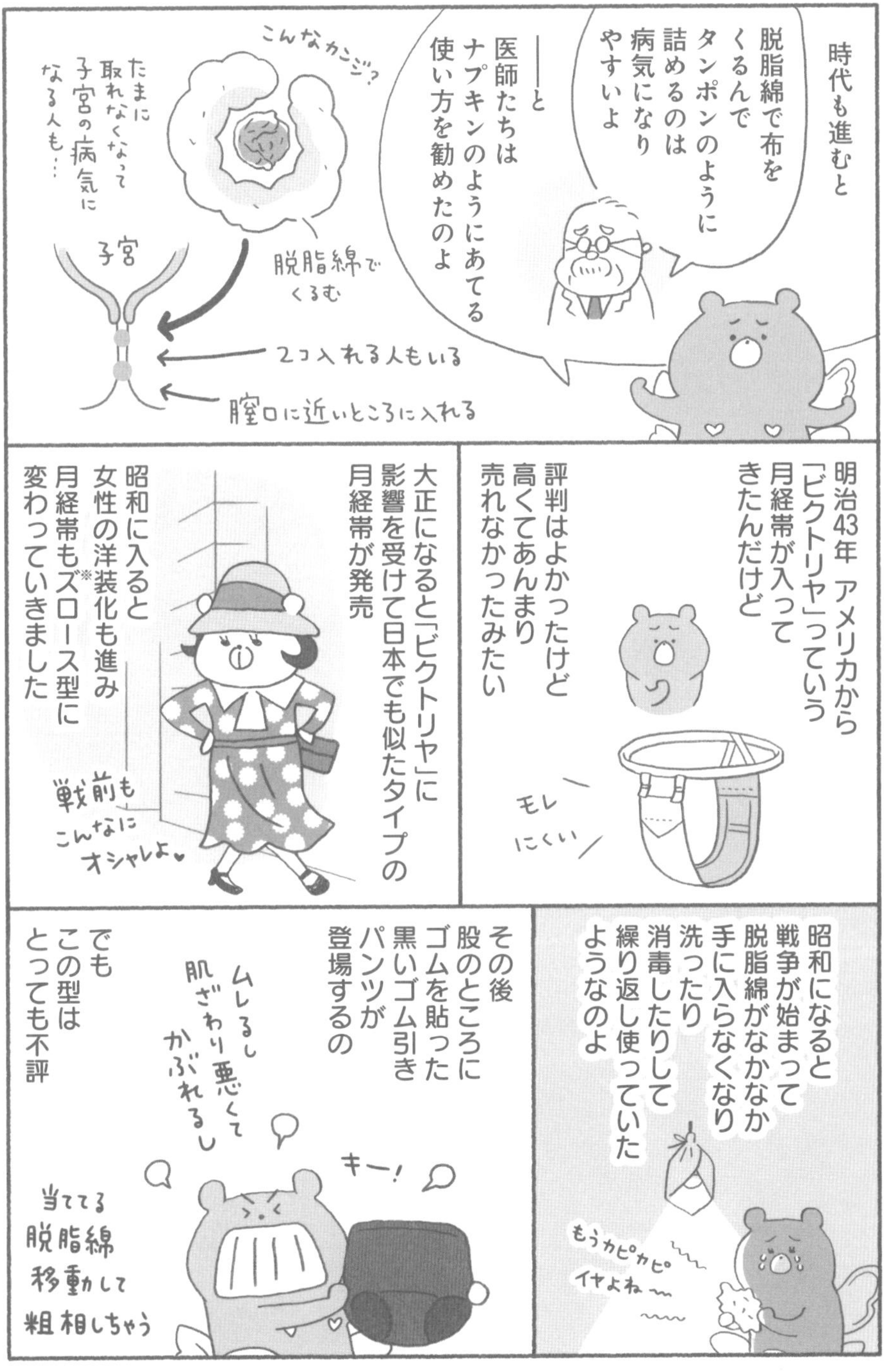
時代も進むと
脱脂綿で布をくるんでタンポンのように詰めるのは病気になりやすいよ
――と医師たちはナプキンのようにあてる使い方を勧めたのよ
こんなカンジ？
たまに取れなくなって子宮の病気になる人も…
子宮
脱脂綿でくるむ
2コ入れる人もいる
膣口に近いところに入れる
明治43年 アメリカから「ビクトリヤ」っていう月経帯が入ってきたんだけど
評判はよかったけど高くてあんまり売れなかったみたい
モレにくい
大正になると「ビクトリヤ」に影響を受けて日本でも似たタイプの月経帯が発売
昭和に入ると女性の洋装化も進み月経帯も※ズロース型に変わっていきました
戦前もこんなにオシャレよ♥
昭和になると戦争が始まって脱脂綿がなかなか手に入らなくなり洗ったり消毒したりして繰り返し使っていたようなのよ
もうカピカピイヤよね～
その後股のところにゴムを貼った黒いゴム引きパンツが登場するの
ムレるし肌ざわり悪くてかぶれるし
キー！
でもこの型はとっても不評
当ててる脱脂綿移動して粗相しちゃう

※ゆったり長めのパンツ

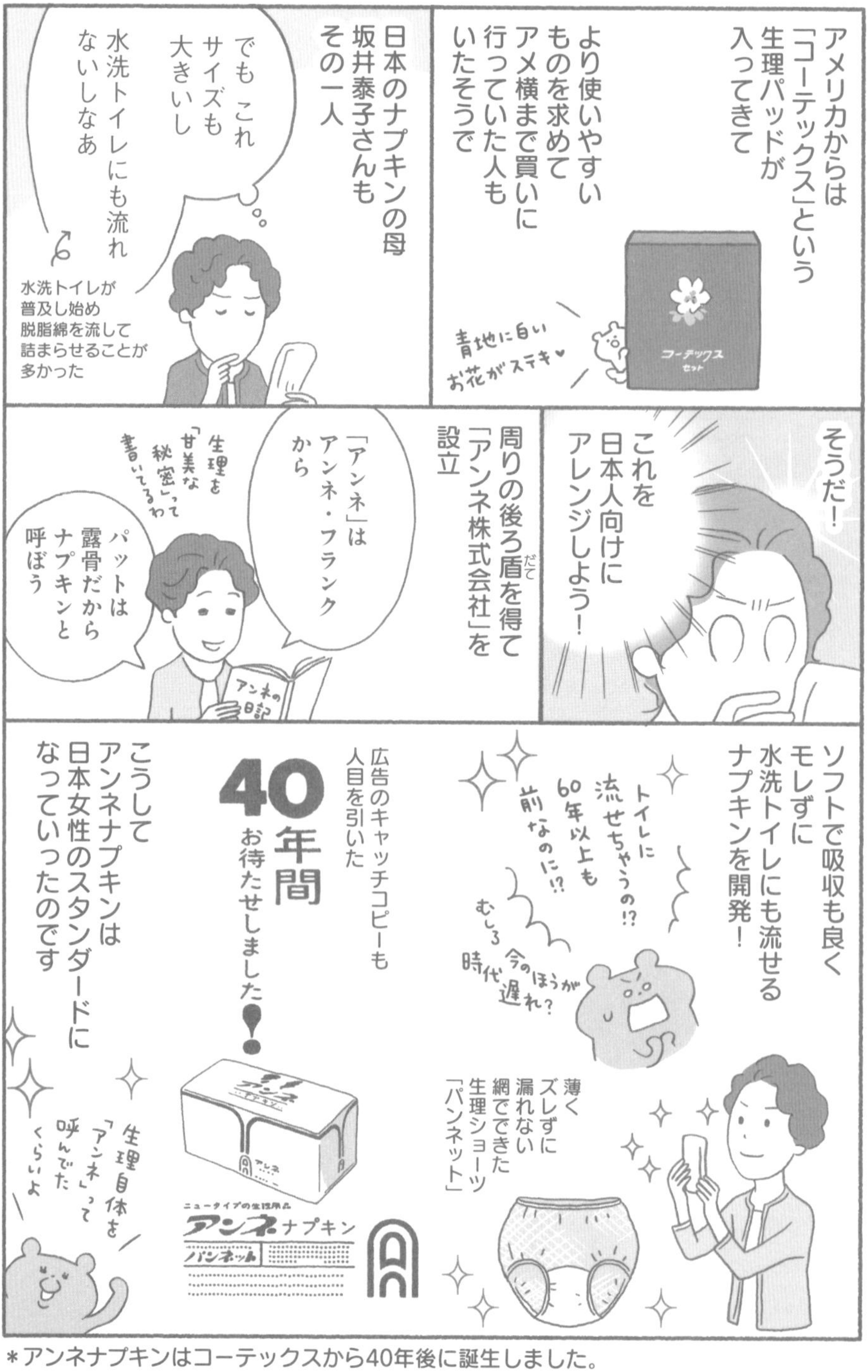

アメリカからは「コーテックス」という生理パッドが入ってきて
より使いやすいものを求めてアメ横まで買いに行っていた人もいたそうで
青地に白いお花がステキ♥
コーテックス セット
日本のナプキンの母 坂井泰子さんもその一人
でも これ サイズも大きいし 水洗トイレにも流れないしなあ
水洗トイレが普及し始め脱脂綿を流して詰まらせることが多かった
そうだ!
これを日本人向けにアレンジしよう!
周りの後ろ盾《だて》を得て「アンネ株式会社」を設立
「アンネ」はアンネ・フランクから
生理を「甘美な秘密」って書いてるわ
パットは露骨だからナプキンと呼ぼう
アンネの日記
ソフトで吸収も良くモレずに水洗トイレにも流せるナプキンを開発!
トイレに流せちゃうの!? 60年以上も前なのに!?
むしろ今のほうが時代遅れ?
薄くズレずに漏れない網でできた生理ショーツ「パンネット」
広告のキャッチコピーも人目を引いた
40年間お待たせしました!
ニュータイプの生理用品
アンネナプキン
パンネット
こうしてアンネナプキンは日本女性のスタンダードになっていったのです
生理自体を「アンネ」って呼んでたくらいよ

＊アンネナプキンはコーテックスから40年後に誕生しました。

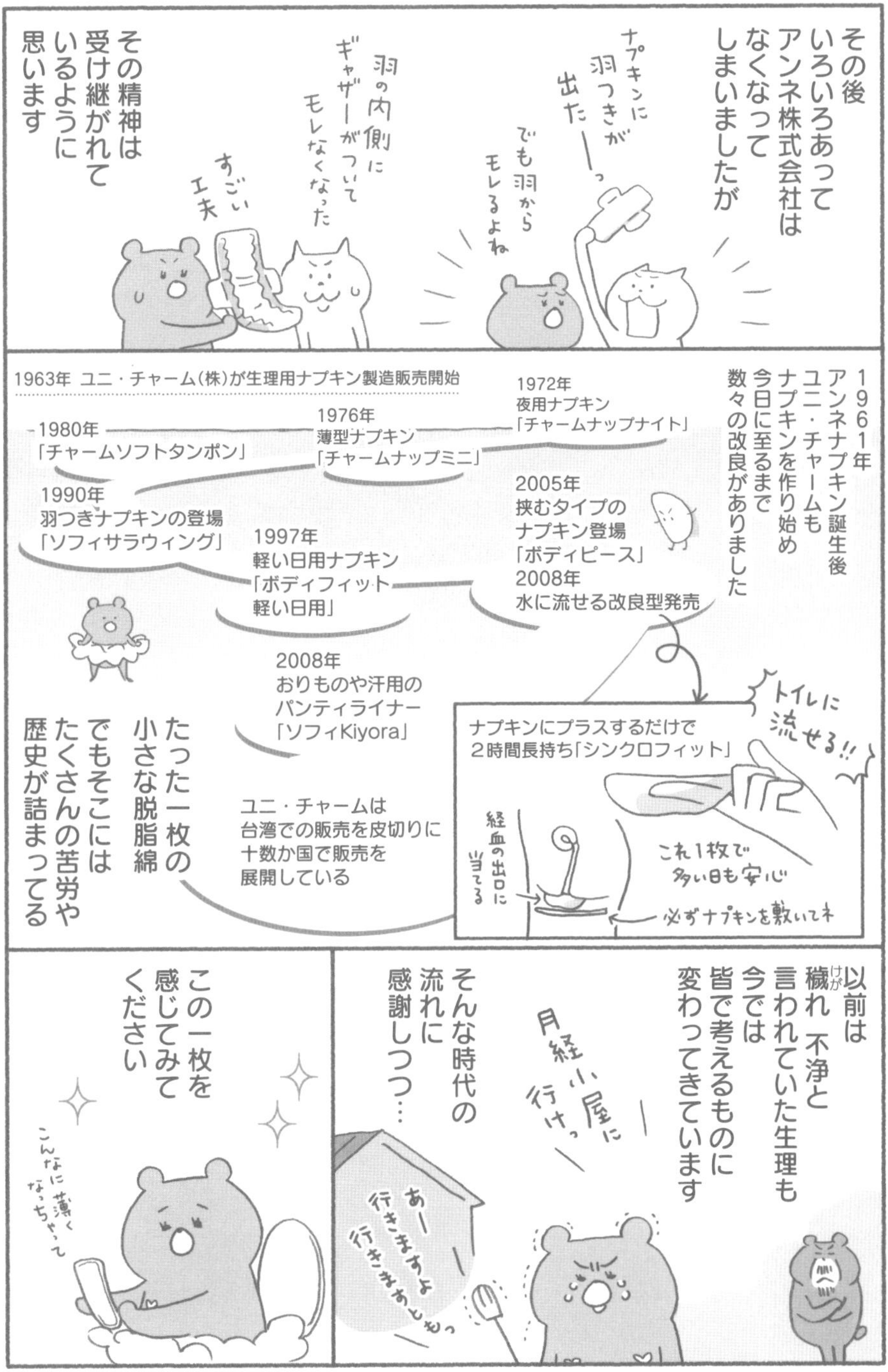
その後
いろいろあって
アンネ株式会社は
なくなって
しまいましたが
ナプキンに
羽つきが
出た―っ
でも羽から
モレるよね
羽の内側に
ギャザーがついて
モレなくなった
すごい
工夫
その精神は
受け継がれて
いるように
思います
1961年
アンネナプキン誕生後
ユニ・チャームも
ナプキンを作り始め
今日に至るまで
数々の改良がありました
1963年 ユニ・チャーム(株)が生理用ナプキン製造販売開始
1972年
夜用ナプキン
「チャームナップナイト」
1976年
薄型ナプキン
「チャームナップミニ」
1980年
「チャームソフトタンポン」
2005年
挟むタイプの
ナプキン登場
「ボディピース」
2008年
水に流せる改良型発売
1990年
羽つきナプキンの登場
「ソフィサラウィング」
1997年
軽い日用ナプキン
「ボディフィット
軽い日用」
2008年
おりものや汗用の
パンティライナー
「ソフィKiyora」
トイレに
流せる!!
ナプキンにプラスするだけで
2時間長持ち「シンクロフィット」
経血の出口に
当てる
これ1枚で
多い日も安心
必ずナプキンを敷いてネ
ユニ・チャームは
台湾での販売を皮切りに
十数か国で販売を
展開している
たった一枚の
小さな脱脂綿
でもそこには
たくさんの苦労や
歴史が詰まってる
以前は
穢《けが》れ 不浄と
言われていた生理も
今では
皆で考えるものに
変わってきています
月経小屋に
行けっ
あー
行きますよ
行きますともっ
そんな時代の
流れに
感謝しつつ…
この一枚を
感じてみて
ください
こんなに薄く
なっちゃって

コラム

SEIRI CAMP Coffee break
～女子大生がサニタリーショーツを開発～

昭和女子大学と下着メーカー・三恵の共同開発ブランド「My little blossom（マイリトルブロッサム）」では、2020年秋に、“親子の初めてに寄り添うジュニアサニタリーショーツ”を発売。汚れが目立ちにくい黒で、普段履きにも使え、ナプキンをあてる位置のガイドラインつきなど、随所に工夫が。プロジェクトを代表して、4年生の酒井奈津子さんにお話を伺いました。以下はご本人の文章です。

生理は当事者だけでなく、周りの人と一緒に理解をすることが重要だと感じました。

私は初潮を迎えるのが早く､知識不足から「病気になってしまったのか」と不安でした。また、同級生より身体的成長が早く自分に恥ずかしさを覚えてしまうこともありました。

「私と同じ思いはしてほしくない」という想いがあり、初経を安心して迎えられるサニタリーショーツを開発いたしました。不安を払拭するには商品だけでなく価値のある情報を手に入れ、性教育を身近に感じ、当事者だけでなく周りも巻き込んで理解をしていくことが大切だと感じました。

私たちは、親子一緒に学ぶことができる動画をYouTubeにて発信をしています。

一人で不安を抱え込むと精神的にも身体的にも負担が大きくなってしまいます。身近な存在である家族・友人、知識のある医療関係者に気軽に相談できる環境をつくり、不安を一緒に解消できる環境を増やし、一人で抱え込む人を減らしていきたいと強く感じました。

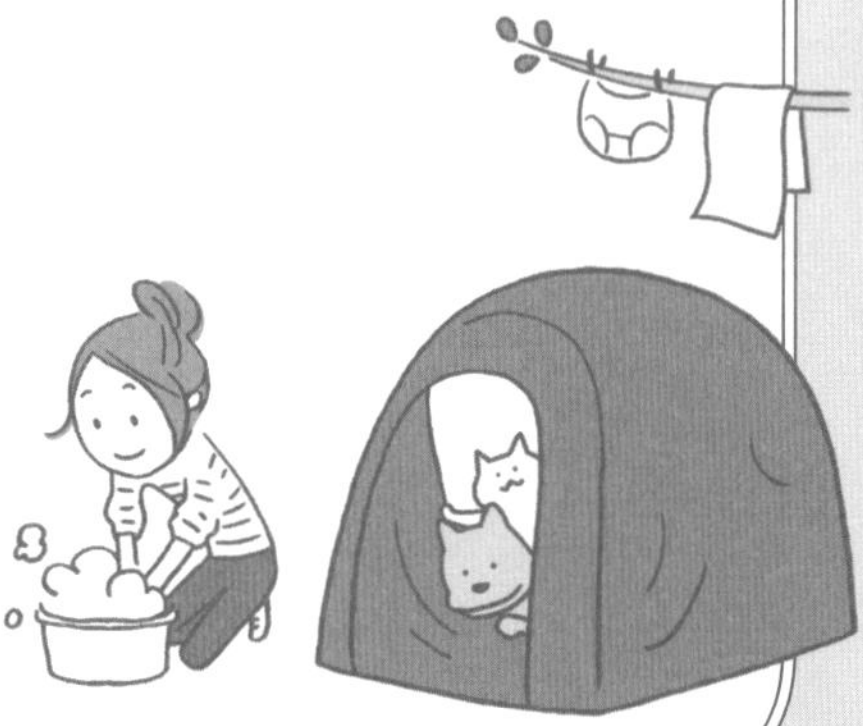

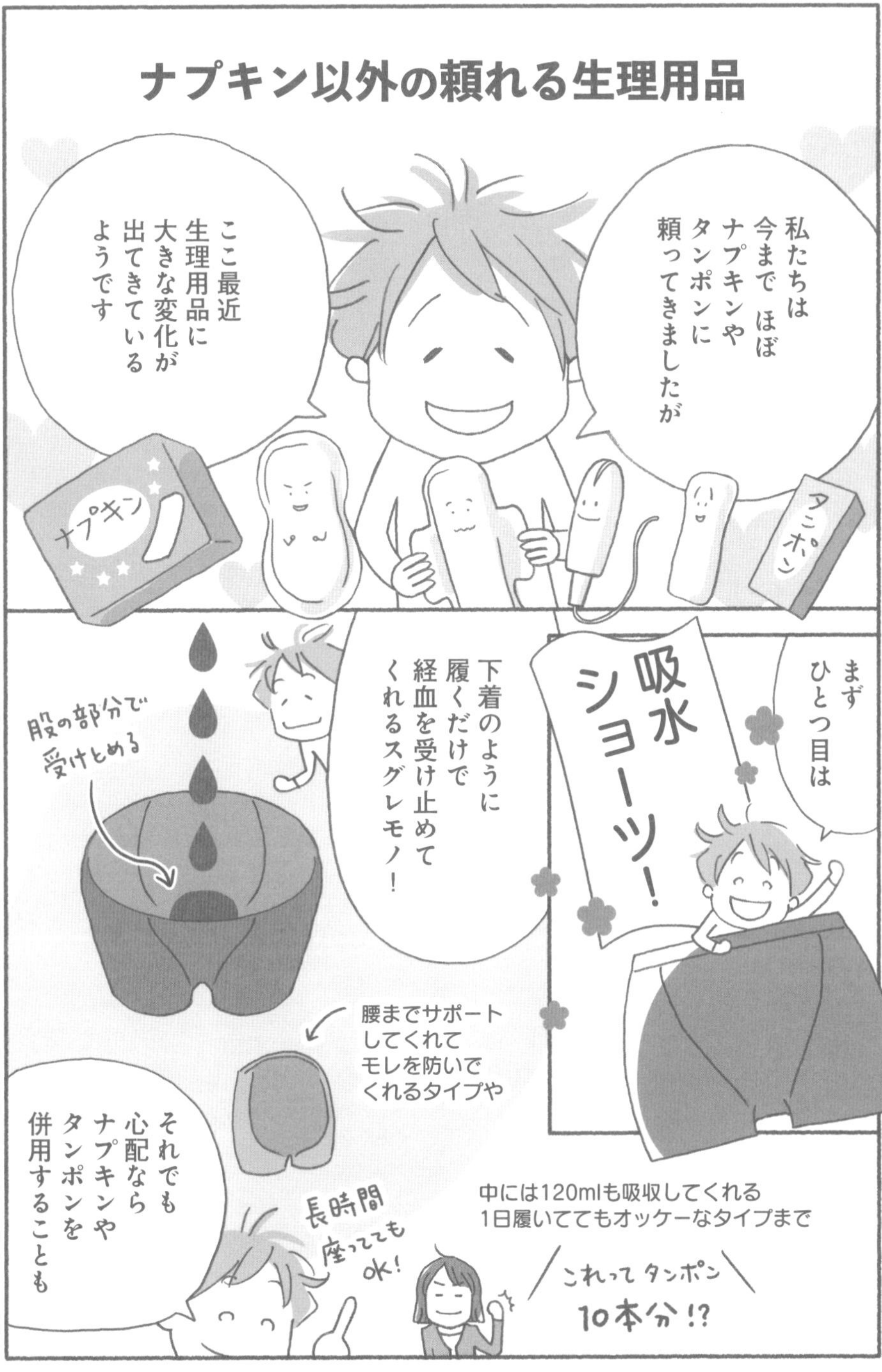
ナプキン以外の頼れる生理用品
私たちは今まで ほぼナプキンやタンポンに頼ってきましたが
ここ最近生理用品に大きな変化が出てきているようです
ナプキン
タンポン
まずひとつ目は
吸水ショーツ!
下着のように履くだけで経血を受け止めてくれるスグレモノ!
股の部分で受けとめる
腰までサポートしてくれてモレを防いでくれるタイプや
中には120mlも吸収してくれる
1日履いててもオッケーなタイプまで
これってタンポン10本分!?
長時間座ってても OK!
それでも心配ならナプキンやタンポンを併用することも

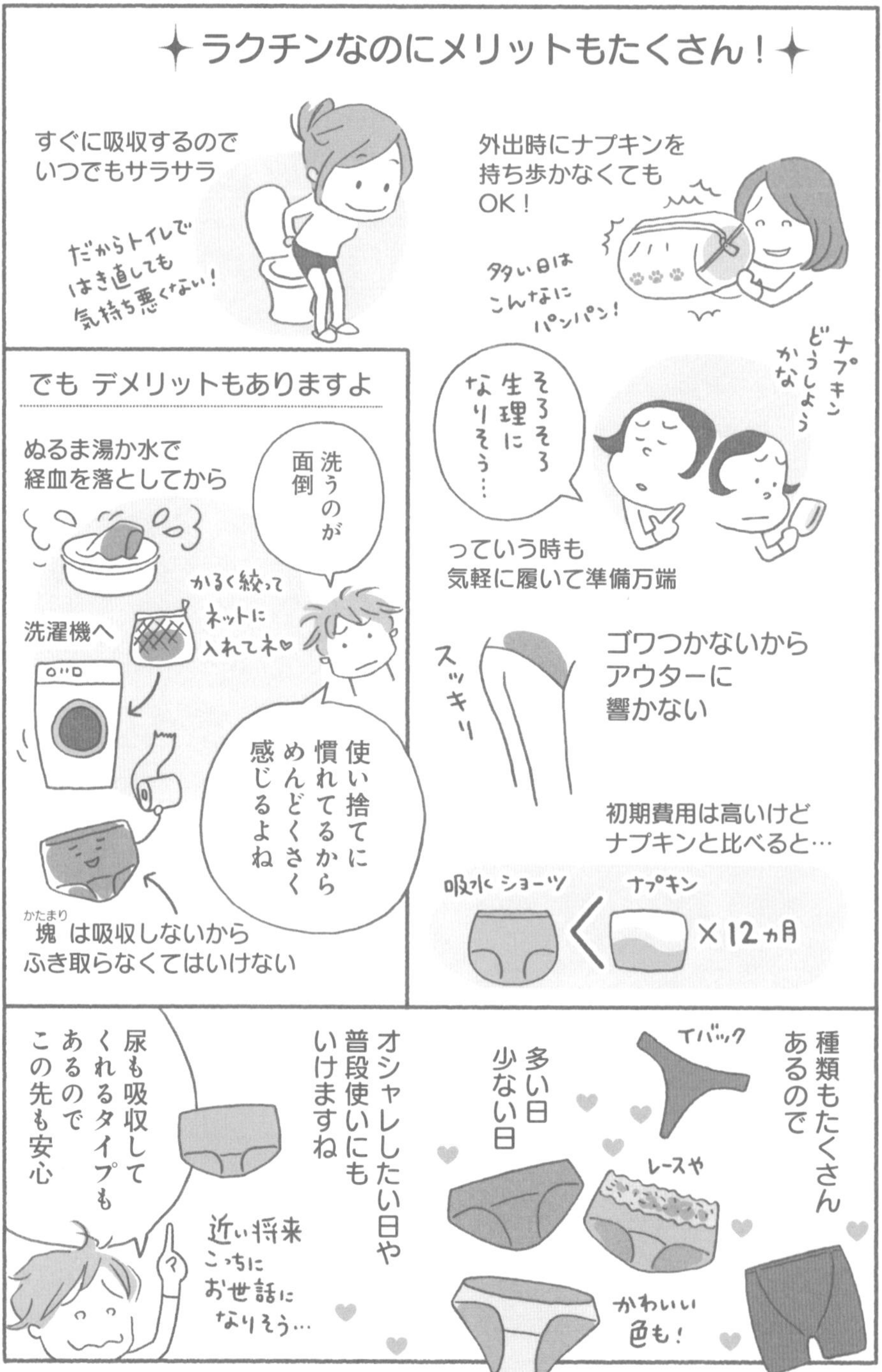
✦ラクチンなのにメリットもたくさん！✦
すぐに吸収するので
いつでもサラサラ
だからトイレで
はき直しても
気持ち悪くない！
外出時にナプキンを
持ち歩かなくても
OK！
多い日は
こんなに
パンパン！
でも デメリットもありますよ
ぬるま湯か水で
経血を落としてから
洗うのが面倒
かるく絞って
ネットに
入れてネ♡
洗濯機へ
塊《かたまり》は吸収しないから
ふき取らなくてはいけない
使い捨てに慣れてるからめんどくさく感じるよね
ナプキンどうしようかな
そろそろ生理になりそう…
っていう時も
気軽に履いて準備万端
スッキリ
ゴワつかないから
アウターに
響かない
初期費用は高いけど
ナプキンと比べると…
吸水ショーツ
ナプキン
×12カ月
種類もたくさんあるので
多い日
少ない日
Tバック
レースや
かわいい色も！
オシャレしたい日や普段使いにもいけますね
尿も吸収してくれるタイプもあるのでこの先も安心
近い将来
こっちに
お世話に
なりそう…

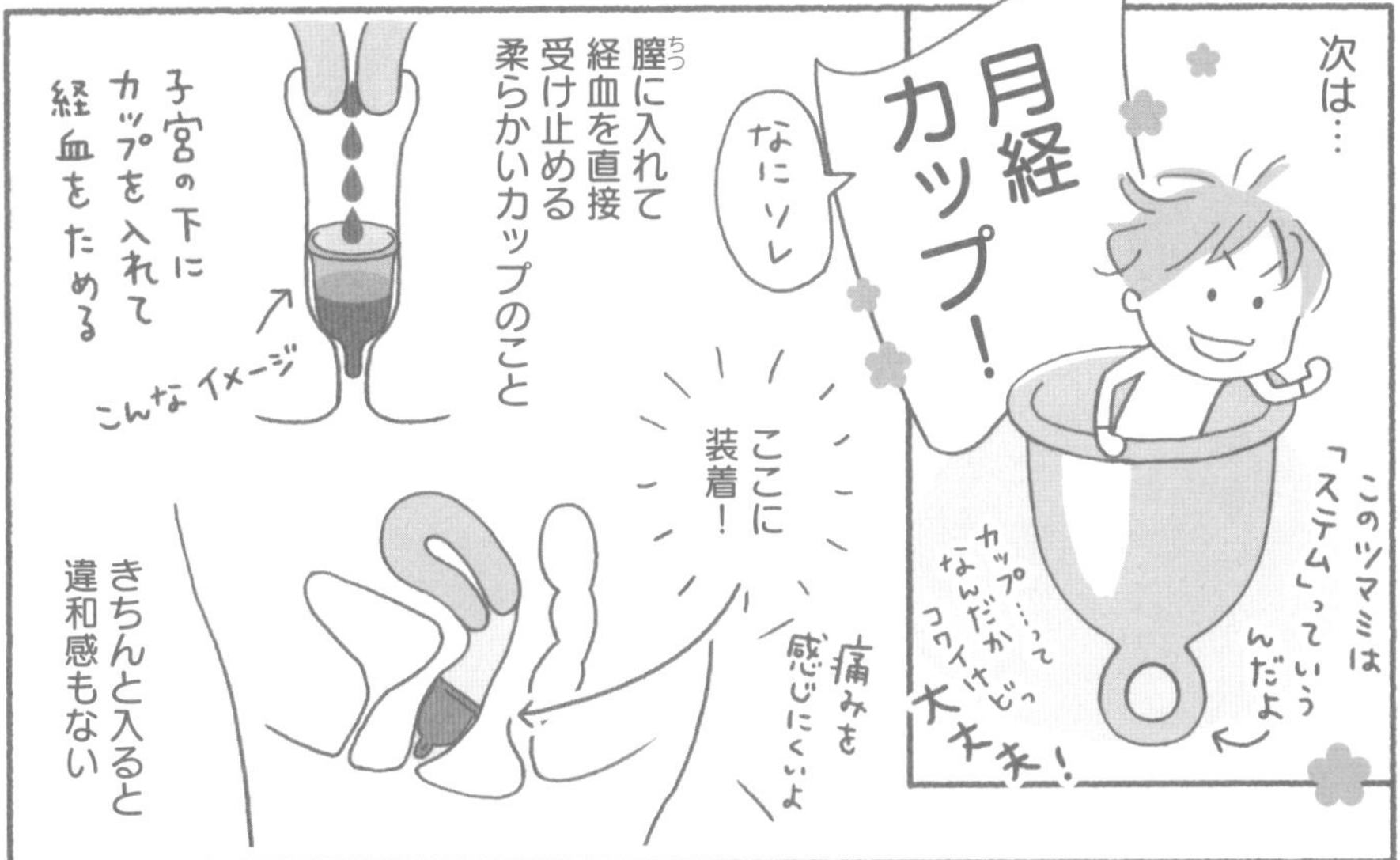
次は…
月経カップ！
なにソレ
このツマミは「ステム」っていうんだよ
カップ…ってなんだかコワイけどっ
大丈夫！
膣《ちつ》に入れて経血を直接受け止める柔らかいカップのこと
子宮の下にカップを入れて経血をためる
こんなイメージ
ここに装着！
痛みを感じにくいよ
きちんと入ると違和感もない

装着の仕方

1・装着前と生理が終わって
保管する前に煮沸消毒します

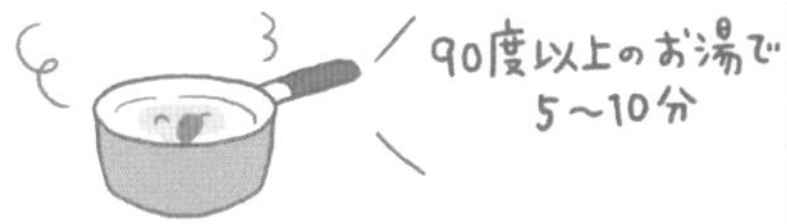
90度以上のお湯で
5〜10分

2・清潔な手で図のように折ります

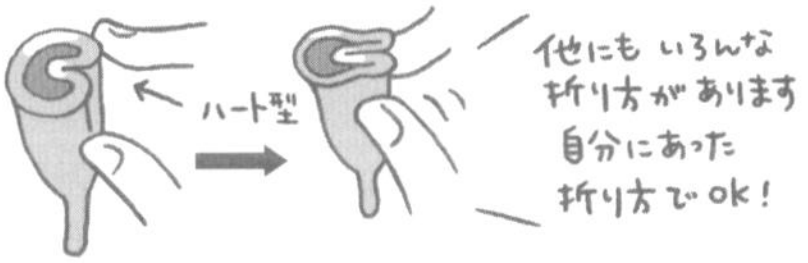
ハート型
他にもいろんな
折り方があります
自分にあった
折り方でOK！

3・膣の入り口を指で広げ
尾《び》てい骨《こつ》の方向に装着します

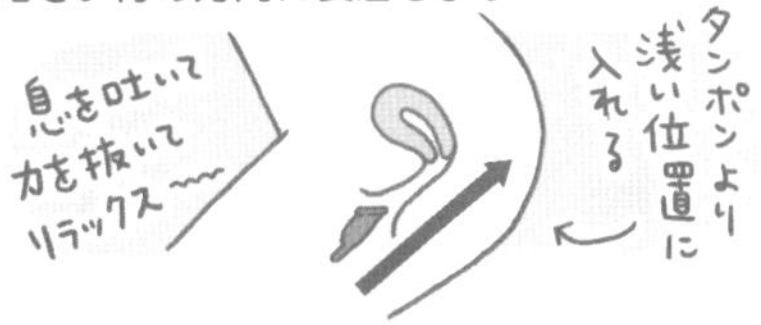
息を吐いて
力を抜いて
リラックス〜〜
タンポンより浅い位置に入れる

4・違和感が
なければ
装着完了

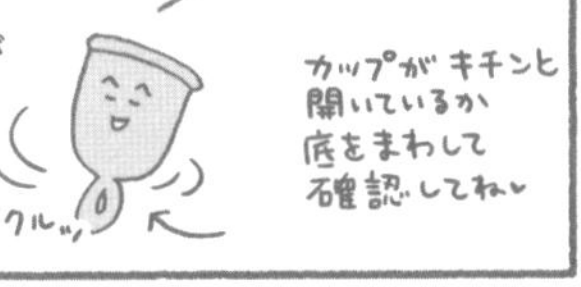
クルッ
カップがキチンと
開いているか
底をまわして
確認してね

取り出し方

1・腹部に力を入れると
カップが下がってくるので
ステムを
キャッチして
取り出します

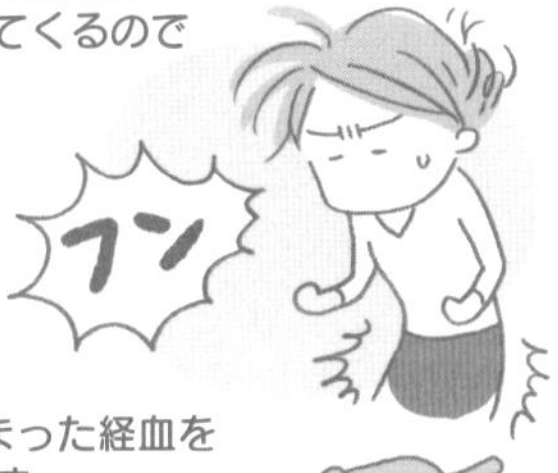
フン

2・カップにたまった経血を
トイレに流します

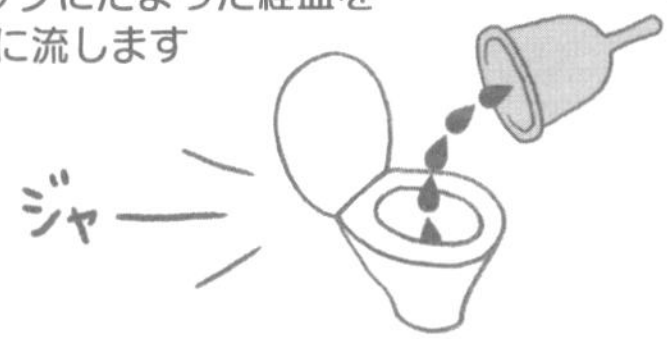
ジャー

3・清潔なウエットティッシュで
拭いて また装着します

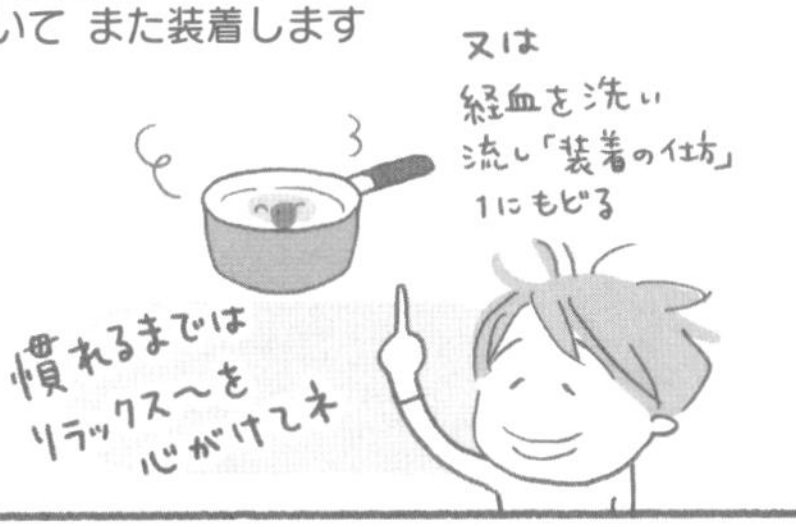
又は
経血を洗い
流し「装着の仕方」
1にもどる
慣れるまでは
リラックス〜を
心がけてネ

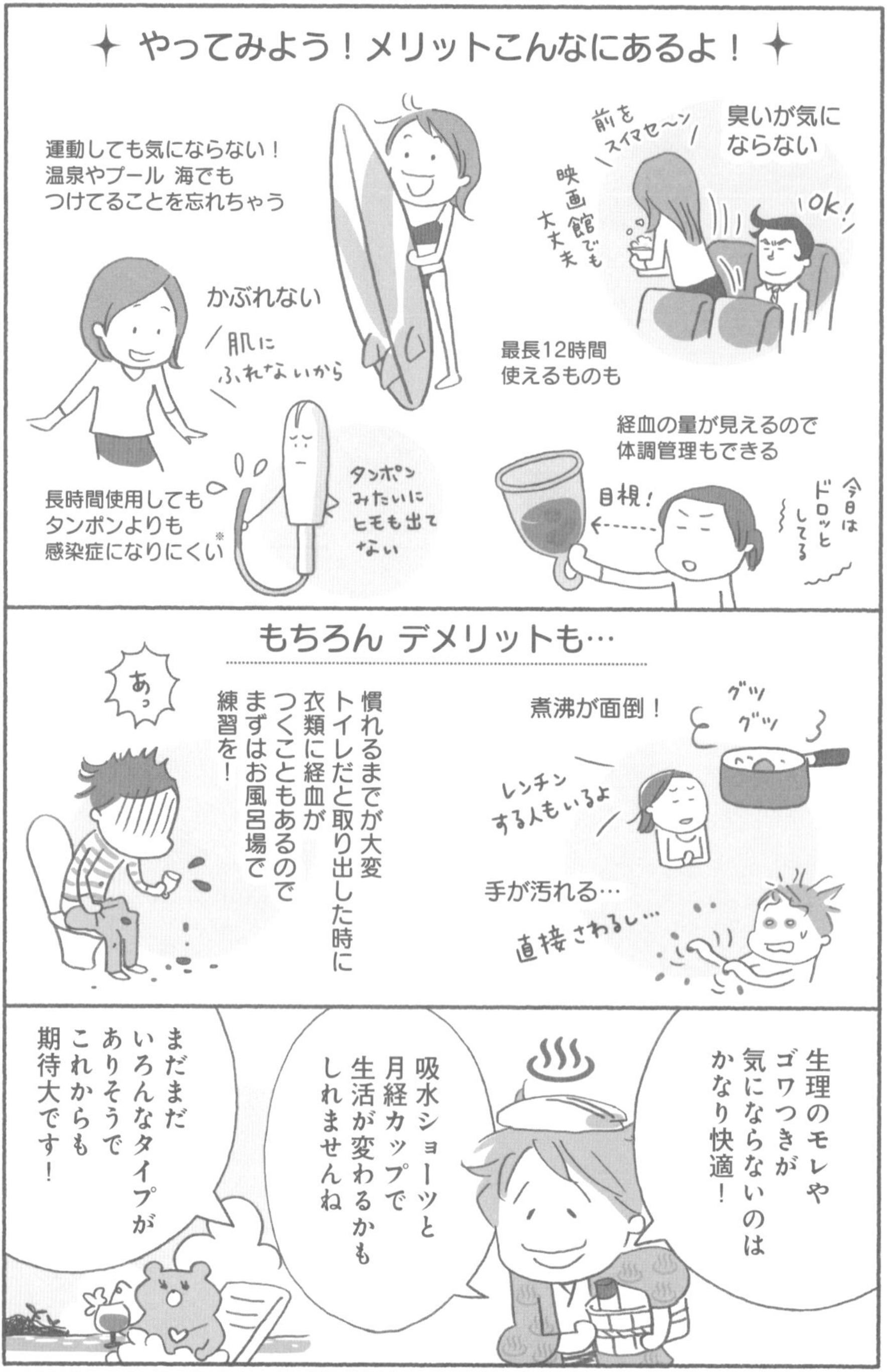
やってみよう！メリットこんなにあるよ！
運動しても気にならない！
温泉やプール 海でも
つけてることを忘れちゃう
臭いが気にならない
前をスイマセ〜ン
映画館でも大丈夫
OK！
かぶれない
肌にふれないから
最長12時間
使えるものも
経血の量が見えるので
体調管理もできる
目視！
今日はドロッとしてる
長時間使用しても
タンポンよりも
感染症になりにくい※
タンポンみたいにヒモも出てない
もちろん デメリットも…
あっ
慣れるまでが大変
トイレだと取り出した時に
衣類に経血が
つくこともあるので
まずはお風呂場で
練習を！
煮沸が面倒！
グツグツ
レンチンする人もいるよ
手が汚れる…
直接さわるし…
生理のモレやゴワつきが気にならないのはかなり快適！
吸水ショーツと月経カップで生活が変わるかもしれませんね
まだまだいろんなタイプがありそうでこれからも期待大です！

※月経カップでも、ごくまれに感染症がおこる場合があります。

インタビュー

辻 愛沙子さん

クリエイティブ・ディレクター

ケロっと話すと相手も受け止めてくれ、小さな積み重ねで流れができる

——生理についてこれまでにどんな教育を受けましたか？

私は幼稚園から女子校に通っていて、母、姉、飼っている犬もメスという女だらけの家族で、父は医者でしたので、家族の中でも生理をタブー視することはありませんでした。

でも、初めて生理がきたときは夕方一人で家にいて、血を見て半分パニックになって、ものすごく不安で怖かったことをはっきり覚えています。何も悪いことをしてないのに、なんだか惨めな気持ちに……。教育はフラットな状態でも、やっぱり最初は不安なものなのだなと。

中学のときに海外に出て、ガラッと環境が変わりました。

——留学中、日本とアメリカで生理のとらえ方の違いはありましたか？

アメリカの寮生活で、印象深い思い出があります。女子寮で、水泳部の子はタンポンをつけて泳ぐという話になって、みんなタンポンをつけたことがなかったので「やってみよう！」となり、6～8人くらいで、カーテンで仕切られたシャワールームにそれぞれ入ってつけてみました。「怖いんだけど」「痛い痛い」「いけたー?・」なんて、カーテン越しに言い合いながら（笑）。あのときの体験があったので、私もタンポンへの恐怖心がなくなりましたし、その後も生理に関してふつうの感覚で友だちと話ができました。

日本の生理用品は女の子向けでキラキラしたイメージですが、海外のものはニュートラルなデザインで、スーパーで男友だちと一緒でも気にせずカゴに入れていました。デザインの影響は大きいし、ありがたいなと感じています。

——日本のナプキンは特別感がありすぎるのでしょうか？

そう思います。実は一度、生理用品を作ろうと国内の

メーカーを当たってみたことがあるんですが、大きな壁があることを学んで断念しました。

生理用品らしさは、メーカー側が作り出そうとしているわけではなく、流通の過程で、「らしさ」がないと生理用品として判別しづらいという課題があります。最初に「らしさ」を作ってしまったがゆえに、メーカー側がデザインを変えづらくなってしまったようです。

機能的な生活用品はパッケージの情報量が多いほど売れるといわれています。いろんな情報が詰め込まれたパッケージのほうが棚に並べたときに強く見えて、単体で見るとシンプルでおしゃれなパッケージでも、棚に並べると弱くて売れにくいそうです。ただ、ＳＮＳなどを通して流通やメーカーにお客さんのニーズが伝わり始めたので、少し変わりつつあるようですね。生理用品を作ることは、今後の人生の大きな夢としています。

――20代の女性の一般的な生理についての認識はいかがですか？

だいぶオープンになってきましたよね。２０１８年頃から、社会全体の空気感が劇的に変わったなと体感しています。生理用品にもいろいろな選択肢が出てきました。私も少しでも話しやすい空気を作りたいと思い、２０１９年４月に「レディーノーズ（Ladyknows）」というプロジェクトを立ち上げて、その年の10月、婦人科検診をワンコインで受診できる「ワンコイン・レディースドッグ」というイベントを企画しました。

また、Twitterではピルのことも日常的につぶやくようにしました。最初は「誰と使うのかな？」みたいなリプが送られてくることもあったんですが、「ピルは誰かと使うものではありません。女性が一人で飲む薬です。私は自分の体調管理のために飲んでいます」と引用リツイしたところ、送ってきた方から、後日、謝罪がきました。男性も知るきっかけが増えてきたのではないかと思

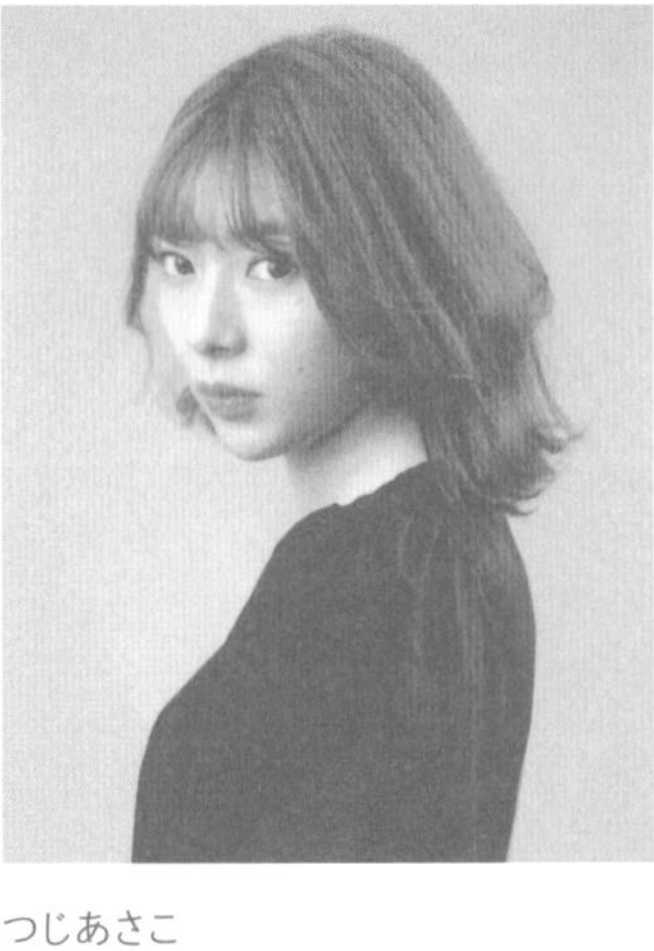

つじあさこ
1995年東京都生まれ、株式会社acra代表、クリエイティブ・ディレクター。「Lady knows」プロジェクト、『news zero』水曜パートナーなど多岐にわたってメディア活動を行う。

います。

　国際ガールズデーのとき、座面を羽つき生理ナプキンで覆ったブランコと、女性の経血量を可視化したトマト缶のアートを展示したのですが、男性スタッフも一緒に作りました。「羽つきって何？」というところから始まってナプキンを解体しながら説明したんですが、こちらがケロッと話すとふつうに受け止めてくれて、改めてそういう連鎖が大事だなと感じました。

――フェムテック商品を試してみての印象は？

　自炊したほうが結果的に安上がりだけれど、所持金千円ならコンビニ弁当を買ったほうがその瞬間は安い。吸水ショーツなど、一度買ったら長く使える商品でも、生理用品に4000～5000円払えるかという心理的ハードルは高い気がします。コスト面以外にも、たとえば同居人の前で血のついた吸水ショーツを洗えるかといった家の環境も含めて、さまざまな課題があると思います。

　フェムテック商品はひと通り買って試しましたが、吸水ショーツを洗っていると、初潮のときに感じた虚しさというか、惨めな気持ちが蘇ってしまって、私はちょっとしんどいなというのが個人的な感想です。

――「生理の貧困」については、どう思いますか？

　これまでなかったことにされていた痛みやさまざまな問題が、見える化されてきたと思います。貧困というと、食べ物がなくて餓え死にしそうな子どもたちをイメージしがちで、それはそれで大事な課題ですけれど、日本でいう貧困というのは、私たちの日常に紐づいている相対的な貧困です。

　日本では一人暮らしの女性の貧困率が突出して高いと言われています。身近な街や学校にも当たり前のように貧困があるということがテレビなどで特集され、寄付も生まれました。とても意義深く、責任を再認識するきっかけになったと思います。さらに、オイテル（ＯｉＴｒ）のようなナプキン無料提供サービスなど、立ち上がろうとする人の多さを知って、社会の連帯に希望を感じました。

――ご自身の生理について教えてください。

　生理痛はひどいほうではありませんが、仕事をしていると無自覚に体をないがしろにしていることがあり、最近は筋トレなど体に目を向け始めるようにしました。

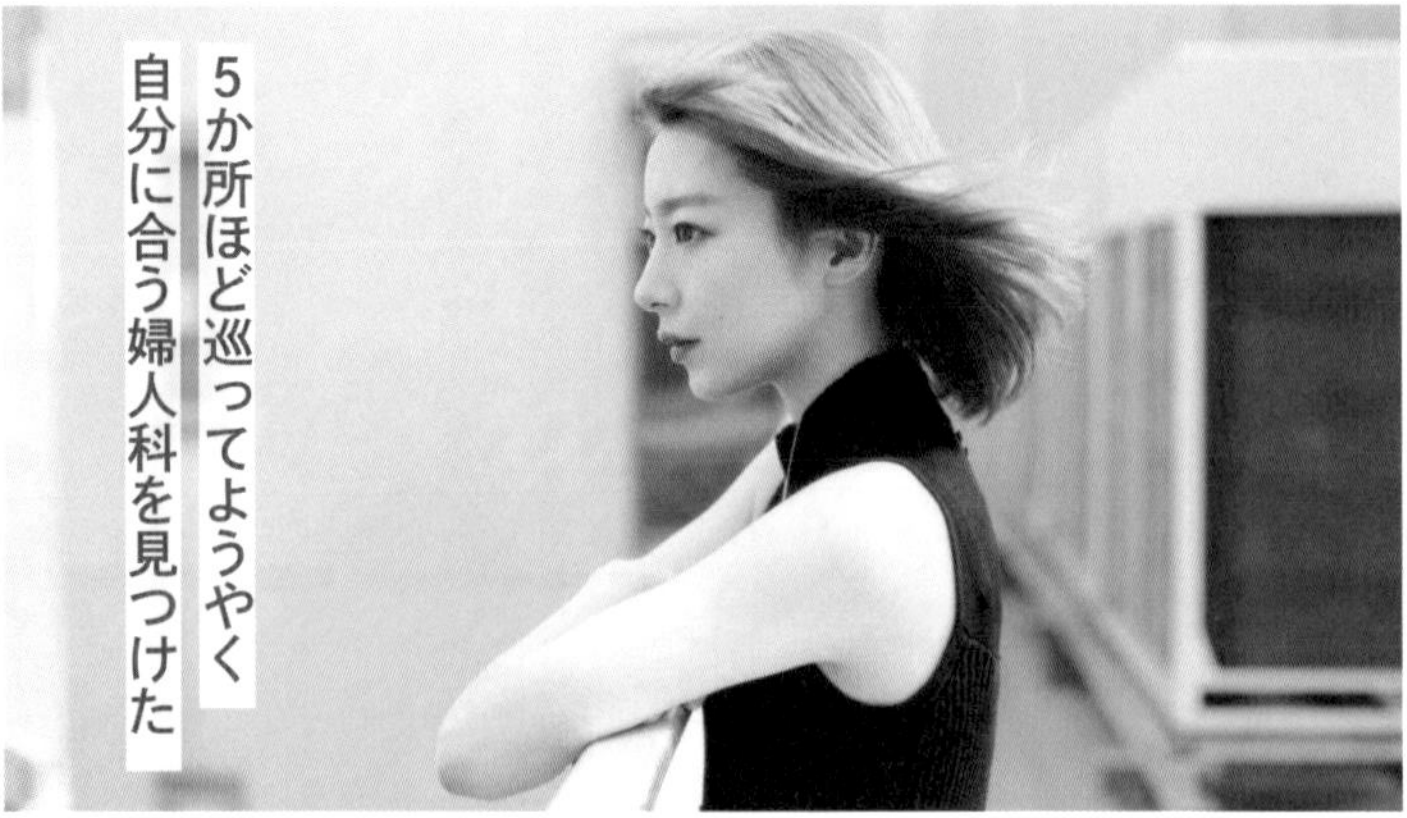

5か所ほど巡ってようやく自分に合う婦人科を見つけた

ピルを飲んでいた時期もありましたが、私はルーティンの管理が苦手で、定期的に薬を飲み続けることが難しく、今はお休みしています。

婦人科では、信頼できる先生に相談しています。ここに行き着くまで5か所ほど産婦人科を巡りました。予約時に先生を選べるところ、待合室は女性だけが入れるところなどいろいろ試してみて、自分に合う場所を見つけたという感じです。

――生理について今後、伝えていきたいことは？

当たり前にくる生理現象で、エロいものでも隠すべきものでも忌むべきものでもありません。鼻をかむことと一緒で、タブー視したり、逆に女性を神格化したりするような特別視をしないことが大事だと思っています。

一方で痛みや体調不良がともない、一人一人の状態が違う複雑なものですから、「生理ってこうだよね」と決めつけないことが大切です。オープンにしたくない人はそのままでいいですし、相談したい人が話しやすい環境を作っていきたいです。一人では社会の空気を変えられませんが、内心ドキドキしてもケロッと生理の話をしてみるとか、会社のトイレにいろいろな生理用品を置いてみるとか、小さな積み重ねの連続で、やがて流れが生まれてくると思います。

私たちアルカ（arca）では、2021年6月に「ソーシャルコーヒーハウス」を立ち上げました。性教育など社会課題からカルチャーまで大人の知るべき教養や価値観をアップデートし、語り合うことを目的とした大人の学び場です。ぜひ覗いてみてくださいね。

エッセイ

生理に打ち勝つ我々は無敵!?

YOUさん
タレント

たまたま生まれた時から女だったというだけで、たまたまそこに疑問を持たずに過ごしてきただけですが、生きていると、性別というか、違う造りであり、違う働きというか、それぞれの特性みたいなものに気付いていくわけです。

まず小学生の時に我々の時などは、保健体育という授業があり、男子を急に校庭に追い出すという場面がありまして。

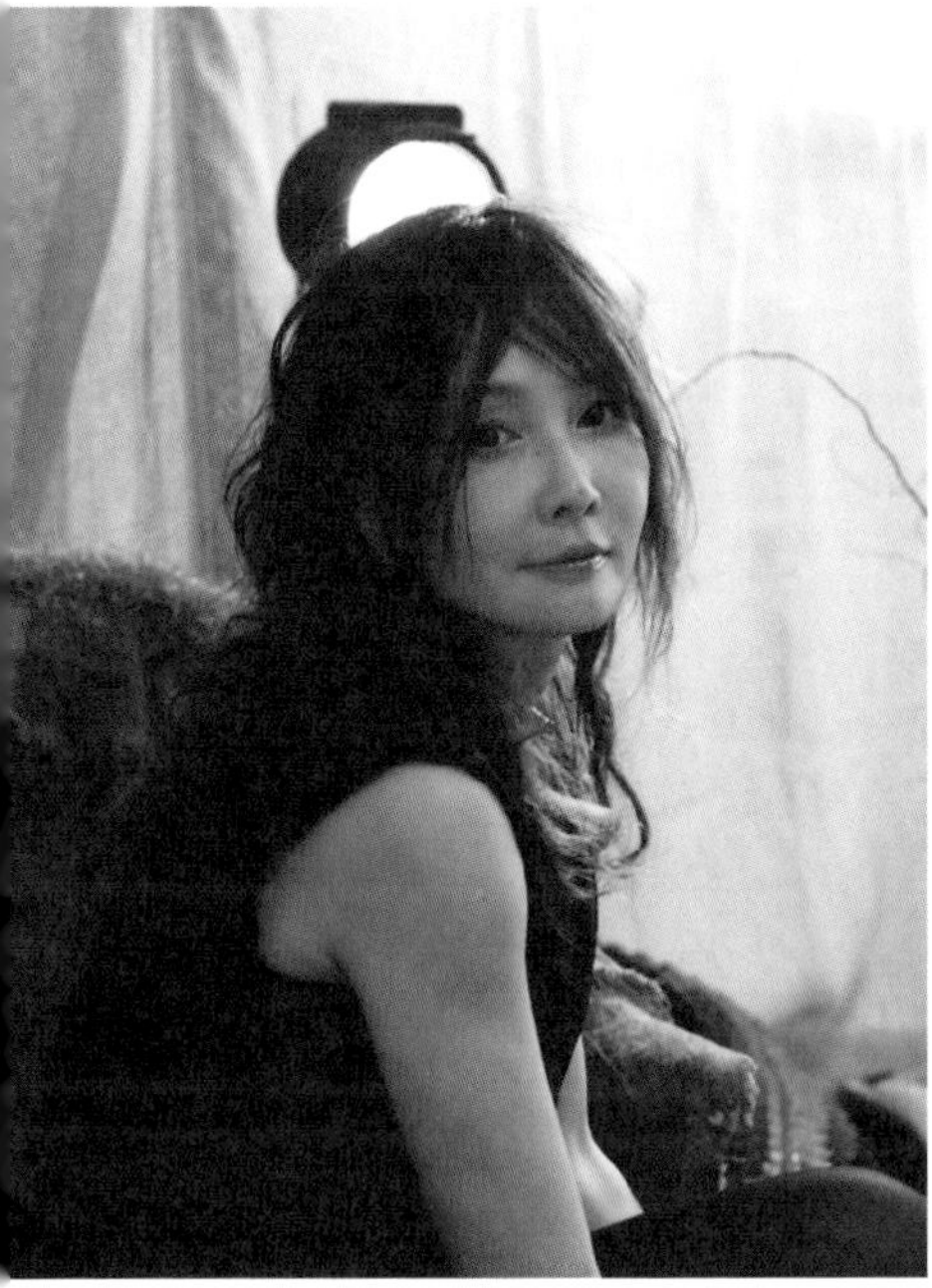

窓から眺める彼等は、サッカーボールを蹴りながらはしゃいでおり、教室はというと、妙に神妙な面持ちの教員と、「は？」みたいな女子で。思えばあの時から、そうしてある意味微妙に区切られてきたような気がします。

今でこそ、もっと多くの性がある事について人は学び、知る事になり、そんな頃の馬鹿げた区切りはまったく馬鹿げているわけですが、ここではいわゆる女子の身体の特性の話、ということでご容赦願いたいと思います。

漠然と生理ってものがまぁ通常あるわけで、とにかく面倒くせぇ、それに尽きる、でしたね。動物としてそのように生まれたわけなので、それはこちらも対応しますけど。そこで、その事以外のことに対する対応も学んでしまうことになる、という。生理ってもの自体が、我々の真骨頂であり、そこを出発点として、より具体的に、より柔軟に、より賢く進化してきた生き物である、ような気がします。

まずナプキン、あてる。うーん、固い……もっと柔らかく……の進化があり、ズレたらテープをつけて、香りもつけちゃう。

それはナプキンに限らず、いつのまにか我々の創意工夫につながっていくわけです。鍋から何から、女子の工夫はいつでもヘルシーアンドコンフォタブルなわけで、暮らす、生きる、事に対してどうしたって我々は、基本長けている。

対応せざるを得ないという、苦痛とも言える生理に打ち勝つ我々は、ほとんど無敵に近い状態ですよ。それを基本にするわけですから。辛い時に辛い顔をして機嫌悪いって時を経て、あれ？助けてもろた方が得？　ってなって、気持ち的にまったく謙ることもせずに「なんか、ちょっと、あ、でも大丈夫です」なんとか言いながら優しくされるという状況に持ち込むことまでできるようになった。

特性を活かして自分を守れる人も増えたのです。または、そのように振る舞うことで、物事を潤滑に進めるという、知識も生んだのです。

個人的な相違はあります。とにかくそのように、我々は特に学ぶ生き物であるような気がします。そうありたい、とも思っている気がします。なんだか生き方の往生際が悪いのはほとんど生理の経験のないおじさんに多い気がします。たまたまか。

社会進出の分野でも、軽やかにトップをこなす女性はとても増えました。反面、髭生えてきてますけど（笑）みたいな人もいますけど。

こうして学びやすい身体を持った私達は逆に、最期まで学ばないという選択はしにくいでしょう。生理になったあの日の面倒くささは、生きるという面倒くささの幕開けだったのですね。でも我々は、何十年もそれに付き合える、体力も精神力も手に入れたということです。

生きるとは、身体やら知識やらを活かすということ。それが、自分は勿論、周りの為になったり、進化に繋がったりするのなら、楽しみながら活かしたいですね。

ゆう
東京都生まれ　タレント・女優。テレビ、舞台、雑誌連載と幅広く活躍。憧れ大人女子のお手本として支持を集める。
※本エッセイは書下ろしです。

インタビュー

和田彩花さん

アイドル

生理ムーブメントと、自分の心の変化が同時進行している感じ

——現在のご自身の体や生理についてはどうお考えですか？

アイドルグループ時代は単純に仕事で忙しくて、自分の体と向き合う意識もなかったんです。卒業してからこの2年くらいの期間と、最近の生理についてのムーブメントがちょうど重なり、自分の心の変化が同時進行している感じです。私の場合は、年齢があがるごとに症状が重くなって、ＰＭＳもひどくなって。例えば生理前にちょっと鬱《うつ》っぽくなって涙が出てきたり。それがふつうだと思っていたので、自分がＰＭＳの当事者だと考えたことありませんでした。でも周りで生理ケアの情報がシェアされ始めて、「もしかして自分はＰＭＳなのでは？」と気づけたんです。そこでピルや漢方を試すといった具体的なアプローチをするようになりました。

生理用品の種類も増えましたよね。月経カップは実際に試してみましたが、うまく使いこなせなくて、まだまだ自分ができないこともあるんだって気づけました。でも、コロナ禍や震災のときって生理用品がなくなることもあるので、いざというときのアイテムがあるよ、と。

フェムテックにまつわる技術は素晴らしいけれど、値がはるものもあって、誰もが手を出せるものではないですよね。ナプキンですら買えない「生理の貧困」問題もありますし。でも、学校に生理用品を設置するようになるといったニュースも入ってきて、いい方向に動いていると感じます。

——生理についての情報を発信していくことについてはどう思われますか？

ジェンダーやフェミニズムに関心があって、そういう発信をすると、もともと関心があった人たちが集まってくれる感覚はあるんですが、それより外には全然広がっていないなと感じています。生理については、自分ごとにしやすいからか、話したときの反響はすごく大きい気がします。友だちと会っても、普段仕事の話はしないん

ですが、ＳＮＳで見てくれたのか自然と生理の話をしてくれたり、状況が変わってきたなと感じています。

――芸能界が男性中心の社会だと感じることはありますか？

男性中心というよりは、決定権がある層に中年以上の男性が多いという印象でした。自分はパフォーマーとしての表現はできても、「新曲を出します」「撮影をします」という決定権はないので、自己表現の場がステージ上にしかないというもどかしさはありました。ただ、アイドルに限らず会社でも、誰かに決められて与えられた中でやっていくほうが得意な人もいますよね。

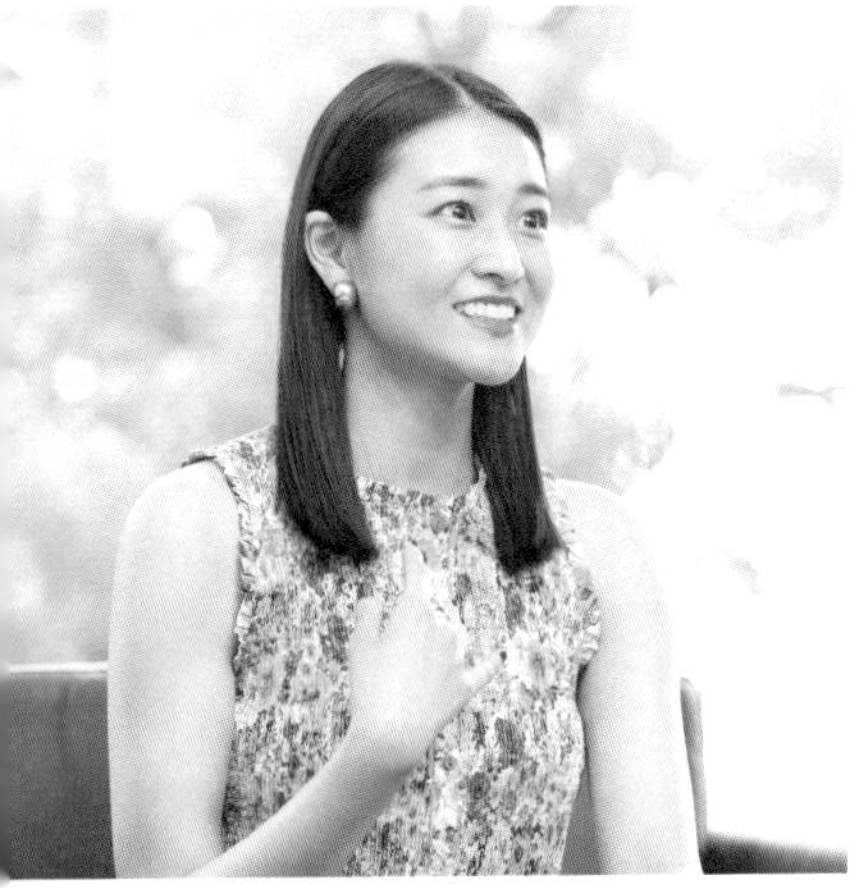

わだあやか
1994年群馬県生まれ、アイドル。アイドルグループ「スマイレージ」（後の「アンジュルム」）元リーダー。2019年卒業後は、大学院で美術史を学んだ研究を生かして、美術批評も手掛ける。

――10代の頃の生理の思い出はありますか？

小さい頃から東京に通ってレッスンを受けていたんですが、生理になってから初めて東京駅に降り立ったときに、東京駅を平然と歩いているたくさんの人を見て、絶望したんです。生理は何十年も続くのに、ここにいる世界の約半分の人が、誰も顔にも口にも出さず、こんなに大変な思いをしているんだと。この不快感のようなものに慣れるまでは絶望感しかなかったです。

10代の頃は、学校で習う知識だけでは足りないこともありました。「どうしたらナプキンがずれにくくなるのか」なんてことも、意外と母親にも聞きづらくて。妹とも、あまりそういう話をすることはなかったです。生理だけでなく、性病のことなど私も知らないことが多いし、学校で教えてもらえたらいいですよね。

――生理の時期の過ごし方や使用している生理用品について教えてください。

体を動かすことが多かったので、ライブと重なったときなどはタンポンもふつうに使っていました。日常生活ではナプキンが楽ですね。あとはお腹が痛いと湯たんぽを使っています。ゴミも出ないし、小さいので持ち運びもできます。
　私の場合は、気持ちの面での乱れが激しいので、蛍光灯の色や食べ物の匂いなどすべてに敏感になってしまうんです。だから生理前はなるべく外出を避ける、人混みには行かないと決めています。気持ちを安定させることを意識していて、漢方を飲むこともあります。

――ピルを飲み始めたきっかけは？

　ずっと貧血がひどくて、コロナのことがなければフランスに留学する予定があったので、体調をどうにかしたいと思うようになり、ピルを試してみることに。1年くらい飲んでみても、PMSの症状だけはよくならなくて、思い切って婦人科を変えてみました。次に行った婦人科は、問題と丁寧に向き合ってくれる先生で、私の症状に薬が合っていないことを教えてもらえたんです。

――10代に伝えたいことはありますか？

　この2年で生理についての情報が行き来するようになったのがうれしいです。
　正しい情報を見分けるのは難しいですが、ちゃんと根拠があるものを選んで。インターネットやSNSだけじゃなく、専門家の先生の本を読むのもおすすめです。それと、面倒だなと思っても定期的に婦人科に行くのもいいと思います。何かあったら相談できるというのは心強いです。
　男女問わずみんなが快適に生きていけるようにと発信活動をしていて、その延長線上に生理というカテゴリもあると思います。
　20代後半になって、女性の妊娠や結婚みたいなことも、ようやく自分のこととして考えられるようになってきました。その機会が自分にあるかはわからないけれど、発信活動は、自分にとっては生きていくうえで必要なことだと考えています。

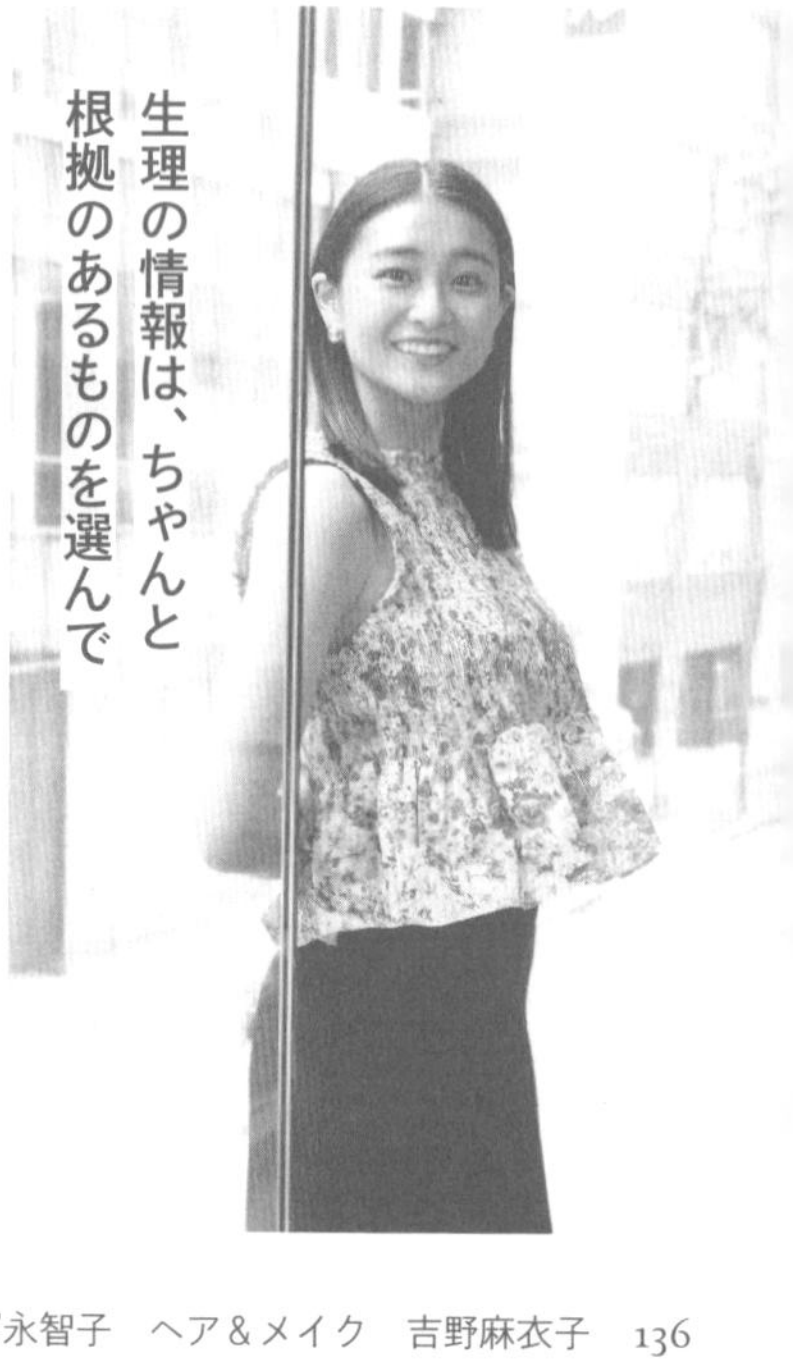
生理の情報は、ちゃんと
根拠のあるものを選んで

インタビュー

たかはしみきさん

イラストレーター

生理も妊娠も、美容も更年期も
卵巣が鍵を握っている

——生理について印象深い思い出はありますか？

共学の大学で女性の友人に生理の話をしていたら、そばにいた男子に「気持ち悪くなるから血の話はやめてほしい」と言われたんです。姉妹のいる男子はスルーしてくれるけど、男兄弟の男子は聞き流せないみたいで。女子校育ちの私には、「そうか、男性の前で生理の話をするのは、いけないことなのか」と衝撃でした。

母親から「生理は子どもを産める体になった印《しるし》で、おめでたいことだよ」と教わっても、学校では「学生で妊娠しちゃダメだぞ」と散々言われるので、「おめでたいの？ おめでたくないの？ どっち!?」みたいな……ふにおちない気持ちがありました。

うちは小学5年生の息子がいて、保健の授業で子どもが生まれる仕組みを一応習ったようですが、この間、宿題で「赤ちゃんはどこで育ちますか？」「子宮」みたいな穴埋め問題をやっていたんです。「意味わかる？」と聞いたら、「わかんない」と（笑）。そりゃそうですよね。男子は生理がないので実感がなく、女子の体から血が出る現象と、赤ちゃんの育つ場所とは、まだ結びつかないのではないでしょうか。

——息子さんの性教育、ご家庭ではいかがですか？

3～4歳の頃、お風呂場で私の生理の血を見て聞かれたんですが、「女の人には月に一回、お腹の痛いときがあるんだよ」と濁してしまったんです。でも、幼いながらも真剣に聞いてくれ、落ち着いて言葉を選んで話せば理解してくれそうだと思いました。

そろそろ生理の仕組みをきちんと教えようと思います。

たとえば、妊活の協力に難色を示す男性は、生理の仕組みをそもそも理解していないのではないかと思います。実感が伴わないから「日にちを決められるとプレッシャーなんだけど」というズレた発言になるのではないでしょうか。いずれ息子にパートナーができて、生理でお腹が痛いときに理解できるような男性になってほしいです。

——妊活や早発閉経を経て、どんなことを学びましたか?

妊活で生理周期についていろいろ調べていたときは、子宮が主役のような印象で、卵巣については頭から抜けていました。その後、早発閉経かもと言われて改めて調べ直したら、女性の体にとって、卵巣の働きがいかに大切かを知りました。生理も妊娠も、美容も更年期も、卵巣が鍵を握っていたんです。

卵巣から卵子が排出されるということは理解していたつもりでしたが、卵巣の仕組みや大切さを、あまり理解していなかったんだなと実感しました。たとえば、卵子のもととなる卵細胞の数は、胎児のときがピークで、成長するにつれてどんどん減っていって、増えることはありません。さらに、数も減り方のスピードも人によって違います。生理がきちんと来るのは、卵巣がちゃんと動いているからなんですよね。

——おすすめの生理トラブル改善法はありますか?

とにかく卵巣周りの血流をよくすること。私は冷え性対策をいろいろ行いました。今もタンパク質摂取を心がけたり、姿勢を正したり、かかとの上げ下げ運動を意識して続けています。更年期症状の緩和にもつながるので、やっておいて損はないですよ。

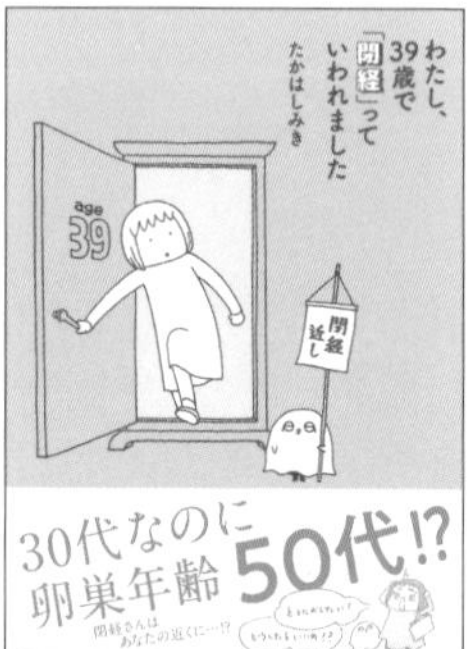
わたし、39歳で「閉経」っていわれました
たかはしみき
age 39
閉経近し
30代なのに卵巣年齢50代!?
「早発閉経」と診断された著者のジタバタ体当たりエッセイ
39歳で「早発閉経」と診断されたときの体験を綴った実録エッセイ(主婦と生活社)

冷え性対策を続けた結果、経血の状態が変わったんです。これまでは瘀血《おけつ》と呼ばれるレバーのような塊で粘り気があり、どす黒い赤色でしたが、今は、サラサラとした液状で鮮やかな赤色です。

経血は個人差があるので、人と比べられないですよね。私も以前はサラサラとした血液といわれてもピンとこなかったんですが、自分の経血が変わったことで初めてわかりました。経血の状態が冷え性改善のバロメーターにもなり、血流は体にとって本当に大事だと改めて思いました。だから毎月面倒でも、ぜひ自分の経血の様子を見てほしいです。

今、私は薬で生理のサイクルをコントロールして子宮を動かして、自発的に毎月、生理を起こしています。高温期を起こす薬は、月経前症候群も疑似的に引き起こしやすいので辛いのですが、たまに忙しいときにあえて飲まなかったりすると、生理のサイクルが崩れて余計に体調が優れなくなるので、自然な閉経の時期までは、今のところ続けてみようと思っています。

――更年期とはどう向き合っていますか？

生理と同じで個人差がありますよね。母親の更年期しか見ていないので、実際に自分にどんな更年期症状が起きるのかは、想像がつきません。でもいろいろ調べるうちに、自律神経を整えることが、更年期対策にもっとも大事だという結論に落ち着きました。早寝早起き、一日3食、適度な運動という規則正しい生活を心がけるようにはしています。

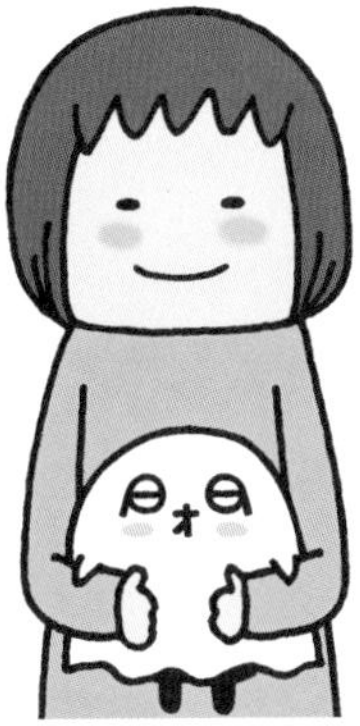

たかはしみき
イラストレーター。文具メーカーサンエックス（株）で「こげぱん」などのキャラクター原案を手がける。現在はフリーランスで活動中。近著に『おうちでしあわせ日本全国まるごとおとりよせ便』『わたし、39歳で「閉経」っていわれました』『リノベ暮らしはじめました』など。

あとは、かかりつけの病院があるので、更年期への怖さや漠然とした不安はなくなりました。ちょっとした不安を相談できる先生の存在は大きいと思います。特に私の場合、人よりも早く卵巣の機能が落ちているので、更年期症状も早く出る傾向があります。婦人科検診も定期的に受けていますから、今は「更年期、どんとこい！」という気持ちです（笑）。

――生理と向き合っていくためにアドバイスをお願いします。

人と比べないことが大事です。誰かと生理の話になって、「あの子より生理が軽いから、私は子宮も卵巣も大丈夫だろう」と過信することは、絶対にしないでほしいです。私自身、「あのときに気づいていれば、違う未来があったのかな」という経験があるぶん、強く感じます。

生理は面倒くさいものだけれど、逃げずに受け止めてほしいです。卵巣は、痛みを発信できないので、病気に気づきにくい臓器といわれています。唯一出せる卵巣からのサインが、毎月の生理です。経血がサラサラしているか、量や日数は、生理の前後におりものがあるかなど、いろいろな卵巣の声に耳をかたむけてあげてくださいね。

おわりに

『生理ＣＡＭＰ』を作るお母さんの息子は、もちろん生理について知っていて、今では、〝人間ルナルナ〟のように、「お母さん、そろそろＰＭＳじゃない？　ゆっくりしてていいよ」と声をかけてくれます。ちなみに、最近「あー、卵子って〝たまご〟って書くし、何か精子より偉そうな感じでいいよなー」「そんなことないよ。卵子も精子も同じくらい大事だよ。どっちも必要！」「いや、でも卵子の方がなんか、大切にされてる！　ずるい！」と、ナゾの〝卵子ヤキモチ事件〟も発生。（生理の本を作っているからかな？）

さて、性教育というと、「初潮・精通→性行為→性行為は大切なことだけど、今は妊娠すると大変！　こわいこわい！」みたいな一気に極端なロジックにいきがち。しかし、実は他の学びと同じように、段階を経て知れば、スッと受け入れられるようになると感じています。ちなみに何かの先入観が生まれる前、つまり少し早めがおススメです。実際に息子を見ていると、性だけでなく、文化、マイノリティーの人への知識にバイアスがなく実にニュートラル。この新世代たちによる新しい時代は楽しみだ！　と未来に期待が膨らみます。

「生理」を知る＝性や生きることを知るに繋がります。ぜひ、密室で独特の空気を出しながらではなく、ＣＡＭＰのようにおおらかな感じで性の仕組みを説明したり、何かのついでに笑いながら本を手に取ってみてください。

現役生理世代にも、生理懐かしいわ世代にも、男性にも、ちょっと知識を得た若い世代にも、ぜひ！　気軽なのに、実は深い何かが詰まっている⁉　そんな本になっています。

皆で作ってできた『生理ＣＡＭＰ』。まだまだ足りません、まだまだ。でも、こうしてまた新しい形で知るきっかけ、考えるきっかけを作ることができ、嬉しさと感謝で胸がいっぱいです。

まず、どこよりも、生理がタイトルの番組を制作させてくれるチャレンジャー「テレビ東京」に感謝。実は、そんなチャレンジの機会をもらえたことで、他局や他メディアでも「生理を知る、考える」輪が広がっていることを伝えたいです。『極嬢ヂカラ』の時から、共にチャレンジをしてくれる盟友、ホールマンの新井さんと多くのスタッフに感謝。きっかけをくれた博報堂ケトルの村山さんに感謝。出版化はどう？と声をかけてくれ、企画や構成はもちろん『生理ＣＡＭＰ』の世界感、大切にしている事やマインドについて丁寧に向き合ってくれた集英社の山本さんに感謝。そして、誰よりも本を制作する上でパーソナルな話を語ってくれた、全ての方に感謝。人生はバラバラなのに、この本に登場する人は皆どこか思いが共にあり、何とも言えない気持ちが溢れ出てくる。初めての企画で共に走ってくださり、妊娠を報告した際は「子ども産んでの後悔なんか1回もないよー。安心して産んできなよー」と後押ししてくれ、今回素敵なエッセイを書いてくれたＹＯＵさんには特に感謝。そして、誰よりも視聴者、読者の皆様やＳＮＳでコメント、アドバイスをくれた全ての方に感謝。みなさま本当に本当にありがとうございます。みんなで作った『生理ＣＡＭＰ』、嬉しいですね。

　おそらく、１００年先の未来もある「生理」。
そんな「生理」との人生が、少しでも生きやすくなれば。幸いです。

工藤里紗

工藤里紗（くどう・りさ）

テレビ東京　制作局クリエイティブビジネス制作チーム　プロデューサー。
慶應義塾大学環境情報学部卒。2003年、テレビ東京に入社後、『生理CAMP』『極嬢ヂカラ』『アラサーちゃん　無修正』『シナぷしゅ』『昼めし旅』など幅広いジャンルのヒット番組を多数手がける。

上田惣子（うえだ・そうこ）

イラストレーター歴 29年。数々の女性誌や実用書でクスッと笑えるコミックエッセイを描き続ける。著書に『マンガ　自営業の老後』『うちのネコ「やらかし図鑑」』『マンガでわかる「介護入門」』など。

インタビュー構成　えいとえふ

編集協力　呉瑛雅

デザイン　清水佳子

参考文献

『女性アスリートの教科書』（須永美歌子・著 / 主婦の友社）

『はじめての月経コンディショニング学』
（日本体育大学体育研究所「女性の健康とスポーツに関する研究プロジェクト」須永美歌子、岡本美和子、安達瑞保）

取材協力　ユニ・チャーム株式会社

※SPUR.JP「フェムテック調査団」
生理をはじめ、心や身体にまつわる悩みを可視化し、世界各地で盛り上がりを見せているフェムテックにできることをリサーチし、企画連載中。みんなが直面している悩みや意識に向き合い、シェアします。
https://spur.hpplus.jp/culture/femtech/

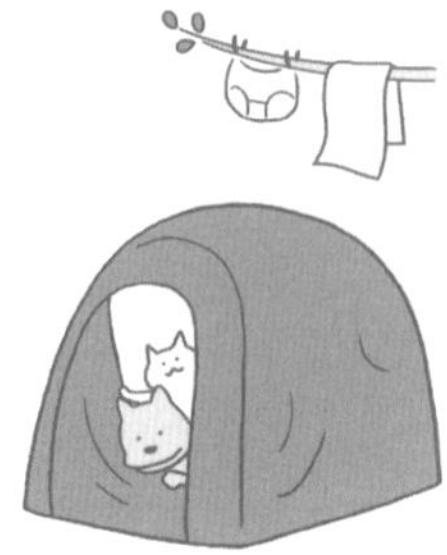

生理《せいり》 CAMP《きゃんぷ》　みんなで聞《き》く・知《し》る・語《かた》る!

2021年 9月29日　第1刷発行

著　者　工藤里紗《くどうりさ》・上田惣子《うえだそうこ》
発行者　樋口尚也
発行所　株式会社 集英社
〒101-8050 東京都千代田区一ツ橋 2-5-10
編集部　03-3230-6141
読者係　03-3230-6080
販売部　03-3230-6393（書店専用）

印刷所　凸版印刷株式会社
製本所　加藤製本株式会社

集英社学芸編集部公式ウェブサイト　http://gakugei.shueisha.co.jp
集英社学芸編集部公式 Twitter　https://twitter.com/shueishagakugei (@Shueishagakugei)
集英社学芸編集部公式 Facebook ページ　https://www.facebook.com/shueisha.gakugei

ISBN978-4-08-781707-2　C0077